Paul U. Unschuld

Das Heil der Mitte

Paul U. Unschuld

Das Heil der Mitte

Katalog zu einer Ausstellung
über
Theorie und Praxis, Ursprung und Gegenwart
der Medizin in China

München – Linz
2005

Katalog des Nordico-Museum der Stadt Linz Nr. 88

Leihgeber der in diesem Katalog abgebildeten Objekte:

Staatliche Museen zu Berlin – Preußischer Kulturbesitz.
Ethnologisches Museum

7, 8, 9, 11, 12, 14, 18, 19, 25, 26, 27, 28, 35, 36, 37, 38, 40, 42, 43, 44,
46, 47, 48, 49, 50, 51, 52, 55, 56, 59 a-d, 60, 61, 63, 81, 84, 91, 92, 93, 96

Museum für Völkerkunde, Hamburg

58

Private Leihgeber

4, 5, 6, 17, 24, 29, 39, 41, 45, 62, 64, 78, 80, 85, 87, 88, 89, 90, 94, 95

Herstellung: VDS   Verlagsdruckerei Schmidt GmbH, 91413 Neustadt a. d. Aisch

ISBN 3-926936-13-4

Das Heil der Mitte – Chinesische Medizin

Seit mehr als zwei Jahrzehnten funktioniert ein Ärzteaustausch zwischen der Stadt Linz und der chinesischen Partnerstadt Chengdu in der Provinz Sichuan.

Chengdu ist eines der Zentren für die Ausbildung und die Praxis in der „Traditionellen Chinesischen Medizin" von Gesamtchina. Die ca. 13 Millionen Einwohner der Provinzhauptstadt können auf mehrere städtische Krankenhäuser und eine Universität mit angeschlossener Klinik bauen, wenn sie sich nach Methoden behandeln lassen wollen, die auf eine zweitausendjährige Entwicklung zurückgehen.

In der Bevölkerung Europas und der USA genießt die TCM seit den Siebziger Jahren des vergangenen Jahrhunderts, bei fast gleich bleibender Skepsis seitens der westlichen Medizin, steigendes Ansehen. Das Interesse potentieller Patienten wächst von Jahr zu Jahr.

Es fehlt auch nicht an entsprechenden Angeboten in Form von Kursen, Kuren und Seminaren, die nur in seltenen Fällen auf medizinisch gesichertem Boden stehen und häufig nur auf Halbwissen beruhen.

Die Ausstellung „Heil der Mitte" vermittelt den Besuchern einen auf exaktem Wissen beruhenden Zugang zur Geschichte und zur Theorie der chinesischen Heilkunde, die in ihrer Entwicklung und in ihren Verästelungen ungleich reichhaltiger, aber auch komplizierter ist, als es die im Westen erscheinende Literatur gewöhnlich zu vermitteln vermag.

Die BesucherInnen sollten nach einem Rundgang durch die Ausstellung erstens in der Lage sein, seriöse Anbieter von weniger seriösen zu unterscheiden, und zweitens die Möglichkeiten und Grenzen der chinesischen Medizin für sich selbst zu entdecken und zu bestimmen.

Es ist jedoch nicht das Ziel der Ausstellung, die chinesische Medizin im Vergleich mit der modernen westlichen Medizin zu bewerten oder therapeutische Ratschläge für gesundheitliche Probleme zu erteilen.

Als inhaltlich verantwortlicher Leiter konnte der Münchner Medizinhistoriker Univ. Prof. Dr. Paul U. Unschuld gewonnen werden, der gleichzeitig Sinologe ist. Als einer der ganz wenigen Europäer ist er in der Lage, altchinesische medizinische Schriften selbst zu übersetzen.

Auf seinen zahlreichen Reisen nach Ostasien hat Prof. Unschuld in den vergangenen Jahrzehnten eine einzigartige Sammlung von Büchern, Abbildungen und Objekten aus der Geschichte und jüngsten Gegenwart chinesischer Medizin zusammengetragen. Sie befindet sich heutzutage zum größten Teil im Ethnologischen Museum zu Berlin und bildet, vermehrt um Objekte aus dem Privatbesitz von Prof. Unschuld, die Grundlage für die Ausstellung im Linzer Nordico.

Ein Katalog von Prof. Unschuld garantiert den BesucherInnen, dass sie sich in der Fülle des Materials nicht verlieren und dass sie vor allem immer wieder nachlesen können.

Die Stadt Chengdu stellt sich und die TCM in China in einem eigenen Raum vor und ein reichhaltiger Shop garantiert, dass Jeder eine original chinesische Erinnerung von der Ausstellung mitnehmen kann.

Die Stadtregierung der Sichuaner Metropole hat das Unternehmen stets gefördert, Kontakte geknüpft und mit Herrn

Zhang Lai Shun vom Büro für Auswärtige Angelegenheiten einen Betreuer vor Ort zur Verfügung gestellt, der sich stets mit vollem Engagement für die Sache eingesetzt hat.

Das Gleiche ist von Linzer Seite anzuführen, wo sich Frau Vizebürgermeisterin Dr. Christiane Dolezal von medizinischer Seite, aber auch als Verantwortliche für die Beziehungen zu den Partnerstädten stets für die Ausstellung eingesetzt hat.

Herr Vizebürgermeister Dr. Erich Watzl hat als Kulturreferent die Ausstellung nicht nur befürwortet, sondern auch gegen prophylaktische Kritiker und Skeptiker vehement verteidigt.

Ihnen allen sowie sämtlichen MitarbeiterInnen in den Museen der Stadt Linz und im übrigen Magistrat sei der gebührende Dank abgestattet.

Dieser Dank gilt im besonderen Maße auch der Direktion und Herrn Dr. Siegmar Nahser vom Ethnologischen Museum in Berlin für die großzügig gewährten Leihgaben und allen übrigen Dienststellen, Betrieben, Ämtern und Behörden, die zum Gelingen der Ausstellung beigetragen haben.

Die Niederungen aller Einkäufe, Produktionen, Transporte und Behördenwege halfen der einzige permanent in Chengdu lebende Österreicher, Herr Hubert Eder und seine Gattin Li Jing (RSC Investment Consulting Service Co) zu bewältigen, wofür ebenfalls herzlich gedankt sei.

Linz, am 29. September 2005

W. Katzinger, Direktor

Inhalt

	Vorbemerkung	11
1.	*Abteilung: Namen und Gesichter*	13
1.1.	Bian Que (1. Jahrt. v. Chr.)	13
1.2.	Sun Simiao (581-682?)	15
1.3.	Li Shizhen (1518-1593)	17
1.4.	Xu Dachun (1693-1771)	19
2.	*Abteilung Die Gaben der Natur*	22
2.1.	Frühe Naturheilkunde als Substanzheilkunde	22
2.2.	Die Grabfunde von Mawangdui	22
2.3.	Von der Gabe der Natur zur Aneignung durch die Kultur	23
2.4.	Die Pharmazie – Rückgrat der chinesischen Heilkunde	24
2.5.	Chinesische und westliche Arzneikunde – gegenseitige Bereicherung	24
2.6.	Eine Arzneidroge als Bühnenstar	26
2.5.	Arzneien als Einzelkämpfer und Teammitglieder	26
3.	*Abteilung: Die Kommerzialisierung der Arzneikunde –*	27
A.	*Die Apotheke*	27
3.1.	Historische Zeugnisse	27
3.2.	Mörser als Alltagskultur	29
3.3.	Die Reibschale als Schmuckstück	30
3.4.	Fertigarzneien in chinesischen Apotheken	31
3.5.	Form, Beschriftung und Verzierung der Abgabegefäße	31
B.	*Der Arzt*	32
3.6	Das Schriftzeichen: der zweifache Anachronismus	32
3.7.	Dienst am Kranken - Mittel zum Gelderwerb	33
3.8.	Die Ausbildung	34
3.9.	Die Wanderärzte	39
3.10.	Misstrauen und Generalverdacht	36
3.11.	Der Arzt: Anwalt oder Geschäftemacher	36
3.12.	Der Arzt als Angestellter des Apothekers	37

3.13.	Die Rezeptkunde	38
3.14.	Hierarchie der Rezeptbestandteile	39
3.15.	Erstes Beispiel: „Aufkochung mit Zimtzweigen"	39
3.16.	Zweites Beispiel: Die „Pillen des Herrn Wan"	39
3.17.	Drittes Beispiel: „Wunderbar Wirksames gegen Husten"	40
3.18.	Beispiele aus der westlichen Pharmazie	40
3.19.	Der Vergleich	41
3.20.	Der Arzt als General – die Arzneien als seine Soldaten	42
C.	*Die pharmazeutische Aufbereitung*	43
3.21.	Der Weg aus der Natur in den Körper	43
3.22.	Die Verarbeitung zu Arzneiformen	44
4.	*Abteilung: Gesundes Speisen und Speisen zur Gesundung*	44
4.1.	Lebensmittel und Arzneimittel	44
4.2.	Die kulturelle Ordnung der Natur	45
4.3.	Lebensmittel in der Yin-Yang-Lehre	45
4.4.	Lebensmittel in der Fünf-Phasen-Theorie	45
4.5.	Diätetische Literatur	46
4.6.	Gesundes für den Khan – das Yin shan zheng yao	46
4.7.	Das Erbe in der Gegenwart	47
5.	*Abteilung: Black Box menschlicher Organismus*	49
5.1.	Was man sieht und was man nicht sieht	49
5.2.	Wissenschaft und Naturgesetze: Die Fünf-Phasen-Lehre	49
5.3.	Wissenschaft und Naturgesetze: Die Yin-Yang-Lehre	51
5.4.	Strukturen des Organismus	51
5.5.	Blut und Qi und Akupunktur	52
5.6.	Dorfidyll – Die Gegenwelt der Daoisten	53
5.7.	Ewig gesund – mit Sicherheit krank	54
6.	*Abteilung: Suche nach Harmonie; Kampf dem Feind*	54
6.1.	Gesundheit und Krankheit	54
6.2.	Individualität des Krankseins versus Schematik der Module	55
6.3.	Krankheit und Krankheitszeichen	56
6.4.	Medicus curat, natura sanat	56

6.5.	Die Akupunktur	57
6.6.	Der rasche Aufstieg der Nadeltherapie	59
6.7.	Die Nadeln – das Stechen	60
6.8.	Die Moxibustion – das Brennen	61
6.9.	Das Schröpfen	62
6.10.	Die manuellen Therapien	62
6.11.	Atemtechniken und Körperübungen	63
7.	*Abteilung: Kranksein erkennen – Krankheit benennen*	63
7.1.	Der Ursprung der klinischen Diagnose	63
7.2.	Der diagnostische Blick und seine Grenzen	64
7.3.	Die Theorie der Diagnose in den antiken Texten	65
7.4.	Das Anschauen, Riechen und Hören	65
7.5.	Die Zungendiagnose	66
7.6.	Das Pulsfühlen	66
7.7.	Diagnostische Instrumente	68
8.	*Abteilung: Heilen jenseits der Naturwissenschaft*	68
8.1.	Die nicht-medizinische Heilkunde	68
8.2.	Die Ahnenheilkunde der Orakelpriester	69
8.3.	Jeder gegen jeden: Die Dämonenheilkunde	70
8.4.	Buddhismus: die allumfassende Heilkunde	72
9.	*Abteilung: Die Bibliothek des Wissens*	73
9.1.	Erfahrung und Schrift	73
9.2.	Der Reiz des neuen Körperbilds	73
9.3.	Die Verfügbarkeit der Klassiker	74
9.4.	Der allumfassende Anspruch der Gesetzmäßigkeit	75
9.5.	Der Weg in die Spezialisierung	75
9.6.	Drucke versus Handschriften	76
9.7.	Handschriften der Laien	77
9.8.	Rezeptbücher der Volksheiler	77
9.9.	Geheimwissen	77
9.10.	Handschriften der Praktiker der Kampfeskünste	78
9.11.	Handschriften der Magier	78
9.12.	Abschriften und Druckvorlagen	78

10.	*Abteilung: Chinesische Medizin im 20. Jahrhundert*	78
10.1.	China: der Anfang vom Ende	78
10.2.	Die Begegnung mit der europäischen Medizin	79
10.3.	Neu für China	79
10.4.	Die Zurückweisung der Tradition	80
10.5.	Von der Allgemeingültigkeit zur Insellage	81
10.6.	Die Anpassung	81
10.7.	Theorie und Praxis der TCM	82
10.8.	Der Westen	83
10.9.	Die Vielfalt der Aneignungen	84
10.10.	Hintergründe des Aufschwungs	85
10.11.	Ängste als Ratgeber	86
10.12.	Qi und Energie	86
10.13.	Das Fazit	87

Diagramme	89
Bilder	97
Literatur	195
Zeittafel	197
Biographie	199

Das Heil der Mitte

Theorie und Praxis, Ursprung und Gegenwart
der Medizin in China

Vorbemerkung

In der Heilkunde zeigt sich ein Bemühen, das nahezu die gesamte Menschheit eint: Heilkunde ist das Ergebnis des Wunsches, der existentiellen Bedrohung durch Kranksein und Schmerz, körperliche Behinderung und psychisches Leid zu entgehen, und somit die Gefahr frühzeitigen Todes zu bannen. Im Laufe der Geschichte haben nur wenige Weltanschauungen Kranksein und Schmerz, körperliche Behinderung und psychisches Leid als hinzunehmenden Aspekt menschlichen Lebens akzeptiert und keine Anstrengungen unternommen, eine auf Diagnose und Therapie konzentrierte säkulare Heilkunde zu entwickeln. Daher zählt die Heilkunde zu den kulturellen Leistungen, die die Menschheit über alle geographischen Entfernungen und über die Zeiten hinweg verbindet.

Bei aller Unterschiedlichkeit der kulturellen Ausdrucksformen in Vergangenheit und Gegenwart, von benachbarten oder fernen Völkern – in dem Wunsch, das Leben möglichst frei von den genannten Belastungen zu gestalten, sind sich die meisten Menschen einig. Die nahezu vollständige biologische Identität aller Menschen und somit auch die weitgehende Gleichheit solcher Lebensvorgänge, die als gesund und krank angesehen werden, haben dazu geführt, dass auch die Grundansätze in der Vorbeugung und Behandlung von Kranksein überall und zu allen Zeiten einen eng begrenzten Rahmen gemeinsamer Vorstellungen und Handlungsweisen nicht überschritten haben. Maßnahmen anderer Kulturen zur Erhaltung der Gesundheit und zur Linderung oder Heilung von Kranksein sind immer verständlich – auch wenn sie in fernen Zeiten oder fremden Zivilisationen entwickelt wurden.

Diese gegenseitige Verständlichkeit trifft auch für die beiden ältesten Traditionen des eurasischen Kontinents zu – das sind die europäische Medizin, die in der griechischen Antike seit etwa dem 6. Jahrhundert v. Chr. geschaffen wurde, und die chinesische Medizin, deren Entwicklung nur wenig später beginnend mit dem dritten und zweiten Jahrhundert v. Chr. ihren Anfang nahm. In beiden Fällen erwuchs aus älteren Formen der Heilkunde zu jener Zeit etwas ganz Neues. Sowohl in Griechenland als auch in China verweigerte ein Teil der intellektuellen Oberschicht dem bisherigen Wissen um die Verursachung von Kranksein durch Götter, Geister, Ahnen und Dämonen die Gefolgschaft und formulierte ein bis dahin unerhörtes Glaubensbekenntnis. Dieses Bekenntnis beinhaltete die drei folgenden, bis in unsere Gegenwart für viele Menschen gültigen Glaubenssätze:

(1) Es gibt Naturgesetze, die über allem stehen und unabhängig von Zeit, Raum und natürlichen oder übernatürlichen Personen alles Geschehen bestimmen.

(2) Der menschliche Intellekt ist fähig, durch beharrliches Suchen diese Naturgesetze aufzufinden und in ihren Konsequenzen zu erkennen.

(3) Die vollständige Kenntnis dieser Naturgesetze ist ausreichend, um alle Bereiche des Universums und somit auch menschlicher Existenz zu verstehen und zu beeinflussen.

Diese Glaubenssätze sind seit jener Zeit die Grundlage aller Wissenschaft; sie sind auch die Grundlage der neuen Art von Heilkunde, die in der griechischen und in der chinesischen Antike entstand. Wir nennen diese neue Art von Heilkunde „medizinische Heilkunde", oder auch kurz: Medizin, da sie sich grundlegend von der nicht-medizinischen Heilkunde unterscheidet. Medizinische Heilkunde ist seit der Antike von dem Bemühen geprägt, den menschlichen Organismus in seinen als gesund und als krank identifizierten Zuständen allein mit Hilfe der Naturgesetze zu erklären und zu beeinflussen. Medizinische Heilkunde hat das Numinose aus ihrer Weltsicht ausgeklammert. Medizinische Heilkunde glaubt nicht an das Wirken von Göttern, Geistern, Ahnen oder Dämonen in der Entstehung oder Therapie von Kranksein. Freilich, da nur ein Teil der Menschheit diesen Schritt in seiner ganzen Radikalität nachvollziehen konnte und kann, existieren seit der Antike medizinische und nicht-medizinische Heilkunde in steter Konfrontation aber auch häufiger Kooperation nebeneinander. Bis in die Gegenwart ist der Widerspruch zwischen den beiden Weltsichten nicht gelöst und wird mit Sicherheit auch in Zukunft nicht gelöst werden können.

Mit unserer Einstellung zur Heilkunde verknüpft ist daher stets die Frage, inwieweit sich die Anhänger der beiden Alternativen tolerieren. Diese Frage ist keineswegs neu. Sie hat jedoch an Aktualität noch gewonnen seit im Zuge der wachsenden gegenseitigen Beeinflussung bislang eher isolierter oder doch scheinbar fremder Kulturräume auch die Übertragung bislang fremder heilkundlicher Ideen- und Praxissysteme in unser Gesundheitswesen eine Vielzahl gesundheitspolitischer Entscheidungen erforderlich macht. Vor diesem Hintergrund ist die Ausstellung zu Theorie und Praxis, Ursprung und Gegenwart der Chinesischen Heilkunde konzipiert. Sie leistet einen Beitrag zu einem besseren Verständnis des Neuzugangs „Chinesische Medizin" in der westlichen Heilkultur. Chinesische Medizin hat zwar bereits mehr als vier Jahrhunderte in Europa Beachtung gefunden, sie spielt aber erst seit wenigen Jahrzehnten eine ernst zu nehmende gesundheitspolitische Rolle.

Wie in Europa so haben auch in China seit der Antike medizinische und nicht-medizinische Heilkunde koexistiert. Als die europäische Medizin im 19. und frühen 20. Jahrhundert auf breiter Grundlage in China eingeführt wurde, waren ihre Grundvorstellungen den Chinesen in vieler Hinsicht vertraut. Umgekehrt hat die Anpassung der chinesischen traditionellen Medizin an westliche Logik und die Nichtberücksichtigung solcher alter Anteile chinesischer Heilkunst, die aus heutiger Sicht absurd oder mit heutigen Kenntnissen unvereinbar sind, der zwischen 1950 und 1965 in der VR China neu formulierten „Traditionellen Chinesischen Medizin" zu einer raschen Akzeptanz in der westlichen Welt verholfen. Dennoch ist von herausragender gesundheitspolitischer Brisanz, dass die Wissenschaftlichkeit der chinesischen Medizin nicht mit der Wissenschaftlichkeit der modernen westlichen Medizin zu vereinbaren ist, obschon beide auf den oben genannten Glaubenssätzen aller Wissenschaften beruhen. Diese wissenschaftliche Unvereinbarkeit ist daher das größte Hindernis für die Integration chinesischer Medizin in westliche Gesundheitssysteme.

Nur ein verschwindend kleiner Ausschnitt der vielfältigen chinesischen heilkundlichen Traditionen hat bisher den Weg in das westliche Bewußtsein gefunden. Die Lehre und die Praxis so genannter Traditioneller Chinesischer Medizin (TCM) in Europa ist zudem bereits sehr stark von hiesigen Denkstrukturen und Erwartungen geprägt, so dass kaum jemand in Europa, der nicht selbst die antiken Quellen dieser Medizin erforscht, Zugang zu einer authentischen „chinesischen Heilkunde" erlangt. Es steht zu hoffen, dass die Ausstellung zu Theorie und Praxis, Ursprung und Gegenwart der Chinesischen Heilkunde Wissen vermittelt, das die notwendigen Diskussionen erleichtert und sachliche Argumente für Entscheidungen für die eine oder andere Richtung zukünftiger Entwicklungen ermöglicht.

Die folgenden Ausführungen, dies sei angefügt, können nur einen Teil dessen wiedergeben, was heute über die Geschichte und die Gegenwart der „Chinesischen Medizin" bekannt ist und vielleicht zu sagen wäre. Wir haben uns in diesem Katalog auf solche Aspekte beschränkt, die als Erläuterung einer Ausstellung erforderlich sind, die nicht an der Oberfläche der Objekte und Daten verharren, sondern Hintergründe und Bedeutung aufzeigen möchte. Dieses Aufzeigen geschieht immer auch mit dem Ziel, die Problematik verständlicher werden zu lassen, die aus der gesundheitspolitischen Herausforderung erwächst, die das weite Interesse an der „Chinesischen Medizin" in Europa gefunden hat.

1. Abteilung: Namen und Gesichter

Kulturgeschichte mag sich in Ideen oder greifbaren Werken äußern, doch alle Ideen und greifbaren Werke wurden von Menschen erschaffen. Wir mögen die individuelle Leistung historischer Persönlichkeiten über- oder unterbewerten, je nachdem welchen Stellenwert wir dem zeitlichen gesellschaftlichen, politischen, oder ökonomischen Umfeld zusprechen. Dennoch steht der Mensch immer im Mittelpunkt historischer Betrachtungen, und dies gilt auch für die Geschichte der Medizin. Hippokrates (5. Jh. v. Chr.) und Galen (2. Jh. n. Chr.) in der Antike, Paracelsus (ca. 1493-1541) und Vesal (1514-1564) zu Beginn der Neuzeit, und Rudolf Virchow (1821-1902) sowie Robert Koch (1843-1910) in der jüngeren Vergangenheit markieren ganz bestimmte Wendepunkte in der Medizingeschichte. In diesen Persönlichkeiten kristallieren sich Eigenarten einer bestimmten Epoche, oder aber der Anfang neuer Entwicklungen.

So ist es auch in China. Aber während die Namen von Hippokrates und Galen, Paracelsus und Vesal, Rudolf Virchow und Robert Koch zum allgemeinen Bildungsgut Europas zählen, vermögen nur die wenigsten hierzulande, die großen Epochen der chinesischen Medizin mit Namen und Gesichtern zu verbinden. Stellen wir daher an den Anfang unseres Rundgangs durch Geschichte und Gegenwart der chinesischen Medizin einige Persönlichkeiten, die von nun an Eingang auch in den Bildungskanon der Europäer finden sollten.

1.1. Bian Que (1. Jt. v. Chr.)

Hat es in der Antike tatsächlich einen griechischen Arzt namens Hippokrates gegeben? Davon können wir ausgehen. Hippokrates wird zeitnah in verlässlichen historischen Quellen genannt; wir wissen sogar von seinem Schwiegersohn. Dennoch bleibt vieles im Dunkeln, nicht zuletzt, ob jener Hippokrates tatsächlich der Autor zumindest eines Teils der Schriften war, die in späteren Jahrhunderten unter seinem Namen überliefert wurden. Anzunehmen ist, dass Hippokrates ein Wanderarzt war, und spätestens hier führt die Brücke zu einem der frühesten Heilkundigen Chinas, dessen Namen uns aus der Antike überliefert ist. Bian Que 扁鹊 ist einer der beiden Ärzte, denen der Historiograph Sima Qian um 100 v. Chr. in seinem Geschichtswerk *Shi ji* 史记 eine Biographie widmete. Bian Que ist nicht so eindeutig auf eine bestimmte Epoche festlegbar wie Hippokrates; aber es mag tatsächlich einen Wanderarzt dieses Namens gegeben haben. Sima Qian beschreibt, wie dieser Bian Que von Ort zu Ort zog und sich je nach vorherrschenden Krankheiten einmal als Kinderarzt, einmal als Frauenarzt, und wieder ein anderes Mal als Spezialist einer noch anderen Fachrichtung ausgab. Ein Grabrelief aus der Han-Zeit zeigt ein Vogelwesen mit Menschenkopf vor einer Reihe von Personen mit aufgelöstem Haar. Das Vogelwesen hält eine Hand der direkt vor ihm stehenden Person und in seiner zweiten Hand einen stabähnlichen Gegenstand. Dieses Relief ist als Darstellung von Bian Que gedeutet worden. Möglicherweise sind die aufgelösten Haare als Hinweise auf Patienten zu werten. Das Schriftzeichen *que* 鹊 im Namen des Bian Que ist aus den beiden Einzelzeichen „alt" und „Vogel" zusammengesetzt. (Abb. 1)

Sima Qian 司马迁 ließ in seine Biographie die erste allgemeine Aussage über Ärzte einfließen, die wir aus der chinesischen Geschichte kennen. Als Bian Que an den Hof des Marquis Huan von Qi kam und bei der ersten Audienz dem Herrscher ins Gesicht sagte, er sei krank und müsse sich behandeln lassen, bevor seine Krankheit sich verschlimmere, da erwiderte ihm der Marquis, er fühle sich sehr wohl. Nachdem Bian Que sich verabschiedet hatte, sagte der Marquis zu seinen Begleitern: „Die Ärzte lieben den Profit. Daher bevorzugen sie es, die Gesunden zu behandeln." Die Geschichte des Bian Que am Hofe des Marquis von Huan lehrt uns allerdings noch manches andere über antike chinesische Medizin. So die Tatsache, dass es bereits auf bestimmte Fachrichtungen spezialisierte Ärzte gab, sowie die uns heute im Zeitalter von Bluthochdruck nur allzu bekannte Vorstellung, dass es Krankheiten gibt, die in ihrem anfänglichen Verlauf nur der Arzt erkennt, nicht aber der Patient selbst. Weiter, dass es

Möglichkeiten gibt, den Verlauf einer Krankheit in einer ansonsten lebensbedrohlichen Weiterentwicklung aufzuhalten. Wie so mancher Patient heute auch, wollte der Marquis freilich nicht auf den Rat des Arztes hören, und bezahlte diesen Unverstand mit frühem Tod. Bian Que selbst konnte das ihm möglicherweise biologisch zustehende lange Leben auch nicht bis zu einem fernen Ende auskosten. Er wurde von einem Hofarzt umgebracht, der auf seine Erfolge neidisch war. Vorausgegangen war Bian Ques Wiederbelebung eines tot geglaubten, aber doch wohl nur bewusstlosen Kronprinzen. Als Bian Que davon hörte, bat er, sich den „Verstorbenen" noch einmal anschauen zu dürfen, erkannte, dass er noch lebte, und brachte ihn mit einem Nadelstich in den oberen Nackenbereich wieder zu Bewusstsein. Diese Geschichte ist nicht zuletzt auch deshalb erinnernswert, weil es die erste Erwähnung einer Nadeltherapie in der chinesischen Literatur ist. Ältere Hinweise sind nicht bekannt und tatsächlich weisen alle Daten darauf hin, dass die Akupunktur als theoretisch begründete Therapieform sich in jener Zeit, also im 2. und 1. Jahrhundert v. Chr. möglicherweise aus älteren, von Erfahrung geleiteten Praktiken des Nadelstichs entwickelt hat.

Wir wissen nicht, ob alle diese Anekdoten tatsächlich mit einer historischen Persönlichkeit namens Bian Que verknüpft waren, oder ob der Historiograph Sima Qian sich eine in früheren Jahrhunderten mehrfach erwähnte Person dieses Namens als Beispiel ausgewählt hat, um einige grundlegende Aussagen über ärztliches Verhalten niederzuschreiben. Ähnlich unbestimmt ist auch die wiederum an Hippokrates erinnernde Identifikation des Bian Que als Autor einer der ältesten Schriften der medizinischen Literatur der chinesischen Antike. In dem Katalog der Hofbibliothek der frühen Han-Dynastie um 26 v. Chr. finden sich unter der Rubrik „Medizinische Klassiker" die Titel dreier Autoren: Huang Di 黄帝, Bian Que 扁鹊 und Bai shi 白氏. Huang Di ist der legendäre „Gelbe Gottherscher". Bai shi, wörtlich „Herr Weiß", ist ein ansonsten nicht dokumentierter Autor. Bian Que ist zumindest namensgleich mit dem Wanderarzt in dem Geschichtswerk des Historiographen Sima Qian. Jedem der Autoren war in dem Bibliothekskatalog ein Doppelwerk zugeschrieben. Ein „Klassiker des Inneren" und ein „Klassiker des Äußeren". Anzunehmen ist, dass „Inneres" hier nicht auf „innere Medizin" hinweist, sondern auf die zentralen Bereiche des Wissens, während die Bezeichnung „Äußeres" auf eher periphere Kenntnisse schliessen läßt. Was allerdings genau in diesen Texten stand, ist völlig unklar, da sie alle verloren sind und keine erkennbaren Spuren hinterlassen haben. Lediglich ein „Klassiker des Inneren des Huang Di" ist heute noch bekannt, doch dies ist mit großer Wahrscheinlichkeit ein Text, der erst in der Folgezeit kompiliert wurde und erst Jahrhunderte später diesen Titel erhielt.

Können wir Bian Que mit Hippokrates vergleichen? Zumindest hat es den Anschein, als seien beide Wanderärzte gewesen. Die historischen Zeugnisse weisen auf frühere Lebensdaten des Hippokrates hin. Hippokrates hat der Literaturgattung, dem *Corpus Hippocraticum*, seinen Namen gegeben und auch der neuen Medizin, die in diesen Schriften ihren Ausgang nahm. Die neue Medizin in China wurde eine Zeitlang mit dem Namen des Bian Que assoziert. Er wurde über ein Jahrtausend lang als der Autor des zentralen Textes der neuen Medizin identifiziert, das war das *Bian Que ba shi yi nan* 扁鹊八十一难, („Die 81 schwierigen Fragen des Bian Que"), heute bekannt als *Nan jing* 难经 („Klassiker der Schwierigkeiten"), ehe dann etwa seit dem 12. Jahrhundert das *Ling shu* 灵枢 und das *Su wen* 素问 unter dem gemeinsamen Titel *Huang Di nei jing* 黄帝内经 („Innerer Klassiker des Gelben Gottherrschers") das *Nan jing* in die Zweitrangigkeit verdrängten.

Bian Que ist in China Symbol des Arztes in der frühen Antike schlechthin. Noch bis in das 20. Jahrhundert war es üblich, einem Arzt nach erfolgreicher Behandlung ein sichtbares Zeichen der Anerkennung zu übersenden, dass dieser dann in seiner Praxis anderen zur Kenntnis brachte, nicht zuletzt um in einer Zeit, als es noch keine anerkannten Ausbildungsstandards, Zeugnisse und Zugangsbedingungen für die ärztliche Tätigkeit gab, bei möglichen neuen Patienten Vertrauen zu erwecken. Mancher dankbare Patient ließ zu diesem Zweck ein Brett mit einer kalligraphischen Inschrift schnitzen, die dem Leser verdeutlichte, hier sei Bian Que noch einmal in die Gegenwart zurückgekehrt. Ein westlich ausgebildeter Arzt würde sich kaum geschmeichelt fühlen, wenn man ihm nach einer erfolgreichen Therapie bescheinigte, er habe sich ähnlich fähig gezeigt wie seinerzeit Hippokrates. Angesichts der westlichen Vorstellung, die Perfektion medizinischen Wissens liege in der Zukunft und nicht, wie es die traditionelle chinesische Sichtweise war, in der Vergangenheit, beruht die Verehrung des Hippokrates heutzutage nicht mehr auf etwaigen therapeutischen Fähigkeiten, sondern auf der Zuschreibung des so genannten Hippokratischen Eides. Dessen zentrale Forderung *nil nocere*, dem Patienten wenigstens keinen Schaden zuzufügen, berührt auch heute noch eine der Urängste vieler Kranker und Gesunder, durch ärztliche Inkompetenz oder Nachlässigkeit mehr Schaden als Nutzen durch eine Behandlung zu erfahren.

1.2. Sun Simiao (581-682?)

Der „Eid des Hippokrates" bietet einen passenden Übergang zu der zweiten historischen Persönlichkeit aus der chinesischen Medizingeschichte, die es wert ist, auch in Europa erinnert zu werden. Alle verfügbaren Quellen deuten daraufhin, dass Sun Simiao 孙思邈 möglicherweise die bedeutendste Arztfigur der gesamten chinesischen Medizingeschichte ist, von der wir heute wissen. Die Verknüpfung mit dem „Eid des Hippokrates" als ältester bekannter ärztlicher Pflichtenlehre Europas rührt daher, dass Sun Simiao ein Dokument verfasst hat, das man als die älteste bekannte ärztliche Pflichtenlehre Chinas bezeichnen kann und das zudem in seiner Grundstruktur überraschende Parallelen zu dem hippokratischen Eid aufweist.

Die lange Lebenszeit des Sun Simiao und das Fragezeichen hinter seinem Todesjahr verweisen auf eine Möglichkeit, nicht auf historische Gewissheit. Wollte man den Biographen der beiden Geschichtswerke der Tang-Dynastie (618-906) Glauben schenken, so hätte sich die Lebenszeit des Sun Simiao noch über einen weitaus längeren Zeitraum erstreckt. Die angebliche Langlebigkeit dieses Arztes ist freilich bereits Bestandteil der Legendenbildung, die offenbar kurz nach seinem Tode einsetzte. Sun Simiao ist in der chinesischen Medizingeschichte eine einzigartig herausragende Persönlichkeit. Er war zu Lebzeiten ein anerkannter und weithin berühmter Kliniker, dessen Name auch am Kaiserhof bekannt war und zu mindestens einer Einladung führte, in kaiserlichen Diensten medizinisch tätig zu sein. Die Chronisten vermelden sogar, dass der Kaiser ihn höchstpersönlich aufgesucht habe, aber für diese hohe Wertschätzung gibt es keine verlässlichen Belege. Sun Simiao legte sein Wissen und seine klinischen Erfahrungen in mehreren Werken nieder und verlängerte gleichsam auf diese Weise den therapeutischen Nutzen seiner Fähigkeiten in alle Ewigkeit. Seine Rezeptbücher werden auch heute noch nachgedruckt; Teile daraus wurden in jüngster Zeit ins Französische und Englische übersetzt. Doch mit diesen Wohltaten für die Menschheit war es noch nicht genug.

Sun Simiao machte sich auch Gedanken über die notwendigen Qualitäten eines „herausragenden Arztes", *tai yi* 太医, und schrieb einen Aufsatz, den wir mit Fug und Recht mit dem Eid des Hippokrates vergleichen können. Ein Eid war das zwar nicht, aber die Botschaft richtete sich, wie bei der Pflichtenlehre, die dem Hippokrates zugeschrieben wird, aber tatsächlich wohl in späteren Jahrhunderten verfasst und erst in der frühchristlichen Zeit weithin bekannt wurde, sowohl an die allgemeine Öffentlichkeit als auch an die ärztlichen Kollegen. Wir nennen den Teil, der sich an die Öffentlichkeit richtet, Ethik und die Inhalte, die für die Kollegen geschrieben wurden, Etikette. Der Eid des Hippokrates und die Pflichtenlehre des Sun Simiao propagierten somit beide sowohl ärztliche Ethik, als auch ärztliche Etikette.

Die Funktion der Ethik in einem solchen Dokument besteht darin, der Öffentlichkeit explizit die Werte offen zu legen, die der Arzt seiner Tätigkeit zu Grunde legt. Da ärztliche Tätigkeit stets misstrauisch betrachtet wurde und noch heute wird, dient die Verlautbarung solcher Ethik der Gewinnung von Vertrauen. Vertrauen seitens der Öffentlichkeit, dass man eine Kompetenz erzielt hat und kein Pfuscher ist, dass man sein möglicherweise tödliches Wissen nur zum Wohle der

Patienten einsetzen wird, und dass man schließlich das einzigartige Privileg, in die gesellschaftliche und körperliche Intimsphäre der Patienten vorzudringen, nicht zu niederen Zwecken missbraucht. Über zwei Jahrtausende hinweg galt ärztliche Ethik dem Ziel, in diesen drei Zweifelsbereichen Vertrauen zu schaffen. Das traf auf Europa ebenso zu wie auf China. So ist es keine Überraschung, dass intellektuelle Ärzte in Europa wie in China in ihren Pflichtenlehren übereinstimmende explizite ethische Grundsätze formulierten, um dass Misstrauen abzuschütteln, das ihre Tätigkeit stets begleitete.

Auch die Inhalte, die wir als ärztliche Etikette bezeichnen, glichen sich. Die Intellektuellen unter den Ärzten erkannten früh, welches Verhalten geeignet war, das dauernd latent vorhandene Misstrauen zu schüren und welches Verhalten dazu beitrug, Vertrauen zu schaffen. Neben dem Nachweis der Kompetenz und der eigenen moralischen Grundwerte, erschien es vor allem wichtig aufzuzeigen, von welcher Motivation man sich leiten ließ. War es Geldgier oder Mitleid und der Wille zu helfen, die einen Arzt dazu führten, sich mit den beklagenswerten Kranken oder reichen Gesunden einzulassen? Um hier jeden Zweifel zu zerstreuen, empfahl Sun Simiao seinen Kollegen, bei Krankenbesuchen die teuersten Gemälde an den Wänden so wahrzunehmen, als sei es Packpapier, und die köstlichsten Leckerbissen, die ihnen vielleicht vorgesetzt würden, so zu verzehren, als sei es nicht der Rede wert. Auf diese Weise wurde der Verdacht zerstreut, die Honorare der Ärzte seien vielleicht in erster Linie darauf ausgerichtet, sich selbst einmal solche kostbare Gemälde und Speisen leisten zu können.

Alle Details der Pflichtenlehre des Sun Simiao hier zu besprechen, würde zu weit führen. Die Lektüre des Dokuments hinterlässt jedoch den Eindruck, dass der Autor ein höchst intelligenter Mann war, der seine Ethik und Etikette in subtiler Weise miteinander verknüpfte. Ober er freilich selbst daran festhielt, ist, wie stets bei Predigern einer expliziten Moral, nicht sicher. Sun Simiao flocht beispielsweise in seine Pflichtenlehre die Warnung ein, kein Leben zu töten, um Leben zu retten. Doch unter seinen Rezepten finden sich auch solche, gegen die sich diese Aussage richtete, weil sie aus tierischen Ausgangsstoffen zubereitete Arzneidrogen gegen menschliche Krankheiten empfahlen.

Sun Simiao bot in seinen Rezeptbüchern eine weite Mischung unterschiedlichster Vorgehensweisen. Er scheute sich nicht, einen eigenen Anhang mit Anti-Dämonen-Banntherapien zu füllen, obschon diese „alternative" Heilweise von den Anhängern konfuzianisch-wissenschaftlicher Medizin strikt abgelehnt wurde. Sun Simiao integrierte buddhistische Ideen in seine Werke und auch theoretische Vorstellungen des indischen Ayurveda, die mit dem Buddhismus nach China gelangt waren. Mit seinem eklektischen Pragmatismus eines „wer heilt, hat Recht" war Sun Simiao ein getreues Kind seiner Zeit. Die Tang-Dynastie des 8. bis 10. Jahrhunderts überspannte einen der prächtigsten Zeitabschnitte in der Geschichte Chinas. Nie zuvor und nie wieder vor dem Untergang der Kaiserzeit stand China mit so vielen fremden Kulturen in regem Austausch wie zur Tang-Zeit. Dennoch geht diese Zeit in die Medizingeschichte Chinas als die theorieärmste Epoche ein. Keine neuen Ideen zur Erläuterung und Therapie von Kranksein entstanden in der Tang-Zeit. Es war eine Zeit des Sammelns in aller Welt. Neue Anstöße zur Bewältigung von Krisen bildeten sich nicht. Sun Simiao ist für diese Zeit Symbol.

In der Song-Dynastie, etwa drei, vier Jahrhunderte nach Sun Simiaos Tod, entstand offenbar der Wunsch, dem namenlosen „Arzneikönig" der buddhistischen Götterwelt einen chinesischen Namen zu geben. Es dürfte kaum jemand anderes zur Auswahl gestanden haben, der in ähnlicher Weise wie Sun Simiao als Kliniker, Autor und Ethiker seinen Namen der Nachwelt empfohlen hatte. Mehrere ältere Legenden verschmolzen in der neuen Figur des Arzneikönigs Sun Simiao. In der Ikonographie erscheint er zumeist mit einem Tiger und einem Drachen. (Abb. 2) Wie man sich erzählte, ging Sun Simiao einmal mit seinen Gehilfen in die Berge, um Arzneidrogen zu sammeln. Plötzlich trat ihnen fauchend mit offenem Rachen ein Tiger entgegen. Alle flüchteten vor Schreck, nur Sun Simiao schaute der Bestie furchtlos in den Rachen. Dort sah er einen Eselsknochen, der sich festgesetzt hatte und dem Tiger offenkundig Schmerz bereitete. Sun Simiao befahl einem seiner Schüler, die runde Arztrassel in das Maul des Tigers zu stellen und mit seiner kleinen Hand durch die Öffnung in den Rachen zu langen und den Knochen zu entfernen. Der so geheilte Tiger verblieb in der Folgezeit stets in der Nähe des Arztes. Die typische Arztrassel des chinesischen Wanderarztes wird bis heute in Anlehnung an jene Anekdote *hu ci* 虎刺, „Tigerstachel", genannt. (Abb. 3, 4)

Eines anderen Tages verdunkelte sich der Himmel und ein Drache stürzte sich auf den Arzt. Wieder erschraken alle, doch Sun Simiao erkannte im Vorbeiflug des Tieres, dass der Drache krank war, nahm eine Nadel und stieß bei der nächsten Begegnung dem fliegenden Tier die Nadel in den richtigen Punkt. Damit war der Drache geheilt und blieb nun ebenfalls in der Nähe des Arztes. Die aus Holz geschnitzten Votivgaben an Sun Simiao bilden ihn in konfuzianischer Amtstracht ab, wie er auf einem Tiger sitzt, oder zumindest einen Fuß auf den Rücken des Tigers gestellt hat, unter einem Baldachin, den der Drache formt. (Abb. 5, 6, 7) In seinem Rücken ist eine Öffnung, in die der Bittsteller, der die Figur in Auftrag gab, ein Beutelchen mit Arzneidrogen einfüllte, um Sun Simiao wieder die ärztliche Tätigkeit zu ermöglichen. (Abb. 8) Gleichzeitig schrieb er auf einem Zettel das Datum, seinen Namen mit Adresse und seine Wünsche an den Arzt auf, mit der Bitte, diese im Gegenzug für die Votivgabe zu erfüllen. (Abb. 9) 700 Jahre lang hielt dieser Brauch in China an, bis die neue Zeit und ein neuer Glaube im späten 20. Jahrhundert unzählige dieser schönen Figuren auf die Flohmärkte oder in den Abfall schickte. Wenn auch nicht mehr als Arzneigott, so doch als Arzt, Autor und Ethiker wird Sun Simiao dennoch auf unabsehbare Zeit in Erinnerung bleiben. Die Volksrepublik China ehrte den Arzt im Jahre 1962 mit einer Briefmarke.

1.3. Li Shizhen (1518-1593)

Wenn man Sun Simiao als die eindrucksvollste Arztpersönlichkeit der chinesischen Medizingeschichte insgesamt einordnet, dann steht Li Shizhen 李时珍 sicherlich der Ruhm des bedeutendsten Arztes und Autors einer pharmazeutisch-naturkundlichen Enzyklopädie zu.

Eigentlich sollte der junge Li Shizhen den Traum einer jeden ehrgeizigen Familie in der konfuzianischen Gesellschaft der Kaiserzeit erfüllen. Noch der Großvater war ein Wanderarzt und damit gesellschaftlich nur gering angesehen. Aber er war offenbar erfolgreich und hatte es zu Geld gebracht, so dass sein Sohn, der Vater des Li Shizhen, den Arztberuf als Landbesitzer unter bereits wesentlich bequemeren Umständen fortführen konnte. Nun blieb nur noch der letzte Schritt, um die Familie endgültig in den oberen Schichten der Gesellschaft anzusiedeln: eine Beamtenlaufbahn. Doch Li Shizhen, dem diese Aufgabe zugedacht war, versagte in den staatlichen Jugendauswahlprüfungen und so wandte auch er sich der Heilkunde als Lebensaufgabe zu. Möglicherweise um allen zu zeigen, was ungeachtet der Misserfolge in den Prüfungen in ihm steckte, setzte er sich zum Ziel, die gesamte Arzneikunde Chinas in einem riesigen Werk zu beschreiben. Jahrzehntelang reiste er durch die Lande, las er unzählige Bücher, sprach er mit Kennern der Materie und schrieb er an seinem Werk. Ausgezehrt trat er schließlich in hohem Alter vor einen Verleger und starb noch bevor sein Lebenswerk im Jahre 1598 gedruckt werden konnte. Erst sein Sohn vollendete diese Aufgabe wenige Jahre später. (Abb. 10)

Das *Ben cao gang mu* 本草纲目, die „in Einzeldrogenbeschreibungen und Einzelkriterien geordnete Arzneikunde", von der hier die Rede ist, ist ein gewaltiges Schriftwerk von wahrhaft welthistorischer Dimension. Das Inhaltsverzeichnis nennt 1892 Monographien. Insgesamt 1160 Abbildungen von Ausgangspflanzen und -tieren, sowie von Mineralien ergänzen die Beschreibungen. Möglicherweise angeregt von einem neuartig gegliederten Arzneibuch von 1505, das jede Einzeldroge systematisch nach 24 Kriterien beschrieb, fasste Li Shizhen die Merkmale einer jeden Droge in nur zehn Punkten zusammen. (1) Angaben zu einer bisher fehlerhaften Einordnung, (2) Angaben zu Sekundärnamen der Droge, jeweils unter Nennung der Quelle, (3) Kommentare früherer Autoren in chronologischer Ordnung zu Herkunft, Vorkommen, Aussehen, Sammelzeit, arzneilich verwendbaren Teilen der Ausgangsmaterialien, sowie Ähnlichkeiten mit anderen Drogen, (4) Angaben zu der pharmazeutisch-technologischen Aufbereitung der Droge, (5) „Erläuterung von Zweifelsfragen", (6) „Berichtigung von Fehlern", (7) Angaben zu den Temperatur- und Geschmacksqualitäten einer Droge, (8) Aufzählung der Hauptindikationen, (9) Erläuterungen zu den Wirkungen, und (10) Aufzählung von Rezeptvorschriften, in denen die betreffende Substanz zur Anwendung gelangt, mit Angaben zu der Bereitung der Arzneiform und zur Dosierung.

Die vielen Einzeldrogen wurden in einer ausgeklügelten Systematik vorgestellt. Insgesamt teilte er die Substanzen in 16 Abteilungen, bu 部, auf, von denen 13 wiederum in weitere Unterabteilungen, fen 分, gegliedert waren. So etwa unterteilte er die „Wässer" in eine erste Abteilung „Wässer des Himmels" mit den folgenden 13 Unterabteilungen, die z. T. nochmals in Unter-Unterabteilungen gegliedert waren: Regen (Regen zu Frühlingsanfang, Pflaumenregen, Winterregen), Regenansammlungen, Tau (Herbsttau von allen möglichen Gräsern und Kräutern, Tau von Blüten, Tau von Blättern des Arborvita, Tau von Zwiebelknollen), Süßer Tau, Honigtau, Reinstwasser, Frost, La 腊-Schnee, Hagelkörner, Eis konserviert bis in den Sommer, Heiliges Wasser (i.e. Regenwasser, das sich am 5. Tag im 5. Monat im Bambus sammelt), Hohes Wasser (aus Baumhöhlen, Zaunpfählen, etc.), sowie Leckwasser, das aus einem schadhaften Dach tropft. Die zweite Abteilung „Wässer der Erde" gliederte er sogar in insgesamt 30 Unterabteilungen auf, darunter befinden sich unter anderen Flußwasser, Brunnenwasser, Jahreszeitenwasser, Wasser mit Weingeschmack, Jadequellwasser, Stalaktitenwasser, Heißes Quellwasser, Wasser aus blauer See, Sole, Bergquellwasser, Wasser aus antiken Gräbern, Wasser aus einem Speisegefäß in einem antiken Grab, Wasser, in dem ein roter Drachen gebadet hat, Wasser aus einer Wagenspur, Schlammwasser, etc.

Li Shizhen beließ es jedoch nicht bei der üblichen fachlich eng definierten Charakterisierung der Arzneidrogen. Er bot zusätzlich zahlreiche Daten zu dem weiteren Umfeld, in dem die Substanzen Verwendung fanden. War eine Droge beispielsweise gegen bestimmte Leiden empfehlenswert, die man als Berufskrankheit bezeichnen konnte, dann führte Li Shizhen aus, wie es zu dieser Berufskrankheit kommt. Auf diese Weise bietet das *Ben cao gang mu* weit mehr als nur Arzneikunde und ermöglicht einen umfassenden Einblick nicht allein in die chinesische Naturkunde des 16. Jahrhunderts, sondern auch in das gesellschaftliche Umfeld an sich.

In zahlreichen Anhängen bot Li Shizhen zusätzlich relevantes Wissen, unter anderen eine Aufzählung von Zweitnamen der Drogen, eine Aufzählung der gegenseitigen Einwirkungen von Drogen bei gleichzeitiger Einnahme, eine Aufzählung von Lebensmitteln, die bei einer Arzneitherapie zu vermeiden sind, eine Aufzählung von Arzneimitteln, die bei Schwangerschaft nicht eingenommen werden dürfen, eine Aufzählung von inkompatiblen Getränken und Speisen, Hinweise auf den theoriefreien Gebrauch von Drogen nach Symptomen, eine Aufzählung aller Drogen, die für die Therapie von Mangelleiden in Anwendung kommen, sowie eine Erläuterung der drei Verfahren des Schwitzens, Erbrechens und Abführens.

Das Wissen um die Eigenschaften der Einzeldrogen war wichtig, mindestens ebenso bedeutend war jedoch die Kenntnis der unzähligen festen Rezeptvorschriften als Grundlage arzneilicher Therapie. Jede Arzneidrogenrezeptur, die nach Meinung von Ärzten oder Patienten eine Wirkung gezeigt hatte, wurde in der chinesischen Medizingeschichte aufgezeichnet. Auf diese Weise kamen Kompendien mit zig-tausenden solchen Rezeptformeln zustande. Li Shizhen nannte in seinem *Ben cao gang mu* 11 096 Rezepte, von denen er angeblich 8161 selbst entworfen hatte.

Sind schon alle diese Daten des *Ben cao gang mu* eindrucksvoll genug, erstaunen manche Angaben in diesem Werk, die man als wesentlich jüngere Ergebnisse europäischer Entwicklungen einzustufen gewohnt ist. Li Shizhen beschrieb die Anpassung der Lebewesen an ihre Umwelt, ebenso wie die künstliche Zuchtwahl bei Goldfischen und Getreide. Er wusste um erbliche Einflüsse und Familienmerkmale und kannte den Zusammenhang zwischen dem Genuß von Süßwaren und der Zahnfäule. Wie zeitgleich erste Autoren in Europa beschrieb er Berufskrankheiten und nannte insbesondere die Bleivergiftungen. Er empfahl Hygienepraktiken wie die Dampfsterilisation von Kleidern der Patienten und die Ausräucherung von Krankenzimmern, und wies daraufhin, dass der in den durchwurmten Gebieten Chinas bis in die Gegenwart verbreitete Glauben, Würmer in den Eingeweiden seien für die Verdauung erforderlich, jeglicher Grundlage entbehre.

Man möchte jedem an chinesischer Naturkunde Interessierten empfehlen, das *Ben cao gang mu* selbst in die Hand zu nehmen und darin zu lesen. Zahlreiche Entdeckungen wären der Lohn. Allerdings ist der Zugang zu diesem Werk noch immer begrenzt. Außer einer 2005 erschienenen höchst unzureichenden englischen Übersetzung aus der VR China gibt es noch keine vollständige Übertragung in eine westliche Sprache. Somit wird es noch eine Weile dauern, bis der Name des Li Shizhen auch in der westlichen Welt das Ansehen genießt, das ihm zusteht und das ihm in China auch immer wieder zuteil wird. In dem neu bebauten Viertel Pudong 浦东 Shanghais, östlich des Huangpu 黄浦 ist inmitten all der modernen HighTech-Firmen eine Straße nach Li Shizhen benannt. Zahlreiche Denkmäler in vielen anderen Städten halten die Erinnerung an diesen außergewöhnlichen Arzt und Autor wach, dessen *Ben cao gang mu* zwar sein größtes, aber nicht alleiniges Werk ist, das erhalten blieb. (Abb. 11, 12)

1.4. Xu Dachun (1693-1771)

Genau einhundert Jahre nach dem Tode Li Shizhens wurde Xu Dachun 徐大椿 geboren, dessen Wirken als Arzt wir zum Abschluß dieser Einführung in einige Namen und Gesichter von Persönlichkeiten der chinesischen Medizingeschichte ein wenig näher betrachten wollen. Xu Dachun ist Medizinhistorikern ein vertrauter Arzt und Autor; der chinesischen Bevölkerung ganz allgemein sagt sein Name jedoch nichts mehr. Wir wollen ihn hier dennoch neben solchen historischen Größen wie Bian Que, Sun Simiao und Li Shizhen nennen, weil er den Typus eines ganz normalen Arztes aus der formell gebildeten Oberschicht des konfuzianischen China der Kaiserzeit vertritt. (Abb. 13) Es waren ungezählte Ärzte wie Xu Dachun, die vor dem Hintergrund einer umfassenden Ausbildung in den philosophischen Schriften der vergangenen Jahrhunderte und auf der Grundlage der älteren medizinischen Literatur, sowie angeregt durch ihre eigenen Erfahrungen unablässig Schriften verfassten und Gedanken zur Deutung und optimalen Behandlung des Krankseins äußerten. Damit trugen sie ebenso zum steten Wandel der chinesischen Medizin bei, wie diejenigen wenigen Kollegen, die ihre Zeitgenossen und die Nachwelt mit den ganz großen, herausragenden Werken im Stil des *Ben cao gang mu* beeindruckten.

Xu Dachun ist jedoch auch aus einem anderen Grund einer näheren Betrachtung wert. An seinem eher unspektakulären Lebenswerk zeigt sich nur allzu deutlich, wie künstlich aufgesetzt und historisch unbegründet der tiefe Gegensatz ist, der von manchen Verfechtern einer „Traditionellen Chinesischen Medizin" (TCM) als Alternative zu der westlichen Medizin auch heute noch propagiert wird, obschon das Studium der Geschichte und der Theorie der chinesischen Medizin längst aufgezeigt hat, dass die Gemeinsamkeiten die Unterschiede bei weitem überwiegen. In den Vergleichen zwischen Chinesischer Medizin und westlicher Medizin werden in der Regel köstliche Birnen mit faulen Äpfeln verglichen. Sinnvoller ist es die Früchte beider Traditionen in ihrer Gesamtheit auf die Waagschale zu legen. Erst dann lässt sich abschätzen, wo die Unterschiede und wo die Gemeinsamkeiten sind. In der aufgeregten Debatte der vergangenen zwei, drei Jahrzehnte um den Wert chinesischer Medizin in der Vielfalt heilkundlicher Ansätze in der westlichen Welt hat sich die seriöse historische Betrachtungsweise freilich erst langsam ihren Weg bahnen können. Es sind die Hinweise auf Xu Dachun und viele andere ähnliche Ärzte und deren Wirken, die es uns ermöglichen, die Licht- und Schattenseiten der chinesischen Medizin zu beurteilen und den größten Teil der Sekundärliteratur westlicher Autoren zur TCM als das zu entlarven, was sie zumeist ist: eine unsägliche Vereinfachung der wahren Tiefe und Breite chinesischer heilkundlicher Traditionen.

Xu Dachun starb in demselben Jahr wie der Begründer der pathologischen Morphologie in Europa, der Italiener Giovanni Battista Morgagni (1682-1771). Morgagni war Autor des Buches „Über den Sitz und die Ursachen der Krankheiten" (De sedibus et causis morborum) und war damit Verfasser eines der Werke, die das Wesen der heranreifenden neuen europäischen Medizin schon im Titel in wenigen Stichworten zusammenfasste. Krankheiten sind Erscheinungen, die im Menschen einen Sitz haben können. Das bedeutet, dass nicht unbedingt der ganze Mensch krank ist. Er „hat" eine Krankheit, und diese Krankheit „sitzt" irgendwo im Organismus. Dort muß sie aufgespürt und entweder mit arzneilichen oder mit chirurgischen Mitteln vernichtet werden. Dies ist eine der beiden Grundvorstellungen, die im Titel des Buches von Morgagni zum Ausdruck kommen. Die zweite Grundvorstellung lautet: jede Krankheit hat eine Ursache, eine causa. Wenn wir diese Ursache kennen, können wir Krankheiten verhindern, oder auch „kausal", also an der Wurzel, behandeln. Die Ursache mag ein Erreger sein. Sie mag auch ein falscher Lebensstil sein, der dem Erreger überhaupt erst Einlaß in den Körper gewährt. Zu Morgagnis Zeiten war die Vorstellung eines Erregers im Sinne heutiger Viren oder Bakterien noch nicht weit entwickelt. Eher dachte man bei den Ursachen des Krankseins an falsche Ernährung, Kleidung, Miasmen und ähnliche aus heutiger Sicht unbestimmte Faktoren. Das „kausale", vor allem aber das „lokalistische" Denken Morgagnis stand im Widerspruch zu den herkömmlichen Vorstellungen von der Erkrankung des Organismus als Gesamtsystem und auch von der Bedeutung einer Seele, oder, weniger religiös ausgedrückt, einer Lebenskraft. Morgagnis Ansatz bereitete diesen „ganzheitlichen" Vorstellungen keineswegs ein Ende. Beide Sichtweisen haben die westliche Medizin seitdem gemeinsam geprägt.

Doch halten wir hier inne, ehe wir uns in der Beschreibung der Vielfalt der Grundkonzepte westlicher Medizin verlieren, und fragen wir uns: wo hätte Xu Dachun Schwierigkeiten gehabt, seinen Zeitgenossen zu verstehen? Stellen wir uns vor, Xu Dachun und Morgagni hätten sich einmal gegenüber gesessen. Wären sie sprachlos gewesen angesichts unüberbrückbar gegensätzlicher Anschauungen vom gesunden und kranken Organismus? Zumindest von Xu Dachun wissen wir, dass er ein humorvoller, ja gelegentlich sogar ironischer Intellektueller war. Er hätte wohl nur ein mildes Lächeln übrig gehabt, wenn er darüber informiert worden wäre, welche Ansichten westliche (und zunehmend auch chinesische) Autoren des späten 20. und frühen 21. Jahrhunderts über seine Medizin verbreiten. Mit seinem Gegenüber Morgagni wäre er jedenfalls rasch ins Gespräch gekommen.

In seinem wunderschönen Buch „Über den Ursprung und die historische Entwicklung der Medizin" (Yi xue yuan liu lun 医学源流论) widmete Xu Dachun ein ganzes Kapitel den „Intraabdominalen Abszessen". Das Wissen um solche morphologisch wohl definierten Krankheiten findet sich in heutigen Schriften über die so sorgfältig auf Alternative zur westlichen Medizin zurecht geschnittene TCM nicht mehr, war aber Allgemeingut der historischen chinesischen Medizin. Morgagni hätte keine Überraschung verspürt, wenn er die folgenden Sätze Xu Dachuns hätte lesen können: „Im Falle eines Leberabszess verspürt man einen leichten Schmerz in den Flanken. Nach geraumer Zeit erbricht (der Patient) Eiter und Blut. Abszesse im Dünndarm sind Abszessen im Dickdarm ähnlich, außer dass sie ein wenig höher gelagert sind. Blasenabszesse sind mit Schmerz im Unterleib nahe der Schamhaargrenze verknüpft. Sie schmerzen, wenn man nur die Haut berührt. Harnlassen ist schwierig und bereitet ebenfalls Schmerz."

Wer einmal die grundlegenden Bücher über TCM in den vergangenen zwei Jahrzehnten gelesen hat, wird immer wieder auf die Behauptung getroffen sein, die chinesische Medizin habe keine Vorstellung von der morphologischen und pathologischen Bedeutung der Körperorgane, die sich mit der europäischen Vorstellung vergleichen lasse. Solche Behauptungen sind aus zwei Gründen verständlich. Erstens, diejenigen, die so etwas behaupten, kennen die Inhalte der chinesischen Medizin nicht. Zweitens, die so genannte TCM verzichtet in der Tat darauf, das historische Wissen über die Morphologie und Pathologie der Organe in die Gegenwart zu übertragen, weil es mit dem heutigen Wissen einfach nicht mehr Schritt halten kann und die chinesische Medizin im Vergleich mit der westlichen Medizin im wahren Sinne des Wortes sehr alt aussehen lassen würde. Tatsache ist, dass wir unterscheiden müssen zwischen der vielschichtigen und reichen Tradition, die noch ein Xu Dachun vertrat, und dem kleinen Kunstprodukt TCM, das – wie wir noch ausführen werden – nach Gründung der VR China aus dieser vielschichtigen und reichen Tradition herausgeschält wurde, um den Kern und Rest zu bewahren, der möglichst weder mit der modernen Wissenschaft noch mit marxistischen Ideen in Konflikt stand.

Xu Dachun jedenfalls hätte über die TCM nur den Kopf geschüttelt. Er hätte darin beispielsweise seine Ausführungen über die „Weiterleitung von Krankheiten" im Körper nicht wiedergefunden. Wie Morgagni war er von der Möglichkeit überzeugt, dass Krankheiten im Körper an ganz bestimmten Stellen ihren Sitz nehmen, aber auch davon, dass sie diesen Sitz aufgeben und im Körper weiterziehen können. Im Laufe dieser Ortswechsel, so führte Xu Dachun aus, können Krankheiten ihre Natur verändern und es ist die Aufgabe des Arztes, zum einen den gegenwärtigen Sitz der Krankheit festzustellen, und auch, wo sie herkommt und wo sie sich wahrscheinlich hinbewegen wird, und davon ausgehend auch ihre jeweilige Eigenart. Erst nach Kenntnis dieser Parameter lässt sich eine geeignete Therapie durchführen. Xu Dachun hätte sich mit Morgagni jedenfalls besser austauschen können, als mit den heutigen Verfechtern einer TCM.

Das betrifft neben der in der TCM abhanden gekommenen lokalistischen Sichtweise auch die im Westen immer noch anzutreffende Vorstellung, die chinesische Medizin sei eine „akausale" Heilkunde. Ein früher Kristallisationspunkt dieser Vorstellung war das sehr erfolgreiche Buch von Ted Kaptchuk aus dem Jahre 1983 *The Web That Has No Weaver* – der wohl erste Bestseller über TCM in den USA und dann in Übersetzungen in vielen anderen westlichen Sprachen. Hier findet sich der Irrglaube von der akausalen Eigenart chinesischer Medizin, der so viele spätere Autoren beeinflusst hat, in Aussagen wie der folgenden „In der westlichen Medizin ist es häufig unmöglich, einen Zustand ohne Kenntnis seiner Verursachung zu behandeln. In der Chinesischen Medizin richtet sich die Therapie immer auf den Zustand selbst, unabhängig von seiner Ursache. Das üble Qi als Ursache ist unwichtig." Hören wir dazu Xu Dachun; er sagt das genaue Gegenteil: „Wenn ein Mensch leidet, dann spricht man von einer Krankheit. Die Gründe, warum es zu dieser Krankheit gekommen ist, nennt man Ursache. Nun ist es so, dass ein identisches Fieber auf Grund von Wind(-Qi)oder Kälte(-Qi), Schleim oder Lebensmitteln, yin-Mangel, Emotionen wie Depression und Trauer, Müdigkeit oder Angst, oder schließlich Würmern, die sich im Körper aufhalten, zustande kommen kann. Man muß die Ursache kennen, denn es wäre falsch, lediglich den Zustand des Fiebers mit Arzneidrogen kalter oder kühlender Wirkung zu behandeln."

Es wäre lohnenswert, Xu Dachuns Ausführungen zu zahlreichen Themen zu zitieren, die auch heute noch die Medizin bewegen. Xu Dachun dachte über den idealen Arzttyp nach und fragte sich, ob man jedermann zum Medizinstudium zulassen sollte, oder ob man die Studienzulassung an bestimmte Voraussetzungen knüpfen sollte. Xu Dachun geißelte diejenigen seiner Kollegen, die sich als Pfuscher betätigen. Seine Beobachtungen führten ihn zu dem Schluß: „Drei von zehn Patienten sterben durch Fehler ihrer Ärzte. Drei von zehn sterben auf Grund eigenen Fehlverhaltens. Weitere drei von zehn sterben durch die Einwirkung von Laien, die nur mal eben die medizinische Literatur durchgeblättert haben." Xu Dachun wandte sich gegen die Tendenz seiner Zeit, eine „sanfte" auf „Harmonisierung" bedachte Medizin anzuwenden und die wirksamen, direkt gegen eine Krankheit gerichteten Therapien, die immer auch ein Risiko beinhalten, zu vermeiden. Am Beispiel der weit verbreiteten Anwendung des Ginseng zeigte er auf, was er davon hielt: „Ginseng ist eine heilige Arzneidroge, die von den Ärzten verwendet wird, die mit Blick auf den Lohn handeln, und möglichen Anschuldigungen (nach riskanten Therapien) aus dem Wege gehen möchten."

Xu Dachun war ein aufmerksamer Beobachter seiner Zeit und der tief greifenden Veränderungen, die die Medizin durchlief. So wie die kraftvolle, aber riskante Therapie der Krankheiten einer sanften, harmonisierenden Medizin wich, so verlor auch die Akupunktur an Anziehungskraft. Blut floß häufig in der traditionellen chinesischen Akupunktur, aber

Blut mochten viele Chinesen auf dem kulturellen Höhepunkt der letzten Kaiserdynastie nicht mehr sehen. Stattdessen liessen sie sich mit der so genannten „Schub- und Zugmassage", *tui na* 推拿, behandeln, die dieselbe Wirksamkeit entfaltete und darüber hinaus den Vorteil hatte, auch bei Kleinkindern anwendbar zu sein. In einem langen Kapitel über den „Verlust der Tradition" schrieb Xu Dachun nicht nur „Die Überlieferung der medizinischen Lehren ist verloren gegangen," sondern führte in zehn Abschnitten aus, auf welchen Tiefpunkt insbesondere die Akupunktur gesunken sei. So sei es verständlich, „dass die Akupunktur heutzutage in Verruf gekommen ist und sich keiner weit verbreiteten Anwendung mehr erfreut." Liest man diese Ausführungen, dann ist es weder überraschend noch auf das politische Einwirken böser Kräfte zurückzuführen, dass der chinesische Kaiserhof sich im Jahre 1822 gezwungen sah, von der weiteren Anwendung der Akupunktur ganz abzuraten.

Wir müssen hier abbrechen. Die Zeilen, die wir Xu Dachun haben widmen können, werden seinen vielen Schriften und seinen Aussagen in keiner Weise gerecht. Aber sie mögen als Hinweis darauf gelten, welche faszinierenden Persönlichkeiten in der Geschichte der chinesischen Medizin gewirkt haben – Persönlichkeiten, die wir erst jetzt nach und nach durch das Studium der historischen Quellen kennen lernen. Manche dieser Persönlichkeiten bekommen neben einem Namen auch ein Gesicht. Von Xu Dachun jedenfalls ist in seiner Familie ein zeitnahes Porträt erhalten, das uns einen Eindruck von der intellektuellen Kraft dieses Arztes und Gelehrten vermittelt.

2. Abteilung: Die Gaben der Natur

2.1 Frühe Naturheilkunde als Substanzheilkunde

Möglicherweise war alle Heilkunde in vorgeschichtlichen Zeiten Naturheilkunde. Die wärmenden Strahlen der Sonne, oder ein von der Sonne gewärmter Stein, die kühlende Kraft des Wassers, die instinktive Reaktion, sich an einer schmerzenden Stelle zu kratzen, oder die Wirkungen von Früchten, Blättern und anderen Naturstoffen, die man auf der steten Suche nach Essbarem ausprobierte – all dies mag zu Erfahrungen geführt haben, mit natürlichen Mitteln Wehleid und Kranksein zu behandeln.

Noch im prähistorischen Zeitraum haben diese Erfahrungen offenbar dazu geführt, ein zunehmend weit gefächertes Spektrum an Substanzen aus dem Pflanzen- und Tierreich, sowie Mineralien als Gaben der Natur zu betrachten, die der Mensch zur Linderung oder gar Heilung mancher seiner Leiden erfolgreich anwenden kann. Aus solcherart angesammeltem Wissen um Substanz und Wirkung hat sich dann die Arzneikunde entwickelt, die in China in Grabfunden aus dem 2. Jahrhundert v. Chr. ganz unvermittelt und ohne frühere Vorläuferhinweise in einer höchst beeindruckenden Ausformung in den 1970er Jahren offenkundig wurde.

2.2. Die Grabfunde von Mawangdui

Unter den Grabfunden in Mawangdui 马王堆 bei Changsha 长沙 in der Provinz Hunan 湖南, die vor nunmehr 30 Jahren nach zweitausendjähriger Verborgenheit in einer Grabkammer aus dem Jahre 168 v. Chr. wieder ans Tageslicht kamen, fanden sich sieben Handschriften mit insgesamt 14 Texten heilkundlichen Inhalts. Ein Textfragments hat ganz besondere Aufmerksamkeit gefunden: Die so genannten „Rezeptvorschriften gegen 52 Krankheiten", *Wu shi er bing fang* 五十二病方, lassen ungeachtet großer Textschäden immer noch 283 Rezepte geordnet nach 52 Indikationen erkennen. Die Mehrzahl der hier genannten Therapien beruht auf der Anwendung von 224 Arzneidrogen aus dem pflanzlichen, tierischen und mineralischen Naturbereich; auch Substanzen aus dem alltäglichen Haushalt finden sich als arzneiliche Heildrogen und weisen auf frühe Einbindungen in die Weltsicht der Magie und Dämonologie hin.

Manche der pflanzlichen Ausgangsmaterialien sind in Europa unbekannt, andere, wie Pfirsich („vertreibt Würmer aus Läsionen in der Haut"), Datteln (gegen eine bestimmte Art

Hämorrhoiden), Dattelsamen (bei Harnverhaltung und Harnschneiden), oder Huflattich (wenn ein Mensch von einem tollwütigen Hund gebissen wurde), sind uns durchaus bekannt. Unter den tierischen Substanzen finden sich u. a. Hasenhirn („gegen Frostbeulen"), Hasenhaut („zu Asche verbrannt hilfreich bei Brandwunden"), getrocknete Seidenwürmer (gegen Krankheiten im Bereich der Geschlechtsorgane) und Rindfleisch (bei bestimmten Hautleiden). Auch Arzneidrogen menschlicher Herkunft sind in den Mawangdui-Manuskripten verzeichnet; hierzu zählen der Urin neugeborener Knaben (gegen eine bestimmte Art von Hämorrhoiden und bei Hautleiden, sowie Vergiftung durch Eisenhut), Kopfhaar (bei Verletzungen und Hautleiden), Muttermilch (bei Verbrennungen), Hautschweiß (bei Verbrennungen) und auch Spermaflüssigkeit (ebenfalls bei Verbrennungen und verschiedenartigen Verletzungen).

Die Mineralien des *Wu shi er bing fang* sind dem Europäer ebenfalls nicht fremd. Zinnober und Quecksilber werden gegen verschiedene Hautleiden empfohlen. Eisenspäne werden als Gegengift bei Eisenhutvergiftungen gegeben. Salz soll nach einer Verletzung, bei Lepra, sowie gegen Harnverhaltung und Harnzwang helfen. Das klare Wasser, das über einer Schlammsuspension steht, nachdem die sichtbaren festen Anteile abgesunken sind, soll bei Krämpfen von Kleinkindern und Harnzwang, aber auch bei Bissen tollwütiger Hunde verabreicht werden. Die Erdklumpen schließlich, die sich auf dem Boden eines Ofens angesammelt haben, nachdem dort über längere Zeit Holz verbrannt worden ist, gelten ebenfalls als hilfreich gegen die Folgen eines Bisses eines tollwütigen Hundes.

Läßt sich bei den genannten Substanzen noch eine reale, natürliche Wirkung auf den menschlichen Organismus in vielen Fällen vermuten oder sogar beweisen, so war die Anwendung der Substanzen des täglichen Lebens wohl in erster Linie magisch begründet. Beispiele sind abgetragene Hanfkleider (bei Verbrennungen), zerschlissene Strohmatten (bei Verletzungen und Warzen), die erste Monatsbinde einer Frau (u.a. gegen Verbrennungen und eine bestimmte Art von Hämorrhoiden), der Kragen einer Jacke (bei Harnzwang und Harnverhalten), sowie Wagenfett (bei bestimmten Hautleiden).

Die frühe Pharmazie der Mawangdui-Manuskripte kannte jedoch nicht nur Wirkdrogen, sondern auch solche Sustanzen, die als Medien in der Arzneiherstellung Anwendung fanden. Schweinefett, Knabenurin, Galle, menschliche Spermaflüssigkeit, Tigerblut, der Inhalt frischer Hühnereier, Reiswaschwasser, Schildkrötenhirn und Wagenfett, sowie „Fett vom menschlichen Körper" waren als Trägersubstanzen, als Bindemittel und als Lösungsmittel für Pillen, äußerlich anzuwendende Arzneien, Sitzbäder und manche anderen Arzneiformen mehr in Gebrauch.

2.3. Von der Gabe der Natur zur Aneignung durch die Kultur

Sowohl die pharmazeutische Aufbereitung der Arzneidrogen als auch deren Weiterverarbeitung zu verschiedenen Arzneiformen zeugen von einem hohen Stand pharmazeutischer Kunst und arzneikundlichen Wissens zu jener Zeit. Irgendwann muß dieses Wissen aus dem Bereich unbewusster Daseinsbewältigung in den Bereich der bewussten Kultur einbezogen worden sein. Wann dies geschehen ist, wissen wir nicht. Die früheste heute bekannte Zuschreibung der Arzneikunde zu einem der mythischen Kulturbringer der Vorzeit stammt aus dem 2. Jahrhundert vor Chr. Damals erschien in einem noch heute erhaltenen Text, dem *Huai nan zi* 淮南子, der Hinweis, Shen nong 神農, der „Göttliche Landmann", habe Mitleid gefühlt mit den Menschen des hohen Altertums, die auf Grund ihrer Eßgewohnheiten immer wieder erkrankten: „Er probierte alle Kräuter; an einem Tag fand er siebzig mit Gift." (Abb. 14)

Es gibt viele Zeichnungen des Shen nong, die ihn während seines für die Menschen folgender Zeiten so nutzbringenden Selbstversuchs zeigen. Allerdings hat die Tradition, Shen nong auf diese Weise darzustellen, vor allem in Japan viele Kunstwerke hervorgebracht, während in China die Figur des Shen nong dreidimensional als Holzskulptur im Vordergrund der Verehrung steht. Vor wenigen Jahren wurde im Südosten der Provinz Hunan ein Tempel aus der Song-Zeit wiedereröffnet, der in der Kulturrevolution der 1960er und 1970er Jahre stark zerstört worden war. Angeblich befindet sich hier das Grab des Shen nong. Die Feierlichkeiten bei der Wiedereröffnung des Tempels knüpften an alte Traditionen an. Im Beisein hoher Funktionäre wurden Tier- und Pflanzenopfer dargebracht. (Abb. 15)

2.4. Die Pharmazie – Rückgrat der chinesischen Heilkunde

Seit jener Nennung der Shen nong-Legende im 2. Jh. v. Chr. künden hunderte Arzneibücher, tausende Rezeptwerke und unzählige Arzneirezepte von der zentralen Bedeutung arzneilicher Therapien als Rückgrat der Behandlung des Krankseins in der Geschichte Chinas während der Kaiserzeit. Die Akupunktur erfreute sich, soweit wir das heute wissen, mit dem Auf und Ab der Wertschätzung konfuzianischer Weltsicht ebenfalls mal größerer mal geringerer Wertschätzung. Sie versank schließlich in der Mitte der Qing-Dynastie in eine Art Dornröschenschlaf. Demgegenüber hat die Arzneikunde eine stete und geradlinige Entwicklung erfahren.

Die Zahl der in den Arzneibüchern beschriebenen Substanzen stieg im Laufe der Jahrhunderte kontinuierlich an. Beschrieb das früheste bekannte Arzneibuch, der „Klassiker der Materia Medica des Shen nong" (*Shen nong ben cao jing* 神农本草经) aus wahrscheinlich dem 1. Jh. n. Chr. nur 365 Arzneidrogen, so schrieben die Autoren eines auf staatliche Anregung hin verfassten Arzneibuchs aus dem 7. Jahrhundert (*Xin xiu ben cao* 新修本草) bereits 850 Substanzen. In der Song-Zeit, im 13./14. Jahrhundert, stieg die Anzahl der Monographien in den großen Arzneibüchern bereits auf über 1700 an; den Höhepunkt erreichte das bereits in Zusammenhang mit dem Lebenswerk des Li Shizhen 李时珍 genannte *Ben cao gang mu* 本草纲目 mit seinen etwa 1900 Substanzbeschreibungen.

2.5. Chinesische und westliche Arzneikunde – gegenseitige Bereicherung

Das Inland steuerte zu dieser Vermehrung des Arzneischatzes ebenso bei wie das Ausland. In China selbst war die Provinz Sichuan über die Zeiten hinweg eine für ihren Reichtum an Arzneidrogen bekannte Region. Noch heute befindet sich in der Hauptstadt Chengdu einer der größten Umschlagplätze für Arzneidrogen. Noch größer ist der Markt in der Stadt Anguo in der Provinz Hebei. (Abb. 16.) Von außerhalb Chinas fand beispielsweise der Theriak Einzug in die chinesische Pharmazie. Dieses in Europa bis in die Neuzeit beliebte Entgiftungs- und Allheilmittel, dessen Ursprünge auf den König Mithridates von Pontus (124 – 62 v. Chr.) zurückgeführt werden, wurde in China erstmals in einem Arzneibuch aus dem Jahre 659 beschrieben unter dem Namen *diyejia* 底野迦, der die ausländische Bezeichnung mit chinesischen Lauten nachzuahmen suchte:

„*Diyejia*. Geschmack: scharf-bitter. Neutrales [Wärmeverhalten im Körper]. Ungiftig. Beherrscht alle möglichen Krankheiten, wenn man vom Bösen getroffen wurde, Besessenheit, übles Qi, sowie Stauungen im Leib. Herkunft: westliche Länder. Es heißt, diese [Arznei] werde aus Galle hergestellt. In der äußeren Erscheinung ähnelt sie verrotteten Pillen. Die Farbe ist rot-schwarz. Die Fremden führen sie von Zeit zu Zeit hier ein. Sie gilt als äußerst wertvoll und teuer. In Versuchen hat sie sich als wirksam erwiesen."

Sehr viel später, in dem enzyklopädischen Arzneibuch *Ben cao gang mu* des Li Shizhen, taucht im 16. Jahrhundert eine andere Droge auf, die vermutlich aus Indien ihren Weg nach Ostasien gefunden hatte und dort zweieinhalb Jahrhunderte später gleichsam zum Synonym für den Niedergang Chinas wurde: Opium. Der erste Opiumraucher ist um 1600 dokumentiert; der Opiumgenuß diente nicht zuletzt als sexuelles Stimulans. Das *Ben cao gang mu* suchte mit den Bezeichnungen *afurong* 阿芙蓉 und *apian* 阿片, wie schon Jahrhunderte zuvor bei der Aufnahme von Theriak in die chinesische Sprache, den Klang des fremdländischen Namens „Opion" mit chinesischen Schriftzeichen zu vermitteln. Es empfahl die

Substanz vor allem gegen Durchfall und gab damit einen durchaus wirklichkeitsgetreuen Hinweis.

In der Neuzeit fand auch eine geringe Anzahl chinesischer Arzneidrogen Eingang in die europäische Pharmazie. Aus *ma huang* 麻黄 (Herba Ephedrae) isolierte bereits im Jahre 1887 der japanische Forscher Nagai ein Alkaloid, das er Ephedrin nannte. Das in China seit dem 14. Jahrhundert zur Behandlung von Lepra verwendete Chaulmoogra-Öl wurde im 19. Jahrhundert auch in Europa bekannt, fand jedoch erst seit 1920 als Äthylester Anerkennung in der naturwissenschaftlich orientierten Medizin. Die chinesische Engelswurz (Radix Angelicae Sinensis, chinesisch: *dang gui* 当归) wird seit mehreren Jahrzehnten von einem deutschen Hersteller in einem gynäkologischen Präparat vermarktet. Die berühmteste chinesische Arzneidroge dagegen, der Ginseng (Radix Ginseng, chinesisch: *ren shen* 人参), ist zwar in Europa und den USA vielerorts käuflich zu erwerben, doch hat sich diese Wurzel bislang nicht aus dem Umfeld von Reformhäusern und health shops lösen und als Arzneimittel durchsetzen können. Die großen chinesischen Apotheken etwa in Peking bieten zarte Ginsengwurzeln an, die nach traditioneller, einheimischer Wertschätzung mit Preisen im fünf-stelligen US-Dollar Bereich ausgezeichnet sind. Der Glaube an die Wirkkraft dieser Substanz lässt Käufer für besonders „gute" Exemplare entsprechend tief in die Tasche greifen.

Bis in die Gegenwart beruft sich die traditionelle chinesische Pharmazie auf eine Mischung von solchen Arzneidrogen, die in den vergangenen Jahrzehnten mehr oder weniger deutlich auch wissenschaftlich nachweisbare Wirkungen aufzeigen konnten, einerseits und andere, deren Gebrauch keine derartige Legitimation besitzt. Vor allem Substanzen aus dem tierischen Bereich, wie getrocknete Schlangen, Gekkos, Seepferdchen und Schildkrötenpanzer werden in absehbarer Zeit wohl kaum über Ostasien hinaus Anerkennung als viel verordnete Arzneimittel finden. Dagegen gibt es durchaus wirksame Arzneipflanzen, die zwar über die Jahrtausende hinweg dem Auge der traditionellen chinesischen Pharmazie nicht verborgen geblieben sind, die aber erst in jüngster Zeit die ihnen angemessene Aufmerksamkeit fanden. Das weltweit wichtigste Beispiel einer solchen Entdeckung im späten 20. Jahrhundert ist die bereits im 1. Jahrhundert als gegen Wechselfieber wirksam beschriebene Pflanze Artemisia annua, aus der neuerdings der sehr wirksame Anti-Malaria-Wirkstoff Artemisinin (chinesisch: *qing hao su* 青蒿素) gewonnen wird. Artemisinin und chemische Abkömmlinge dieser Substanz werden vor allem in Südostasien und Südafrika häufig angewendet, da sie mindestens ebenso wirksam sind wie Chinin und Chloroquin und zudem gegen solche Erreger noch Erfolge erzielen, die gegen alle anderen bekannten Malariamittel mittlerweile resistent sind.

Nicht wenige Substanzen wurden in der europäischen und in der chinesischen Arzneikunde gleich bewertet und gegen identische Leiden eingesetzt. Beispiele sind die Rhabarberwurzel, die Krotonsamen, und die Süßholzwurzel (Radix Glycyrrhizae Uralensis, chinesisch: *gan cao* 甘草). Letztere ist in der europäischen Pharmazie seit Jahrhunderten bekannt; ihr getrockneter Saft wird als Lakritz noch heute als Magen beruhigendes Mittel in der Volksheilkunde verwendet. An der Süßholzwurzel ist freilich auch erkennbar, welche zu Europa unterschiedlichen Einordnungen sich innerhalb der theoretisch geleiteten Arzneikunde Chinas entwickelt haben. Die pharmakologischen Funktionen, die der Süßholzwurzel in modernen chinesischen Einführungen in die traditionelle Arzneikunde zugeschrieben werden, sind aus moderner wissenschaftlicher Sicht völlig unverständlich und geben allein im Rahmen der chinesischen Theorie einen Sinn. Demzufolge vermag *gan cao*:

„das Qi in der Milz aufzufüllen. Die Droge findet Anwendung bei Mangelerscheinungen der Milz mit Atemnot und Durchfall. Weiter feuchtet sie die Lungen an und beendet Husten. Sie kühlt Hitze und überwindet Feuer-Gift. Die frische Droge wird daher gegen Karbunkel, Geschwüre und Halsentzündung, soweit diese durch Feuer-Gift hervorgerufen wurden, angewendet. Sie kann zu diesem Zweck innerlich oder lokal äußerlich eingesetzt werden. Sie mildert Krämpfe und Schmerz. Sie wird daher bei schmerzhaften Krämpfen im Leib und in den Beinen verwendet. Sie mildert und harmonisiert die Eigenschaften anderer Arzneidrogen. Mittels ihrer süßen und weiteren Eigenschaften mildert sie kalte und heiße Arzneidrogen in ihren Wirkungen. Da sie in alle 12 Leitbahnen eindringt, ist sie auch imstande, andere Arzneidrogen an ihre Wirkorte zu leiten. Schließlich dient sie als Gegengift für eine Reihe giftiger Substanzen sowohl bei innerlichem als auch lokal äußerlichem Gebrauch."

2.6. Eine Arzneidroge als Bühnenstar

Die herausragende Bedeutung, die die Süßholzwurzel *gan cao* in der traditionellen chinesischen Pharmazie über Jahrhunderte als Entgiftungsmittel besaß, hat Vertreter der traditionellen chinesischen Medizin in jüngster Zeit zu der Vermutung geführt, diese Substanz könne auch in der Therapie AIDS-Kranker hilfreich sein. *Gan cao* spielt, im wahren Sinne des Wortes, auch die Hauptrolle in einem Theaterstück, das offenbar in der Qing-Dynastie, möglicherweise im 18. oder 19. Jahrhundert, verfasst und auf Volksbühnen aufgeführt wurde. Dieses Theaterstück ist ein Beispiel für das in der chinesischen Geschichte bis in das 8./9. Jahrhundert zurück reichende Bemühen, Wissen über die Arzneimittel in der gesamten Bevölkerung zu verbreiten. Zu den didaktischen Mitteln, die hierzu eingesetzt wurden, zählen auch Volksopern, deren „Handelnde" die Namen mehr oder weniger bekannter Arzneidrogen tragen. Name, Charakter, Herkunftsort und Handlungen aller Figuren in einer derartigen Volksoper weisen auf bestimmte Arzneidrogen hin.

Die Libretti solcher Theaterstücke sind äußerst kunstvoll geschrieben. Sie sollen das Publikum unterhalten und zugleich das ansonsten eher trockene arzneikundliche Wissen vermitteln. In einem auf zwölf Akte ausgelegten Stück werden insgesamt mehr als 550 Substanzen angesprochen und prägen sich auf Grund der eindrucksvollen Dramatik in das Gedächtnis ein. Neben den fünf, sechs Hauptfiguren treten weitere „Personen" auf, die in allerlei Händel miteinander verwickelt sind. Liebesbeziehungen und Intrigen, Krankheiten und Kämpfe Mensch gegen Mensch, gegen Tiere und gegen Geister sorgen dafür, dass alle möglichen Substanzen angesprochen werden können. Eine solche auf Belehrung ausgerichtete Handlung kurzweilig erscheinen zu lassen, mag auch in Zeiten schon schwierig gewesen sein, in denen die Menschen noch nicht durch tägliche Fernsehunterhaltung verwöhnt waren. Deftiger Humor und noch deftigere Obszönitäten waren daher in die Handlung eingeflochten, um das Publikum anzulocken.

2.7. Arzneien als Einzelkämpfer und Teammitglieder

Das Wissen, das in einer solchen Volksoper verbreitet wurde, umfasste auch die, wie wir heute sagen würden, „Synergismen" der Arzneidrogen, also die von der Wirkung einzelner Substanzen im Körper abweichenden Wirkungen, die dann beobachtet werden, wenn verschiedene Arzneidrogen gemeinsam eingenommen werden. Das Wissen um solche gegenseitige Einwirkung von Arzneisubstanzen bei gleichzeitiger Einnahme geht in China bereits auf das frühe erste Jahrtausend n. Chr. zurück. Aus jener Zeit stammen die ältesten Hinweise auf Beobachtungen chinesischer Ärzte, die zu der Vermutung führten, dass die verschiedenen Arzneidrogen einer Rezeptur sich im menschlichen Organismus ähnlich verhalten wie die Menschen in der Gesellschaft: da gibt es Eigenbrötler, die am liebsten und effektivsten alleine arbeiten. Da gibt es Allianzen, bei denen die Mitglieder sich gegenseitig stärken. Da gibt es Hass, Feindschaft und Eifersüchteleien, sodaß schließlich keiner der Beteiligten imstande ist, seine Fähigkeiten voll unter Beweis zu stellen. Der Arzt, der ein Rezept ausschreibt, muß alle diese gegenseitigen Einwirkungen bedenken. Er muß sie sich vor allem dann zunutze machen, wenn er die ungestüme Kraft eines bestimmten Bestandteils durch die Zugabe eines anderen bändigen und somit Schaden vom Patienten abwenden möchte.

Vor diesem Hintergrund wurde etwa, um bei dem bereits angesprochenen Beispiel zu bleiben, die Süßholzwurzel *gan cao* gemeinsam mit *dang shen* 党参 (Radix Codonopsitis Pilosulae) gegen verminderten Appetit, Ermüdung und Durchfall verabreicht, um so einen „Mangel an Qi in der Milz" zu beheben. Gemeinsam mit Herba Ephedrae und Semen Pruni Armeniacae (Aprikosenkerne, chinesisch: *xing ren* 杏仁) diente *gan cao* zur Behandlung von Schmerzen und Schwellungen im Hals. In Verbindung mit Flores Lonicerae Japonicae (chinesisch: *jin yin hua* 金银花) soll *gan cao* Hautausschläge heilen, die von einem Übermaß an Feuchtigkeit herrühren. Die Aufzählung könnte noch um viele weitere Beispiele verlängert werden. Eine lange Liste solcher Synergismen, die chinesische Ärzte über lange Jahrhunderte beobachtet zu haben glaubten, führt zum Beispiel im 16. Jahrhundert das *Ben cao gang mu* in seinen Kapiteln 2 und 3 an.

Grundsätzlich existierten in der chinesischen Arzneikunde zwei verschiedene Ansätze. Der eine berief sich auf die Gabe sehr wirksamer Einzeldrogen. Demnach erforderte Krankheit X zur Therapie die Droge Y. Da diese Drogen sehr wirksam sein konnten, war mit der Therapie stets ein gewisses Risiko für den Patienten verbunden. Diese Tradition blieb in der mündlich und in Handschriften überlieferten Volksheilkunde seit der Antike bis in die jüngere Zeit lebendig, findet sich in der schriftlich niedergelegten Rezeptkunde jedoch fast gar nicht. In der Arzneitherapie der Oberschicht setzten sich, möglicherweise als ein Ergebnis der konfuzianisch-inspirierten Theoretisierung der Pharmazie seit dem 12., 13. Jahrhundert komplexe Drogenzusammenstellungen durch, mit denen nicht nur gleichzeitig verschiedene Wirkziele, sondern auch gegenseitige Kontrollen der einzelnen Substanzen in der „Gemeinschaft" des Rezeptes erreicht werden sollten. Die Hierarchie solcher „Gemeinschaften" geht bereits auf das erste Jahrhundert zurück, als die Rezeptbestandteile in drei Rangstufen des Herrschers, der Minister und der Gehilfen untergliedert wurden.

Erst im zweiten Jahrtausend setzte sich offenbar die sehr vorsichtige Zielsetzung durch, im Körper Harmonie zu stiften, anstatt den Kampf zu wagen. Autoren des 18. Jahrhunderts, wie z. B. Xu Dachun (s. o.), kritisierten diese „Verweichlichung" mit scharfen Worten und setzten sie mit der Verweichlichung der chinesischen Gesellschaft insgesamt in Beziehung. Die Abkehr von der blutigen Akupunktur hin zu der schonenden Schub- und Zugmassage erschien ihnen als weiterer Beleg für diese These. Noch in den 1930er und 1940er Jahren entbrannte in Shanghai eine heftige Auseinandersetzung um die Verwendung der nicht risikofreien Droge Aconitum (Eisenhut) unter den Ärzten der chinesischen Medizin. Die überwiegende Mehrheit fühlte sich offenbar durch einen einzelnen Arzt herausgefordert, der es wagte, Akonit bei vielen Krankheiten einzusetzen. Als schließlich im Jahre 1950 ein Schüler dieses Arztes ein Buch veröffentlichte, in dem er dessen Vorgehensweise rechtfertigte und an konkreten Einzelbeispielen die Erfolglosigkeit seiner Gegner aufzeigte, da verschwanden die 10 000 Druckexemplare der ersten und einzigen Auflage auf mysteriöse Weise. Jahrzehnte später fand sich zufällig ein einziges Exemplar in der Bibliothek der Akademie in Peking – ohne Inventurnummer und in keinem Katalog verzeichnet. In Shanghai erzählt man sich, die Akonit-Gegner hätten seinerzeit alle Exemplare aufgekauft und sofort vernichtet.

3. Abteilung: Die Kommerzialisierung der Arzneikunde

A. Die Apotheke
3.1. Historische Zeugnisse

Schon die Dynastiegeschichte der Späteren Han-Zeit vom 1. bis in das 3. Jh. n. Chr. berichtet von mehreren Personen, die auf Märkten in Chang'an 长安 und anderswo mit Arzneidrogen handelten. Ein „alter Mann hängte außen an seinem Laden einen Flaschenkürbis auf um anzuzeigen, dass er Krankheiten diagnostiziere und Medikamente verkaufe". Dies ist der erste Hinweis in chinesischen Quellen auf eine Apotheke und somit auf die Kommerzialisierung der Arzneikunde. Er verweist zugleich auf zwei Eigenarten der chinesischen Pharmazie. Dies sind zum einen die bis heute nicht durchgeführte und auch gar nicht angestrebte Trennung von Medizin und Pharmazie, die in Europa seit dem 13. Jahrhundert als Grundprinzip galt, um die medizinische Diagnose von Krankheiten von der kommerziellen Zielsetzung des Arzneiverkaufs freizuhalten. Wir werden darauf weiter unten noch einmal zu sprechen kommen. Das ist zum anderen der Flaschenkürbis, die Kalebasse, chinesisch: *hu lu* 葫芦. Sie ist bis heute das Symbol der Arzneikunde in China und somit häufig anzutreffendes ikonographisches Element bei der Darstellung Arzneikundiger, der Form von Arzneibehältern und der Gestaltung etwa von Reklameschildern. (Abb. 17, 18, 19)

Seit der Han-Zeit (hier: 1.-3. Jh. n. Chr.) war ein „Direktor für die Arzneikunde bei Hof", *shang yao jian* 尚药监, Teil der Medizinalbürokratie im Kaiserpalast. Dieser Titel wurde offenbar nicht einem Apotheker verliehen, sondern dem Kaiserlichen Hofarzt (*tai yi* 太医). Mit Beginn der Nördlichen Wei-Dynastie (385-557) ist dann ein Hofarzneiamt (*shang yao ju* 尚药局) belegt, das bis in die Yuan-Dynastie im 13., 14. Jahrhundert fortgeführt wurde. Den Beamten oblag es, für den Kaiser „die Arzneien zusammenzustellen und die Diagnose vorzunehmen". Zur Tang-Zeit (7.-10. Jh.) wurde ein Arzneigarten für den Kaiserhof angelegt, um je nach Jahreszeit diejenigen Ausgangsmaterialien anzupflanzen, die in frischem Zustand verarbeitet werden mussten. Auch von mehreren öffentlichen Apotheken in Privatbesitz berichten die Quellen.

Erst seit der Song-Dynastie (10.-13. Jh.) existierte neben dem Kaiserlichen Medizinalamt eine eigene Kaiserliche Apotheke, *yu yao yuan* 御药院, auch *yu yao ju* 御药局 und zur Ming- und Qing-Zeit *yu yao fang* 御药房 genannt. Offenbar angesichts der Probleme, die in der frühen Song-Zeit zunächst die Landflucht bzw. das schnelle Wachstum der Großstädte und in der späteren Song-Zeit die massiven Bevölkerungswanderungen in den Süden mit sich gebracht hatten, bemühte sich die Song-Regierung um die Errichtung eines Systems karitativ ausgerichteter öffentlicher Apotheken unter staatlicher Verwaltung. Das Ziel dieser in der Geschichte der Heilkunde in China einmaligen Aktion bestand darin, die Versorgung der Bevölkerung mit Arzneimitteln zu erleichtern und gleichzeitig diesen lebenswichtigen Bereich den Gesetzen des freien Marktes zu entziehen. Die Statuten bestimmten, dass die Apotheken für dringende Fälle sogar einen Nachtdienst aufrecht halten mussten.

Die erste dieser Apotheken, zunächst *mai yao suo* 买药所, „Arzneiverkaufsstelle", genannt, wurde 1076 in der Hauptstadt Kaifeng eröffnet. Bis zum Jahr 1103 hatte sich die Zahl auf sieben erhöht. Fünf galten als „Apotheken für aufbereitete Arzneidrogen", *shu yao suo* 熟药所, zwei Apotheken sollten sich speziell mit der pharmazeutischen Aufbereitung von Arzneidrogen befassen und hießen daher *xiu he yao suo* 修和药所. Sie dienten denjenigen Apotheken als Zulieferer, die die aufbereiteten Arzneidrogen an die Kunden abgaben. Ab dem Jahr 1114 wurden die Apotheken in *yi yao hui min ju* 医药惠民局, „Ämter für die wohltätige Versorgung des Volkes mit Arzneidrogen", und die Zulieferer in *yi yao he ji ju* 医药和剂局, „Ämter für die Zusammenstellung von Arzneidrogen", umbenannt. Zugleich wurden nun auch außerhalb der Hauptstadt in verschiedenen Provinzen solche „Ämter" eingerichtet. 1142 erfolgte eine erneute Umbenennung der Apotheken in *tai ping hui min ju* 太平惠民局, „Ämter für die wohltätige Volksversorgung im Großen Frieden".

Ungeachtet der guten Vorsätze der Verwaltung wurden bald Klagen über die Kommerzialisierung der staatlichen Apotheken laut. Die Bevölkerung belegte die *hui min ju* mit dem Spottnamen „Ämter für die wohltätige Versorgung der Beamten", *hui guan ju* 惠官居, und taufte die *he ji ju* 和剂局 um in *he li ju* 和吏局, „Ämter für die Harmonie von Staatsbediensteten". Nach zwei, drei Jahrhunderten verschwanden diese Apotheken wieder. Die letzten sind zumindest dem Namen nach in den Quellen noch bis in die frühe Ming-Zeit nachweisbar.

Die staatlichen Apotheken der Song- und Yuan-Zeit stellten sicherlich nur einen geringen Anteil der Läden, in denen die Bevölkerung Arzneidrogen einkaufen konnte. Einer recht detaillierten Beschreibung aus dem 13. Jahrhundert können wir die Lage zahlreicher Apotheken in Kaifeng entnehmen. Mehrere davon hatten sich auf den Verkauf von Arzneien gegen bestimmte Leiden spezialisiert. Überliefert sind Hinweise unter anderem auf Apotheken für Arzneien zur Behandlung von Mund- und Rachenleiden, von Augenleiden, von Kinder- und Frauenleiden. Es existierten auch solche Apotheken, die sich allein der Kosmetik widmeten.

So ist es nicht überraschend, dass auf der song-zeitlichen Zeichnung einer chinesischen Stadt von Zhang Zeduan 张择端, dem berühmten *Qing ming shang he tu* 清明上河图 von 1248, auch zwei Apotheken zu sehen sind. (Abb. 20) Die detailgetreu dokumentierte Anlage dieser Apotheken unterscheidet sich durch nichts von der Anlage chinesischer Apotheken, wie sie noch bis in die 1970er und 1980er Jahre das Straßenbild chinesischer Städte bestimmten. Der Kunde tritt in einem zur Straße hin offenen Laden an einen Handverkaufstisch, hinter dem der Apotheker wartet. Im Rücken des Apothekers befindet sich eine Schrankwand, in der sowohl eine große Anzahl Schubläden als auch in offenen Regalen Standgefäße verschiedener Größe mehrere hundert aufbereiteter Arzneidrogen vorrätig halten. (Abb. 21, 22, 23)

3.2. Mörser als Alltagskultur

Die Geschichte der Apotheken bietet ein gutes Beispiel dafür, wie in vergangenen Jahrhunderten die Formgebung alltäglicher Geräte und Gefäße über die eigentliche Zweckbestimmung hinaus mit einer kulturellen Botschaft versehen wurden. Ein Mörser etwa ist nichts anderes als eine aus Metall geformte Mulde, in der mit einem Stab (das ist das Pistill), der an einem Ende etwas erweitert ist, Substanzen zerstoßen werden, um sie einer bestimmten Anwendungsform zuzuführen. Muß ein Mörser „schön" sein? Sicherlich nicht, wenn es um die Zweckbestimmung des Zerstossens geht. Aber der Mörser war in der europäischen Pharmazie über Jahrhunderte hinweg auch das Symbol des Apothekerberufs. In der Ausschmückung des Mörsers äußerte sich daher Standesbewusstsein. Der Mörser erhielt seine Verzierungen nicht, weil man dann die Substanzen besser zerstoßen konnte. Der Mörser wurde mit allerlei Zierrat versehen, weil er die Unabhängigkeit und Bedeutung des Apothekerberufs ausdrücken sollte. Indem der Mörser aus der alleinigen handwerklichen Zweckbestimmung heraus in den Rang eines ästhetisch geformten Kulturguts erhoben wurde, erhoben sich auch die Apotheker über den Stand der Handwerker und Verkäufer hinaus in den Rang eines kulturell höher angesehenen Standesberufs.

Der Apotheker in Europa stand stets in der Gefahr, unter dem Arzt zu stehen. Es musste ihm also daran gelegen sein, sein Selbstbewusstsein durch kulturelle Werte zu symbolisieren. Die Ausschmückung des Mörsers war eines dieser Symbole.

Wie war nun die Lage des Apothekers in der chinesischen Geschichte? Der Arzt genoß jedenfalls kein herausragendes gesellschaftliches Ansehen. Die konfuzianische Ethik brachte während der zwei Jahrtausende des Kaiserreichs dem Arzt keine große Achtung entgegen. Der berufsmäßig praktizierende Heilkundige wurde immer verdächtigt, vorwiegend aus Habgier zu handeln. Zhu Xi 朱熹 (1130-1200), der songzeitliche Philosoph, nannte die Medizin einen „unbedeutenden Weg", *xiao dao* 小道, vergleichbar mit der Gärtnerei. Dabei macht man sich die Hände schmutzig, und das ist sicherlich kein Beruf für einen Edlen.

Der Apotheker in China war zunächst einmal Händler. Es war völlig undenkbar, dass er sich aus dieser gesellschaftlichen Schicht hätte befreien können. Im Gegensatz zu Europa brauchte der Apotheker die Ärzte nicht als Aufseher und Konkurrenten um ein gehobenes Image zu fürchten. Ganz im Gegenteil. Der Anfang der Apotheke ging auf Heilkundige, man könnte auch sagen: Ärzte zurück, die ihrer Diagnose entsprechend Arzneimittel verkauften. Mit der Song-Dynastie (10.-13. Jh.) begann in China sogar eine Hierarchie zwischen Arzt und Apotheker, die bis heute Bestand hat und in Europa undenkbar wäre: der Arzt ist in der Apotheke stets der Angestellte des Apothekers. Wir werden auf die Folgen dieser Beziehung noch zurückkommen. Hier wollen wir überlegen, welche Folgen dies für die Selbstdarstellung der Apotheker hatte. Eingehende historische Forschungen, um diese Frage zu beantworten, hat noch niemand durchgeführt. Wir können aber schon jetzt sagen, dass es ein Image-Problem mit Blick auf die Ärzte nicht gab. Die Aufgabenteilung war fest gefügt.

Der Mörser in China war das, was er für seine fachliche Zweckbestimmung sein musste: eine zumeist schmucklose

Mulde aus Stein, Eisen, oder Messing, in der der Apotheker mit einem ebenso schmucklosen Pistill bestimmte Substanzen zerstoßen konnte. Die Wandung ist glatt oder leicht konisch abfallend. Das Pistill ist ein grober Holzstil mit einer Metallkappe an der Spitze. Nordchinesische Messingmörser können einen – allerdings sehr verhaltenen – Dekor, etwa in Form von Rillen, aufweisen. Charakteristisch für den chinesischen Mörser ist der Deckel, der wie der Mörser selbst und das gesamte Pistill, zumeist aus Messing, seltener aus Leder gefertigt ist und die Arzneidrogen während des Zerstoßens vor dem Herausfallen bewahren soll. (Abb. 24, 25)

Was können wir aus der Schmucklosigkeit chinesischer Mörser ersehen? Wahrscheinlich gar nichts. In China wurde die Verzierung der Mörser als nicht erforderlich erachtet. Es gibt keine Prunkmörser aus Metall, wie wir sie aus Europa kennen. Aber da ist ein merkwürdiger Umstand. Während die metallenen Mörser so schmucklos und einfach geformt sind, sind die Mörser aus Porzellan vollkommen individuell bemalt. Keine zwei wurden je gesehen, die dieselbe Unterglasurbemalung aufweisen. Da ein Porzellanmörser beim Zerstampfen der Arzneidrogen nicht zerbrechen darf, hat er eine recht klobige Form, dicke Wände und vor allem einen mehrere Zentimeter starken Boden. Die Außenbemalung dieser Mörser ist stets – zumindest für ein Stück Alltagskultur – aufwändig und detailliert, oder auch – auch aus heutiger westlicher Sicht – geschmackvoll künstlerisch. Landschafts-, Drachen-, Alltags- und Blumendarstellungen oder stilisierte Motive machen jedes erhaltene ältere Stück zu einem unverwechselbaren und heute in der Regel recht kostbaren Unikat. (Abb. 26, 27, 28) Warum der Metallmörser so schmucklos, der Porzellanmörser aber so kunstvoll gestaltet war – wir wissen es nicht.

3.3. Die Reibschale als Schmuckstück

Im Gegensatz zu der europäischen Tradition stehen auch die Reibschalen aus Porzellan. Wie der Name sagt, dienen sie dazu, mit Hilfe ebenfalls eines Pistills, Substanzen nicht zu zerstoßen, sondern fein zu verreiben. Reibschalen dienen zuallererst der Herstellung von Arzneipulvern. Je feiner ein Pulver, umso schneller ist seine Wirkung zu erwarten. Auch in Europa gab es Reibschalen. Sie waren so schmucklos und vom Design her vernachlässigt wie in China die Mörser. Die von kleinstmöglichen Größen bis zu einem Durchmesser von 25 cm in Massenfertigung produzierten chinesischen Reibschalen dagegen waren niemals rein weiß. Sie waren stets bemalt. Über die Zeiten hinweg allerdings gab es, im Unterschied zu den Porzellanmörsern, bei den Reibschalen nicht die individuelle Bemalung, sondern drei verschiedene Muster, die sich stets wiederholten. Zumeist sind die Reibschalen der Vergangenheit bis in das frühe 20. Jahrhundert mit einem Päonienmuster bemalt gewesen. Da gab es Stilunterschiede, aber das Grundmotiv blieb sich immer gleich. Weniger häufig ist auf der Außenseite der Reibschalen eine Landschaft zu finden. (Abb. 29) Auch hier sind große Stilunterschiede zu sehen. Die Figuren in dieser Landschaft waren manchmal als solche erkennbar, in anderen Werkstätten wurden sie zu pinienartigen Säulen abstrahiert. Aber die Grundstruktur der Landschaft blieb immer gleich. Schließlich sind manche Reibschalen ganz einfach mit abstraktem Design bemalt. Hier mag sich eine gewisse Individualität der Hersteller geäußert haben. Die Pistille sind entweder vollständig aus Porzellan gefertigt – und heute dementsprechend selten erhalten – oder bestehen aus einem Holzgriff (zuweilen gedrechselt, zumeist jedoch glatt) mit einer Porzellankappe.

Vergleichbar mit der Bemalung der großen Apothekenfayencen in Europa sind in China die Verzierungen der großen Standgefäße in den Apotheken. Nicht immer, aber doch in der Regel findet sich auf den bauchigen Porzellangefäßen das von den so genannten Ingwertöpfen her bekannte Doppel-Glückszeichen. Andere solche Vorratsgefäße tragen Pflanzen- oder Tierdarstellungen.

Schaut man auf die Song-zeitlichen Apothekenzeichnungen oder betritt man heute eine Apotheke der traditionellen Art, falls man eine solche noch auf dem Lande antrifft, so bemerkt man vielleicht zuerst einige kleine Geräte, wie Mörser und Reibschalen, auf dem Handverkaufstisch. Ein mit den

Händen oder auch Füßen zu bedienendes „Drogenschiff" aus Holz oder Eisen auf dem Boden diente ebenfalls der Zerkleinerung grober Substanzen. (Abb. 30) Gestelle zur Trocknung von Rohdrogen im Schatten, oder, auf dem Dach der Apotheke, in der Sonne. All dies besaß zur Song-Zeit dasselbe Aussehen wie noch bis weit in das 20. Jahrhundert hinein.

Wenn die Apotheke die pharmazeutische Aufbereitung der in der Wildnis gesammelten oder in Arzneigärten kultivierten Rohdrogen selbst vornahm, so stand möglicherweise schon in der Song-Zeit ein Hinterraum für derartige Arbeitsgänge zur Verfügung. (Abb. 31) Insgesamt benötigte die traditionelle chinesische Apotheke kein großes Spektrum an technischen Hilfsmitteln. Im Vordergrund standen Geräte zur Trocknung von Rohdrogen, zu deren anschließender Aufbereitung mit Flüssigkeiten wie Wein, Essig oder Knabenurin, zu deren Zerkleinerung und, wo vonnöten, zu deren Weiterverarbeitung zu Pillen oder Pasten und anderen Arzneiformen mit Honig oder sonstigen Bindemitteln. Individuell für einen Patienten verschriebene Arzneien wurden und werden in der Regel als aufbereitete Substanzmischungen abgegeben, die die Patienten sich zu Hause als Aufkochungen zubereiten. (Abb. 32, 33, 34)

3.4. Fertigarzneien in chinesischen Apotheken

Die chinesischen Apotheken bedienten Kunden, die ein aus eigenem Familienwissen oder von einem Arzt für einen einzelnen Kranken ausgestelltes Rezept vorlegten. Sie verkauften jedoch auch vorgefertigte Arzneimittel, die sich, in derselben Weise wie die Fertigarzneien der heutigen Industrie, gegen bestimmte Krankheiten oder Symptomkomplexe richteten. Solche Fertigpräparate bildeten sich in chinesischen Apotheken möglicherweise sechs, sieben Jahrhunderte früher als in Europa heraus. Entsprechend früher setzten auch Verkaufs- und Marketingstrategien ein, die wir in Europa erst aus dem späten 19. und frühen 20. Jahrhundert kennen.

Eine Vielzahl von Rezepten hatte ihre Wirkung gegen immer die gleichen Krankheiten ungeachtet der Konstitution des einzelnen Patienten bewiesen und wurde systematisch mit einem hohen Aufwand vorgefertigt landesweit vermarktet. Da ein und dasselbe Mittel, etwa die „Pillen mit den acht Schätzen" oder das „Elixier gegen die sha 痧-Krankheit", von vielen Apotheken industriemäßig hergestellt und auf den Markt gebracht wurde, kam der Werbung in China zumindest seit der Song-Zeit derselbe Wert zu wie heute weltweit.

Song-zeitliche Quellen berichten, dass die Apotheken, ebenso wie die Ärzte, ihren Kunden zum Jahresende Geschenke übersandten, um sich deren Treue auch im kommenden Jahr zu versichern. Abbildungen der Türgötter, Amulette aus Pfirsichholz und diverse Arzneimittel dienten diesem Zweck.

3.5. Form, Beschriftung und Verzierung der Abgabegefäße

Die Form und Beschriftung der Gefäße, in denen die Apotheken ihre Fertigarzneien zum Verkauf brachten, sind in diesem Zusammenhang besonderer Beachtung wert.

Ziel der äußeren Gestaltung der Arzneiabgabegefäße musste es sein, sich von Konkurrenten zu unterscheiden und potentielle Kunden zum Kauf anzuregen. So wie heutzutage beispielsweise eine Europa-weit aktive Senffabrik ihre Gläser derart gestaltet, dass sie nach Leerung ihres ursprünglichen Inhalts als Trinkgläser einer sinnvollen Weiterverwendung zugeführt werden können, so wurden in China in den vergangenen zwei, drei Jahrhunderten Arzneipulver oder Pillen in Gefäßen angeboten, die allein durch ihre Form Gefallen fanden und ebenfalls im Anschluß an ihren ursprünglichen Gebrauch einem sekundären Nutzen zugeführt werden konnten.

Beliebt war die Abfüllung von Arzneien in solchen Gefäßen, die dann später als Blumenvasen Verwendung finden konnten. (Abb. 35) Zahlreiche Arzneiabgabegefäße ähnelten den Schnupftabakgefäßen und konnten auch als solche nachgefüllt werden. Ähnlicher Beliebtheit erfreuten sich kleine Weithalskruken, die nach Leerung ihres arzneilichen Inhalts zum Beispiel als Wassergefäß für die Kalligraphie Verwendung fanden. (Abb. 36) Große Gefäße waren gelegentlich als rechteckige Teebuchsen gestaltet und konnten später mit Teeblättern gefüllt werden. (Abb. 37)

Um die Kunden an die Produktlinie eines bestimmten Herstellers zu binden, konzipierten manche Apotheker Seriengefäße. Szenen aus der Geschichte und Mythologie Chinas eigneten sich hierzu besonders. So mochte der Wunsch, die vollständige Serie der Acht Genien (Abb. 38), eine Reihe von Gefäße mit der Darstellung und biographischen Beschreibung berühmter Kriegshelden der Vergangenheit, oder eine Reihe jener Gefäße, die als Tiere geformt oder mit Tierdarstellungen verziert waren, (Abb. 39 - 43) zu besitzen, die Kunden immer wieder in dieselbe Apotheke zurückführen. Die Sammelbilder, die die Hersteller mancher Lebensmittel heute ihren Verpackungen beilegen, um eine Produktbindung zu erzielen, befanden sich in China gleichsam außen auf den Arzneifläschchen unter der Glasur.

Viele Arzneigefäße waren als Glücksbringer und Talismane gestaltet. Manchen trugen den Kreis der Acht Trigramme des „Buchs der Wandlungen", *Yi jing* 易经, mit dem Yin-Yang-Symbol in der Mitte (Abb. 44), oder boten aufmunternde Kurzsprüche, die sich besonders an die Gelehrten richteten. Das konnten Glückwünsche zum Neuen Jahr oder auch für die bevorstehenden Prüfungen in der Beamtenlaufbahn sein. Manche Gefäße waren auch mit bekannten Verszeilen klassischer Poesie beschriftet und appellierten an die Bildung der Käufer, wie überhaupt die Marketingstrategien der Apotheker einmal mehr deutlich zeigen, dass als Publikum dieser Heilkunde wohl in erster Linie die begüterte und somit auch formal gebildete Schicht der Bevölkerung der Kaiserzeit und frühen Republik in Frage kam. (Abb. 45 – 51) Die Wanderärzte, die dem einfachen Volk ihre Mittelchen feilboten, bedienten sich ihrer eigenen verkaufsfördernden Strategien.

Wenn der Name der Arznei, die ein Abgabegefäß enthielt, nicht unter Glasur eingebrannt war, dann wurde er gelegentlich mit Tusche auf die Glasur geschrieben und bei einer späteren anderen Verwendung wieder abgewischt. Demselben Zweck diente das Etikett, zumeist ein rotes Stück Papier, auf dem nicht nur der Arzneiname, sondern oftmals auch Hinweise zu den Indikationen und zu der Einnahme vermerkt waren.

Die Bezeichnung der Arznei konnte auf eine bekannte Rezeptur hinweisen oder allgemein gehalten sein, etwa „Augenmittel", und auf diese Weise ein Geheimrezept andeuten. Durch den Zusatz des Namens des Apothekers konnte ein Präparat aus der Klasse der allgemein bekannten und vertrauten Mittel in den Rang einer Spezialität einer bestimmten Apotheke erhoben werden, so etwa wenn die *Deshengtang* 德生堂-Apotheke ihre Version des landauf, landab von unzähligen Herstellern angebotenen „Elixier [mit der Kraft] des schlafenden Drachens" als *Zhu shi wo long dan* 朱氏卧龙丹, „Herrn Zhus Elixier [mit der Kraft] des schlafenden Drachens" beschriftete. Einen anderen Weg beschritt die *Baozitang*-Apotheke in Kanton. Sie vermarktete das *Zhu ge xing jun san* 诸葛行军散, „Pulver des Zhuge, das die Soldaten zum Laufen bringt", eines der häufigst verkauften Fertigarzneimittel gegen Ende der Kaiserzeit überhaupt, unter dem Namen *Jiu wei ba bao hong ling dan* 九味八宝红灵丹, „Rotes, wunderwirksames Elixier mit neun wertvollen [Bestandteilen] zur Rettung aus Gefahr", und suchte sich mit diesem in keinem Lexikon der Rezeptvorschriften genannten Namen von den Konkurrenten zu unterscheiden.

Spätestens seit dem 18. oder 19. Jahrhundert finden sich auch eindeutige erotische Szenen auf den Arzneiabgabegefäßen. Zumindest seit Beginn der Qing-Zeit war es schick, für den Besuch in einem Bordell die mit passenden Motiven geschmückten Schnupftabak- oder Arzneigefäße bei sich zu führen. (Abb. 52) Außerdem galten erotische Szenen als Glück bringende und Übel abwehrende Talismane.

B. Der Arzt
3.6 Das Schriftzeichen: der zweifache Anachronismus

Eine Heilkunde ist in China seit prähistorischen Zeiten überliefert. Die eigentliche Medizin als der Teil der Heilkunde, der sich ausschließlich auf ein Verständnis der Naturgesetze als Grundlage aller Deutung und Behandlung von Kranksein beruft, entwickelte sich erst seit dem zweiten Jahrhundert v. Chr. In jenen vormedizinischen Zeiten existierten folglich auch keine eigenen Schriftzeichen für „Medizin" oder „Arzt". Der Heilkundige war der Schamane. Das Schriftzeichen, das seine Tätigkeit bezeichnete, setzte sich aus den Anteilen „Schamane", *wu* 巫, sowie „Pfeil im Köcher", *yi* 医, und „Bambuslanze", *shu* 殳, zusammen. Der Pfeil im Köcher und die Lanze symbolisierten, worum es ging: um einen Kampf des Schamanen auf Leben und Tod gegen die bösen Mächte, die ständig darauf aus sind, den Menschen Schaden zu bringen.

Offenbar verloren die Schamanen jedoch bereits vor dem späten 3. Jh. v. Chr. an gesellschaftlicher Wertschätzung und wurden – jedenfalls für weite Teile der Oberschicht – zum Symbol für Lug und Trug. Als daher gegen Ende der Zhou-Zeit ein neues Schriftzeichen *wu* 誣 für „verleumden", „falsche Aussagen machen" gebildet wurde, konnten die zuständigen Gelehrten einfach die beiden schon vorhandenen Schriftzeichen für „Rede", *yan* 言, und „Schamane", *wu* 巫, zusammensetzen und zumindest in der Oberschicht wusste jeder Bescheid: das Gerede der Schamanen war der Inbegriff für „falsche Aussagen". Damit verlor aber auch das bisherige Schriftzeichen für „Heiler" seine allumfassende Berechtigung. Anzunehmen ist, dass die, wie wir aus den Mawangdui-Manuskripten wissen, mittlerweile weit entwickelte Arzneidrogentherapie zu derselben Zeit bereits einen wichtigeren Anteil in der Heilkunde einnahm als die Schamanen-/Dämonenheilkunde. Dies könnte der Anlaß gewesen sein, aus dem alten Schriftzeichen für „(Schamanen)heiler" den Anteil *wu* 巫, „Schamane", herauszunehmen und gegen den unverfänglicheren Anteil *you* 酉, „alkoholisches Getränk", auszutauschen. Ein alkoholisches Getränk, vor allem aus Hirse, bildete das Medium für flüssige Arzneien und wurde so zum Sinnbild für die Pflanzentherapie.

Offenbar geschah diese Umwandlung des alten Schriftzeichens noch vor der Bildung der neuen Medizin. Diese konzentrierte sich auf die Akupunktur und liess die Arzneikunde mehr als ein weiteres Jahrtausend außer Acht. Doch das neue Schriftzeichen für „Arzt", *yi*, 醫, wurde nicht noch einmal verändert. Es bildete genau die beiden Aspekte von herkömmlicher Heilkunde ab, die in der neuen Medizin gar nicht mehr enthalten waren: der Dämonenglaube der Schamanen, der völlig ausgeblendet wurde, und die Arzneikunde, die noch ein Jahrtausend lang außerhalb der neuen Wissenschaften stand: im unteren Teil das „alkoholische Getränk", und im oberen Teil nach wie vor die Anteile „Pfeil im Köcher" und „Lanze". Dieses anachronistische Symbol blieb über die folgenden zwei Jahrtausende in Gebrauch für „Medizin" insgesamt und auch für „Arzt". In der Schriftzeichenreform der frühen Volksrepublik wurde es schließlich auf den oberen Bestandteil „Pfeil im Köcher", *yi* 医, verkürzt. Damit ließen die Verantwortlichen die ursprüngliche piktographische Bedeutung dieses Anteils des alten Schriftzeichens völlig außer Acht, und strichen zudem nicht nur den Anteil „Lanze", sondern auch die Basis *you*, der die Pflanzenarzneikunde symbolisierte. Was blieb, ist erneut ein noch weitaus schwerwiegenderer Anachronismus, der wohl dennoch wieder für lange Zeit Bestand haben wird.

3.7. Dienst am Kranken - Mittel zum Gelderwerb

Die Apotheke beruht auf der Kommerzialisierung der Arzneikunde. Beruflich ausgeübte ärztliche Tätigkeit ist die Kommerzialisierung der Heilkunde. Sowohl der Apotheker als auch der Arzt stehen seit eh und je vor der Alternative, ihre Tätigkeit als reinen Dienst am Kranken oder als Mittel zum Zweck des Lebensunterhalts auszuüben. Zwischen diesen Polen gibt es zahlreiche Kompromisse, die der einen oder anderen Möglichkeit jeweils unterschiedliche Gewichtungen zukommen lassen. Wie es zu diesen unterschiedlichen Gewichtungen kommt, ist jedoch das Ergebnis nicht nur der individuellen Einstellung eines Apothekers oder Arztes, sondern auch der langfristigen Entwicklung bestimmter gesellschaftlich-kultureller Strukturen. Europa und China haben in ihrer zweitausendjährigen Medizingeschichte den Apothekern und Ärzten jeweils unterschiedliche Rollen zugewiesen, innerhalb derer sich ein jeweils anderes Verhalten als „normal" verstand.

Medizinische Eingriffe in das menschliche Leben dienen der Heilung von Krankheiten, der Linderung des Leidens, oder auch der Vorbeugung von Kranksein überhaupt. In nahezu allen Kulturen werden solche Eingriffe als sinnvoll und wünschenswert angesehen. Doch die Einschätzung medizinischer Eingriffe als sinnvolle und wünschenswerte Tätigkeit führt in unterschiedlichen Gesellschaften keineswegs zu einer gleichartigen Hochschätzung oder Regulierung des Arztberufs. Sowohl in China als auch in Europa haben über lange Jahrhunderte bis in die Neuzeit immer wieder einzelne Ärzte großen Ruhm und außerordentlichen Reichtum erlangen können. Dennoch konnten sich nicht alle oder auch nur eine Mehrheit der ärztlich Tätigen zu jeder Zeit als Angehörige einer gehobenen oder zumindest besonders geachteten Schicht der Bevölkerung fühlen. In China trug zu den Schwierigkeiten der Ärzte, gesellschaftliches Ansehen zu erlangen, seit der Han-Dynastie in erster Linie die konfuzianische Ethik bei. Heilkundliches Wissen war als erforderliches Allgemeinwissen eines jeden verantwortungsvollen und moralisch handelnden Menschen anzusehen. Medizinische Kenntnisse befähigten den Gebildeten, in der eigenen Familie hilfreich zu wirken; sie sollten aber nicht dazu verwendet werden, einen Lebensunterhalt zu verdienen. Idealerweise war der Patient ein Verwandter, oder anderweitig Nahestehender. Es sei unmoralisch, so lehrten konfuzianische Ethiker, die eigenen Eltern einem Fremden anzuvertrauen, der Heilkunde zum Gelderwerb betreibe.

Ungeachtet dieser Grundeinstellung ist uns seit den Anfängen der chinesischen Medizin zur Han-Zeit eine Vielzahl unterschiedlich gebildeter und in unterschiedlichem Ausmaß beruflich praktizierender Ärztegruppen bekannt. Der Hof benötigte medizinische Experten zu seiner eigenen Sicherheit. Diese mochten in eigenen Akademien ausgebildet oder durch Prüfungen aus einer großen Masse beruflich erfahrener Ärzte ausgewählt worden sein. Immer wieder wurden Ärzte, die sich im Lande bereits einen Namen gemacht hatten, an den Hof gerufen, um hier kurzfristig hochrangige Patienten zu behandeln oder langfristig als Hofärzte zu wirken. Sun Simiao, den wir eingangs kennen gelernt haben, wurde mindestens einmal eingeladen.

Zahlreiche Ärzte der Oberschicht sind bekannt, die ihr medizinisches Wissen nicht allein im Rahmen der Familienfürsorge anwandten, sondern auch fremde Patienten entgeltlich oder unentgeltlich behandelten. Der Übergang von diesen Ärzten zu den im modernen Sinne beruflich praktizierenden Ärzten war stets fließend. Daß solche Ärzte von den Verfechtern konfuzianischer Ideale immer wieder mit Verachtung gestraft, aber dennoch aus der medizinischen Versorgung der Bevölkerung nicht wegzudenken waren, belegen zahlreiche Quellen. Über die gesamte Kaiserzeit hinweg ist ein Konflikt zu erkennen zwischen denen, die sich der konfuzianischen Ethik von der nur familieninternen medizinischen Versorgung verpflichtet fühlten, und anderen, die dies als gefährlichen Dilettantismus brandmarken und für den berufsmäßig praktizierenden Arzt eintraten. Zwar ist eine allmähliche Entwicklung zugunsten letzterer festzustellen, aber den hohen Grad an Professionalisierung, den die Ärzte in Europa spätestens im 18./19. Jahrhundert erlangten, erwarben ihre chinesischen Kollegen nie. Das zeigt sich nicht zuletzt an der Art ihrer Ausbildung. Entsprechende Strukturen zu schaffen, gestaltete sich als sehr schwierig.

3.8. Die Ausbildung

Ein erster Versuch, eine medizinische Lehranstalt zu gründen, erfolgte im Jahre 443 auf Gesuch des Vorstehers des Kaiserlichen Medizinalbüros, führte jedoch zu keiner dauerhaften Einrichtung. Während der Tang-Zeit, im Jahre 629, erließ der Kaiser ein Edikt, in jeder wichtigen Provinzstadt medizinische Lehranstalten mit einer Medizin-Professur zu gründen. Im Jahre 739 erging der Befehl, dass in jeder Provinzstadt mit einer Einwohnerschaft von mehr als 100 000 Familien zwanzig Medizinstudenten und in solchen mit weniger als 100 000 Familien zwölf Medizinstudenten auszubilden seien. Wie weitere Edikte belegen, blieben diese Bemühungen um eine flächendeckende Ausbildung zukünftiger Ärzte allerdings stets im Ansatz stecken. Wir wissen nicht einmal, ob diese Verordnungen jemals tatsächlich zu der Gründung einer Medizinschule führten, und, falls dies der Fall war, wo die Absolventen später ihre medizinische Tätigkeit ausgeübt haben mögen.

Bis in die Gegenwart ist die staatlich verfügte Ausbildung von Ärzten der chinesischen Medizin problematisch geblieben. Viele der im Gegensatz zu den Wanderärzten literarisch gebildeten Ärzte erwarben ihre Fähigkeiten in einem Lehrer-Schüler-Verhältnis. Noch zu Beginn des 21. Jahrhunderts hat die Regierung der VR China hunderte von so genannten „berühmten Ärzten der Chinesischen Medizin" aufgefordert, je einen oder zwei Auszubildende anzunehmen und diesen ihr Wissen weiterzugeben. Nicht zuletzt auf Grund der mangelnden Standardisierbarkeit der unzähligen individuellen Auslegungen der Grundprinzipien der Chinesischen Medizin ist diese Vermittlung von Kenntnissen und Fähigkeiten an die nächste Generation offenbar immer noch sinnvoll. Zu keiner Zeit ist in China medizinisches Wissen von den ungezählten individuellen Trägern dieses Wissens in dem Maße losgelöst und verallgemeinert worden, dass es vollständig in öffentlichen Einrichtungen hätte gelehrt werden können.

Einer der Gründe, die die formelle Ausbildung von Ärzten immer wieder scheitern ließ, mag auch in der mangelnden Trennung von Medizin und Pharmazie zu suchen sein. Die Tätigkeiten von Arzt und Apotheker überschnitten sich. Für diejenigen, die den Beruf des Arztes zum Gelderwerb anwandten, war der Verkauf von Arzneimitteln wohl unerlässlich. Anlaß zu Klagen über mangelnde Fähigkeiten dieser „Heilkundigen" gab es immer wieder. So lesen wir in einem Bericht aus dem Jahre 1268:

„Unter den Leuten, die Apotheken eröffnen, gibt es solche, die sich nicht an die allgemein gültigen Gesetze halten. Oftmals verkaufen sie bedenkenlos sehr giftige Arzneidrogen an das Publikum, z. B. Eisenhut, Kroton, oder Arsen. Es handelt sich hier um Vertreter aller gesellschaftlicher Schichten, von denen manche den Gesetzen absichtlich zuwiderhandeln und dem Leben ihrer Kunden Schaden zufügen, während andere einfach keine Übung in der medizinischen Praxis besitzen. Diese Leute verstehen die medizinische Literatur nicht, haben keine Ahnung von den Wirkeigenschaften der Arzneidrogen und betrügen so das gemeine Volk. Fälschlich nennen sie sich Ärzte und sind doch allein auf materiellen Gewinn aus. Regellos wenden sie Nadeln und Arzneidrogen an und vergehen sich am Leben der Menschen."

3.9. Die Wanderärzte

Die fehlende Standardisierbarkeit traditionellen chinesischen medizinischen Wissens beeinflusst die Situation dieser Ärzte bis in die Gegenwart nicht nur in China selbst, sondern zunehmend auch in Europa. Das ehedem auf China begrenzte Wirken der so genannten Wanderärzte hat nun auch Europa erfasst.

Die Wanderärzte bilden das untere Ende der ärztlichen Standespyramide Chinas. Bian Que, den wir zu Beginn bereits etwas ausführlicher kennen gelernt haben, war ein Wanderarzt. Über die zwei Jahrtausende chinesischer Medizingeschichte bildeten die Wanderärzte wohl die größte Gruppe von berufsmäßig praktizierenden Heilkundigen. Auch heute noch sind die Wanderärzte ein wesentlicher Faktor des chinesischen Gesundheitswesens.

Wanderärzte sind ambulante Arzneiverkäufer, die sich diagnostisch betätigen, um ihrer Klientel diejenigen Medikamente empfehlen und verkaufen zu können, die sie mit sich führen. Hier ist möglicherweise heute noch die konfuzianische Ethik bestimmend, die ärztliche Tätigkeit zum Gelderwerb ablehnte. Auch in der Gegenwart ist es nicht üblich, rein diagnostische Dienstleistungen abzurechnen. Moderne Krankenhäuser zum Beispiel finanzieren sich ganz wesentlich durch den Verkauf der Medikamente an ihre Patienten. Ärzte sind daher nicht gehalten, möglichst wenige Arzneimittel zu verordnen. Im Gegenteil. Auch die Wanderärzte zehren von dieser Tradition. Wohl kaum jemand würde sie für ihre diagnostischen Dienstleistungen entlohnen. Der Arzneiverkauf ist in China jedoch eine selbstverständliche Leistung im Anschluß an eine Diagnose.

Die Wanderärzte bedienen solche Regionen und solche Bevölkerungsanteile, die von dem regulären Gesundheitswesen nicht erfasst werden. Seit zwei Jahrtausenden eilt den Wanderärzten der Ruf voraus, allein auf Gewinn aus zu sein, dennoch werden ihre Dienste immer wieder in Anspruch genommen, da der Bedarf für Heilkundige besteht – auch wenn man ihnen nicht traut. Die Wanderärzte haben besondere rhetorische und psychologische Fertigkeiten entwickelt und über die Jahrhunderte überliefert, um ein unwissendes Laienpublikum von ihren angeblich wohlgemeinten Absichten und hilfreichen Fähigkeiten zu überzeugen, die Barriere des Misstrauens abzubauen und die potentielle Kundschaft zum Kauf von Arzneimitteln anzuregen.

3.10. Misstrauen und Generalverdacht

Misstrauen ist freilich eine Grundhaltung, mit der Ärzte aller Schichten sowohl in Europa als auch in China stets konfrontiert waren. Dieses Misstrauen äußerte sich vor allem in dreifacher Hinsicht: Sind die Ärzte kompetent ausgebildet, das zu leisten, was sie vorgeben zu leisten? Ist die Motivation, die die Ärzte leitet, tatsächlich der Wille, den Leidenden zu helfen, oder ist es vor allem Geldgier? Ist zu befürchten, dass der Arzt seine Fähigkeiten und seine Privilegien, etwa in die körperliche und soziale Intimsphäre der Patienten einzudringen, oder giftige Substanzen anzuwenden und körperverletzende Eingriffe durchzuführen, missbraucht? Sowohl der Eid des Hippokrates, als auch die bereits angesprochene ärztliche Pflichtenlehre des Sun Simiao (581-682?) dienten dem Zweck, entsprechende Ängste in der Öffentlichkeit zu mindern. Das Motiv der Habgier zum Beispiel suchte Sun Simiao mit dem Hinweis zu entkräften, herausragende Ärzte würden für ihre guten Taten von den Mitmenschen zu Recht belohnt, so dass der Reichtum ein Zeichen guter Taten ist. Demgegenüber werde etwaiges Fehlverhalten im Nachleben von den Geistern bestraft, was der Öffentlichkeit zumeist verborgen bleibe.

In den Jahrhunderten nach der Veröffentlichung der Ausführungen des Sun Simiao bis in die späte Qing-Zeit zum Ende des 19. und Beginn des 20. Jahrhunderts veröffentlichten Gegner der berufsmäßigen Ausübung medizinischer Tätigkeit eine lange Reihe von Schriften, in denen sie genau solche Beispiele ärztlichen Verhaltens aufzeigten, die die Bemühungen Sun Simiaos und anderer um Anerkennung der Ärzte als rechtschaffener Berufsgruppe zunichte machen sollten. Hier finden wir Berichte über Ärzte, die ihre Patienten schamlos um ihr Geld betrogen, die ihre Patienten sexuell ausnutzten, oder die Medizin ohne rechte Ausbildung nur in betrügerischer Absicht praktizierten. Den Berufsärzten blieb gar keine andere Wahl, als immer neue Pflichtenlehren zu veröffentlichen, wie sich der gute Arzt verhalte, und gleichzeitig darauf hinzuweisen, dass nur der berufsmäßig tätige Arzt über die notwendige Erfahrung und über ausreichende Kenntnisse verfüge, allen Krankheiten erfolgreich entgegenzutreten.

3.11. Der Arzt: Anwalt oder Geschäftemacher

Ungeachtet aller Widerstände galten zu Beginn des 19. Jahrhunderts Berufsärzte auch in China längst als eine Selbstverständlichkeit. Sie genossen kein besonderes Ansehen, ein Umstand, an dem sich bis heute wenig geändert hat. Zu dem offensichtlichen Unterschied in der Einschätzung der Rolle der Ärzte zwischen Europa und China mag in der Neuzeit auch die fehlende Entwicklung des Tätigkeitszweiges „Öffentliches Gesundheitswesen" in China beigetragen haben. Tatsächlich handelt es sich bei diesem Aufgabenbereich um ein rein europäisches Phänomen.

Im 18. Jahrhundert erkannten die Herrschenden in Europa, dass die Bildung starker Nationalstaaten auf der Verfügbarkeit großer Volksheere und der Produktion großer Manufakturen, die dann später in die Industrie übergingen, beruhe. Für große Volksheere und die Arbeiter in den Manufakturen erschien es erstmals in der Geschichte notwendig, von Staats wegen ein gesellschaftliches und ökonomisches Umfeld zu schaffen, in dem möglichst jeder Bürger gesund und arbeits- sowie wehrfähig sei. Aus dieser Einsicht heraus entstand in Europa das Öffentliche Gesundheitswesen. Den Ärzten kam in dieser Situation eine einzigartige Rolle zu. Sie wurden vom Staat gleichsam zu Anwälten der Gesundheitsrechte der Bevölkerung bestimmt. Die Gesundheit der Bevölkerung wurde zum obersten Maß vieler Bestimmungen und behördlicher Entscheidungen der folgenden zwei Jahrhunderte. Der Staat dekretierte in unterschiedlichsten Lebensbereichen Standards, von denen die medizinische Wissenschaft annahm, dass sie der Gesundheit der Bevölkerung nützen könnten. Dies waren Bauvorschriften für gesundes Wohnen, Lebensmittelvorschriften für gesundes Essen, Arbeitsvorschriften gegen Berufskrankheiten und vieles mehr.

Eine solche Epoche hat es in China vor der Begegnung mit dem Westen nie gegeben. Die unverhältnismäßig stärker entwickelte Ganzheitlichkeit der westlichen Medizin gegenüber der chinesischen Medizin ist auch aus dieser Facette ersichtlich. Wichtiger aber ist noch der Umstand, dass die Ärzte in China als Berufsgruppe nie in die Pflicht genommen wurden, Anwälte der Bevölkerung zu sein gegenüber allen möglichen Instanzen, einschließlich der Regierung, die ihre Gesundheit bedrohen. Während in Europa die Verantwortung für die Bevölkerung als Ganzes und nicht nur gegenüber einzelnen zahlungsfähigen Patienten den Ärzten zu einer historisch einmaligen Stellung im Gesundheitswesen verhalf, blieb in China stets der Verdacht des heilkundigen Geschäftemachers an der Berufsgruppe haften.

Hinzuzufügen ist hier, dass auch in Europa die Zeiten vorüber sind, in denen der Staat ein Interesse daran haben muß, jeden Bürger gesund zu wissen. Damit werden auch die Ärzte aus ihrer Verantwortung für die Gesamtbevölkerung gedrängt. Patienten werden als „Kunden" bezeichnet und die Güte der Versorgung hängt wieder in zunehmendem Maße von der Zahlungsfähigkeit der Patienten ab. Die Volksheere sind kleinen „Krisenreaktionskräften" gewichen, die weniger der Landesverteidigung als der weltweiten Einsatzbereitschaft dienen, und die hohe Zahl der Arbeitslosen weist darauf hin, dass wir eher zuviel als zuwenig gesunde Bürger haben. Folglich verliert das Öffentliche Gesundheitswesen an Bedeutung und die Ärzte verlieren ihre dominante Stellung nicht nur im Gesundheitswesen, sondern auch in der Achtung durch die Bevölkerung. Auf diese Weise nähert sich nun auch Europa einer Situation wieder an, die China nie verlassen hatte.

3.12. Der Arzt als Angestellter des Apothekers

Ein chinesisches Phänomen, für das es in Europa noch keine Entsprechung gibt, ist die Abhängigkeit vieler Ärzte von den Apothekern. Wir hatten schon auf die Krankenhaussituation in China hingewiesen, wo Ärzte durch ihr Verschreibungsverhalten die ökonomische Grundlage für die Existenz der Krankenhäuser liefern. Ähnlich leisten sich Apotheken üblicherweise einen oder mehrere Ärzte als Angestellte. Sind es mehrere Ärzte, die für den Apotheker den Umsatz mit Arzneimitteln fördern, dann ist ein Vergleich der ökonomischen Leistung der einzelnen Ärzte einer Apotheke möglich. Die einzelnen Ärzte werden zum Wettbewerb untereinander aufgefordert; derjenige, der bei der periodischen Bewertung der Leistung am unteren Ende der Umsatzskala steht, kann entlassen werden und muß dann einem neu einzustellenden Arzt Platz machen, der sich in der Verschreibungshierarchie einen höheren Rang zu erarbeiten sucht.

Daher ist es in chinesischen Apotheken üblich, dass ein Teil der Kundschaft zunächst den hauseigenen Arzt konsultiert, der seine Verordnung direkt an den Apotheker weiterreicht. Ein Anreiz, ein Leiden einmal auf sich beruhen zu lassen, den Patienten zum Abwarten zu raten, existiert in diesem System nicht. Diesem Umstand kommt zu Hilfe, dass die chinesische Medizin kein Konzept von Selbstheilungskräften des Körpers kennt, denen man als Patient und Arzt vertraut und die in Europa nicht selten zu der Erwartung führen, das Problem werde sich schon von selbst erledigen.

Der demokratische Gedankengang, dass ein gesellschaftlicher Organismus ohne Herrscher seinen Weg auch in der Krise finden kann, wurde schon im antiken Griechenland auf das Verständnis des menschlichen Organismus übertragen.

Seitdem diskutiert Europa die Selbstheilungskräfte des Körpers und fragt sich, welcher Art die sein mögen. Die grundsätzliche Anerkennung des Vorhandenseins solcher Selbstheilungskräfte ist jedoch nie in Zweifel gezogen worden. In China wurden solche Selbstheilungskräfte ernsthaft nie in Erwägung gezogen. Das konnten sie auch nicht, denn den zu Grunde liegenden demokratischen Gedanken, dass eine Gesellschaft sich selbst organisieren und ohne Eingriff von „oben" aus einer Krise wieder hinausfinden kann, hat es in China nie gegeben. So ist ein chinesischer Patient seit eh und je daran gewöhnt, bei jedem Arztbesuch eine Verschreibung zu erhalten. Diese Einstellung entspricht der politischen Maxime der chinesischen Staatsideologie der vergangenen zwei Jahrtausende: man muß bei den frühesten Anzeichen von Unruhe einschreiten und darf nicht erst abwarten, bis sich ein massives Problem entwickelt hat.

3.13. Die Rezeptkunde

Bereits mehrfach sind wir der zentralen Bedeutung der Arzneitherapie im Gesamtspektrum der chinesischen Heilkunde begegnet und hier wiederum der großen Bedeutung, die die Fertigrezepte innerhalb der Arzneitherapie innehatten. Viele der berühmten Rezeptvorschriften, die von den Apothekern im Laufe der vergangenen Jahrhunderte als Fertigpräparate hergestellt, vorrätig gehalten und verkauft wurden, werden heute in großindustriellem Maßstab produziert und über China hinaus auch auf ausländischen Märkten vertrieben. In europäischen Beschreibungen der chinesischen Arzneikunde liest man immer wieder, dies sei eine auf den individuellen Patienten gerichtete Therapie, deren Rezepte jeweils auf den Einzelfall ausgerichtet seien – im Gegensatz zu der Massenware westlicher Apotheken, die die Krankheit, nicht aber das kranke Individuum im Blick habe. Das ist eine schöne Wunschvorstellung, die freilich den historischen Tatsachen nicht entspricht.

Wie ihre europäischen Kollegen auch haben chinesische Heilkundige beobachtet, dass es Krankheiten gibt, die verschiedene Menschen in immer gleicher Art befallen und beeinträchtigen. Sie haben daher die Rezepte, die gegen solche Krankheiten bei einem Patienten Wirkung zeigten, auch bei anderen Patienten angewendet – ungeachtet, ob es sich um Mann oder Frau, einen alten oder jungen, einen dicken oder dünnen, einen reichen oder armen Menschen handelte. Aus solchen Überlegungen entstanden die festen Rezeptvorschriften und die Fertigpräparate. Erst seit dem 12., 13. Jahrhundert sind in der Literatur maßgebliche Überlegungen anzutreffen, ähnliche Symptome könnten doch von ganz unterschiedlichen Krankheiten im Organismus verursacht sein, und umgekehrt könnten unterschiedliche Symptome bei verschiedenen Patienten auf ein und derselben Krankheit beruhen. Diese Denkweise der Ärzte kam genau in der Zeit auf, als die Regierung die staatlichen Apotheken einrichtete und große Listen von Fertigpräparaten veröffentlichen ließ, um so den Patienten den Gang zum Arzt zu ersparen: man kannte seine Symptome und konnte in der Apotheke das entsprechende Mittel erstehen. Diesem Trend setzten sich einige Ärzte entgegen und führten aus, nur der Arzt könne wissen, welches individuelle Leiden den Symptomen zu Grunde liege; jeder Patient müsse individuell diagnostiziert und therapiert werden. Dieser Therapieansatz bildete fortan eine Alternative zu den Festrezepten und Fertigpräparaten, er konnte die Festrezepte und Fertigpräparate jedoch nie aus ihrer beherrschenden Rolle verdrängen. Wir wissen nicht genau wann, aber irgendwann in der Folgezeit bildete sich ein Kompromiß zwischen den beiden nur scheinbar unversöhnlichen Vorgehensweisen heraus: Festrezepte wurden als beständiger Kern einer jeweils an individuelle Konstitution und Befindlichkeit anzupassenden Einzelverschreibung angesehen. In Rezeptbüchern findet man daher eine große Anzahl von mehr oder weniger berühmten Grundvorschriften mit einer langen Liste von unterschiedlichen Symptomen einzelner Patienten und den jeweils erforderlichen Veränderungen – durch Hinzufügen oder Auslassen einzelner Arzneisubstanzen, die die Grundvorschrift dem Einzelfall anpassen sollte.

3.14 Hierarchie der Rezeptbestandteile

Die Annahme liegt nahe, dass sich in China und Europa vor dem Hintergrund der jeweils unterschiedlichen Wissenssysteme auch unterschiedliche Ansätze in der Struktur der Rezeptvorschriften herausgebildet haben. Um dies beurteilen zu können, wollen wir drei typische Beispiele aus der chinesischen Rezeptkunde näher betrachten und sie anschließend mit ebenso typischen Beispielen aus der westlichen Pharmazie vergleichen. Schon in der Arzneikunde der ersten Jahrhunderte nach der Zeitenwende sind Strukturvorschläge für Rezeptvorschriften dokumentiert. Wie schon bei den Synergismen, so wurde auch bei der Gliederung der Substanzen in einer Rezeptvorschrift das gesellschaftliche Umfeld zum Vorbild genommen. Daher besteht eine Rezeptur aus einem Herrscher (*jun* 君), mehreren Ministern (*chen* 臣) und zahlreichen Helfern (*zuo* 佐), sowie Assistenten (*shi* 使). Unterschiedliche Meinungen herrschten darüber, wer für die Gewaltanwendung gegenüber der Krankheit zuständig sei. Die einen, beeinflußt von der herrschenden Staatsphilosophie, schrieben diese Aufgabe der Herrscherdroge zu. Die anderen, unter dem Einfluß daoistischer Gesellschaftslehren, sahen diese Aufgabe bei den untersten Rängen der Hierarchie, also bei den Helferdrogen und Assistenten.

3.15. Erstes Beispiel: „Aufkochung mit Zimtzweigen"

Als erstes konkretes Beispiel mag die „Aufkochung mit Zimtzweigen", *Gui zhi tang* 桂枝汤, dienen. Das zu Grunde liegende Rezept wurde im 3. Jh. n. Chr. erstmals von Zhang Ji veröffentlicht. Es umfasst fünf pflanzliche Arzneidrogen, die im Organismus verschiedene Probleme angreifen und sich zugleich gegenseitig modifizieren. Je nach Zustand eines Patienten können zusätzliche Substanzen dem Standardrezept beigefügt werden.

Mit diesem Rezept werden Patienten behandelt, die unter Fieber, Kopfschmerz, Schweißausbrüchen und Abneigung gegen Wind leiden. Eine solche Ansammlung von Leidenszeichen wird als Folge eines Eindringens von Wind und Kälte gedeutet, das durch eine Schwächung des Körpers möglich wurde. Das Vorhandensein von Wind und Kälte im Körper führt wiederum dazu, dass sich die Poren öffnen und Schweiß ausfließt. Die normale Funktion des Schutz-Qi ist behindert. Der Fluß in den Haupt- und Sekundär-Leitbahnen wird durch die Präsenz von Wind und Kälte blockiert.

Eine weitere Indikation sind Nasenverstopfung und Nasenlaufen. Auch hier werden Wind und Kälte als Ursache identifiziert. Sie sind in den Körper eingedrungen, haben das Qi der Lunge angegriffen und hindern es somit an seiner Funktion, das Tor der Lunge, die Nase, zu schützen.

Um diese und andere Indikationen zu therapieren, sind Arzneidrogen angemessen, die den vier hierarchischen Rängen einer Vorschrift zugerechnet werden: Die Herrscherdroge (Zimtzweige) öffnet den Außenbereich des Körpers und verursacht einen zusätzlichen Schweißfluß. Sie bringt Wärme in die Leitbahnen und zerstreut Wind und Kälte. Sie stärkt das Yang-Qi und führt einen Ausgleich von Lager-Qi und Schutz-Qi herbei. Die Ministerdrogen, die Helferdrogen und schließlich die Assistentendrogen tragen jeweils das ihre dazu bei, dass die Gesamtvorschrift das erreicht, wozu die Substanzen alleine nicht imstande wären.

3.16. Zweites Beispiel: Die „Pillen des Herrn Wan"

Die Gliederung einer Rezeptvorschrift nach den vier Rangstufen der Antike wurde nicht jeder Zusammenstellung von Substanzen zu Grunde gelegt. Ein Beispiel für ein anderes Prinzip sind die „Pillen des Herrn Wang mit Rinderbezoar zur Kühlung des Herzens". Dieses Rezept wurde erstmals von Zhang Jingyue 张景岳 im Jahre 1624 veröffentlicht. Die traditionellen Heilanzeigen lauten: (1) Hitze und verstopftes Herz, (2) Unruhe als Folge von Hitze, (3) Bewusstlosigkeit durch hohes Fieber, und (4) Delirium, Zuckungen bei Kindern. Doch dieses Rezept wird heute auch bei gesundheitlichen Problemen angewendet, die mit folgenden modernen Namen bezeichnet werden: zerebrospinale Meningitis, Lungenentzündung, hohes Fieber nach einer Infektion, Bewusstlosigkeit und Fieber nach Nierenversagen. Das Rezept vereint vier pflanzliche, eine tierische und eine mineralische Substanz mit dem Ziel, drei unterschiedliche Wirkungen auszuüben und somit die verschiedenen Leiden zu beheben, die dadurch verursacht sind, dass „von außen ein Hitzegift die Netzgefäße des Herzens attackiert" hat. Die einzelnen Substanzen wirken getrennt und beeinflussen sich gegenseitig nicht:

Niu huang 牛黄 (Calculus Bovis) kühlt die Hitze und öffnet das Herz,
Shan zhi zi 山栀子 (Fructus Gardeniae Jasminoidis) kühlt die Hitze im Herz,
Huang lian 黄连 (Rhizoma Coptidis) kühlt Hitze,
Huang qin 黄芩 (Radix Scutellariae) kühlt Hitze,
Yu jin 郁金 (Tubera Curcumae) eliminiert Schleim, öffnet Durchgänge.

Eine Kontraindikation lautet: Diese Arznei darf nicht bei Schwangerschaft verordnet werden.

3.17. Drittes Beispiel: „Wunderbar Wirksames gegen Husten"

Die heutige chinesische Pharmazie, die sich der Tradition verpflichtet fühlt, übernimmt nicht nur Rezepte der Vergangenheit, sondern entwirft auch neue Vorschriften auf der Grundlage der Heilanzeigen traditionell gebräuchlicher Arzneidrogen. Ein Beispiel sind die „Wunderbar wirksamen (Tabletten) gegen Keuchen und Husten", die erstmals Ende des 20. Jahrhunderts von einem pharmazeutischen Hersteller auf den Markt gebracht wurden. Welche Anregungen oder Überlegungen zu einer solchen Zusammenstellung geführt haben und ob traditionelle Erwägungen des Synergismus der einzelnen Rezeptbestandteile in Betracht gezogen wurden, ist nicht zu erkennen. Der eine tierische und die drei pflanzlichen Bestandteile und deren traditionell erwartete Wirkungen sind die folgenden.

Jie geng 桔梗 (Radix Platycodi) öffnet die Lunge, eliminiert Schleim, wirft Eiter aus,
Xing ren 杏仁 (Semen Pruni Armeniacae) unterdrückt Husten und befreit von Keuchen,
Gan cao 甘草 (Radix Glycyrrhizae Uralensis) unterdrückt Husten und kühlt Hitze in der Lunge,
Niu dan 牛胆 (Felix Bovis) kühlt Hitze.

3.18. Beispiele aus der westlichen Pharmazie

Sind die Prinzipien, auf denen diese drei Rezepte der traditionellen chinesischen Pharmazie aus dem 3. Jahrhundert, dem 17. Jahrhundert und dem späten 20. Jahrhundert beruhen, nun denjenigen der heutigen westlichen Pharmazie völlig entgegengesetzt? Nicht unbedingt. Betrachten wir zum Vergleich die folgenden drei Beispiele.

Zunächst ein typisches Grippemittel. Es vereint drei Substanzen, die jeweils unterschiedliche pharmakologische Wirkungen ausüben, um gemeinsam eine Krankheit, die Grippe, zu therapieren. Die Rezeptanteile und deren Wirkungen sind die folgenden.

Paracetamol: lindert den Schmerz und senkt das Fieber,
Chlorphenaminhydrogenmaleat: Antihistaminicum.
Coffein: regt das Zentralnervensystem und das Herz an.

Dann ein Medikament zusammengesetzt aus vier Substanzen mit unterschiedlichen Wirkungen, die einen Feind an vier Punkten jeweils getrennt angreifen. Es handelt sich um ein Rezept für die BOLD Polychemotherapie bei metastasierendem Melanom. Die Kombination der Substanzen soll die Krebszellen an verschiedenen Punkten treffen und auf diese Weise eine mögliche Resistenz der Zellen gegen jede einzelne dieser Substanzen umgehen. Die Rezeptanteile und deren Wirkungen sind die folgenden.

Bleomycin: führt zu Brüchen in DNS-Fäden,
Oncovin: behindert das Wachstum der Mitosespindel,
Lomustin: alkyliert Nukleinsäureunterabteilungen,
Dacarbin: depolymerisiert DNS.

Das dritte und letzte Beispiel aus der westlichen Pharmazie ist Augmentan, eine Verbindung eines Antibiotikums und einer Säure. Um die Resistenz der Keime gegen das Antibiotikum auszuschalten, wird die Säure hinzugegeben. Sie schaltet das Ferment aus, das der feindliche Erreger produziert, um das Antibiotikum aufzubrechen. Dies ist ein Beispiel für eine Zusammenstellung, die man nach traditioneller chinesischer Hierarchie als bestehend aus einer Herrscherdroge und einer Helferdroge bezeichnen könnte. Die Herrscherdroge ist das Amoxycillin, ein Aminopenicillin, das bestimmte Keime tötet. Der Helfer ist da Claviculansäure; sie schaltet das von den Keimen produzierte Ferment Betalactamase aus, das sonst in der Lage wäre, das Amoxycillin aufzubrechen und unschädlich zu machen.

3.19. Der Vergleich – Module und Individualität

Wenn wir einmal davon absehen, dass die chinesische Pharmazie zumeist Substanzen pflanzlichen und mineralischen Ursprungs verwendet, während die westliche Pharmazie heutzutage weitestgehend auf Substanzen setzt, die – nicht selten in Anlehnung an bekannte Naturstoffe – chemisch geschaffen wurden, dann zeigt der Vergleich doch eine überraschende Übereinstimmung der strukturellen Ansätze.

Die chinesische Pharmakotherapie hat im Verlauf der vergangenen zwei Jahrtausende ihre therapeutische Zielsetzung deutlich verändert. Schaut man in die frühen Quellen des ersten Jahrtausends, so waren Einzeldrogen und Rezeptvorschriften gegen einzelne Krankheiten oder Symptome gerichtet. Im Laufe der Zeit beobachteten und beschrieben die Ärzte eine zunehmende Anzahl von Einzelleiden. So gab es nicht „die Pocken", sondern unzählige Pockenvariationen, die alle als einzelne Krankheiten angesehen und unterschiedlich therapiert wurden. Dies ist auch der Grund für das riesige Repertoire an Rezepturen in den Werken der Tang-Dynastie bis hin zu dem *Ben cao gang mu* des 16. Jahrhunderts, als diese Tradition schließlich endete. Allein in den medizinischen Handschriften ist dieser individualisierende Ansatz bis in die jüngste Zeit dominant geblieben.

In der gelehrten Medizin suchte man nach einem Ausweg. Kein Mensch konnte einen Überblick über die zehntausende von Rezepten gewinnen. Beginnend mit der späten Song- und dann der Yuan-Zeit, also etwa seit dem 12., 13. Jahrhundert, wurde folglich eine vergleichsweise begrenzte Anzahl von Leidenszuständen als Module definiert, die in jeder Krankheit in der einen oder anderen Auswahl angetroffen werden können. Beispiele solcher Module sind „Schleimstau", „Abwärtsfluß des Magen-Qi mit Qi-Mangel in Milz und Magen", „Anwesenheit von Wind", „Qi- und Blut Mangel", u. a. m. Nicht mehr die unendliche Vielfalt der Patienten stand fortan im Vordergrund, sondern eine gut überschaubare Anzahl von Modulen. Die Leidenszeichen wurden fortan als „Zweige" angesehen; die zugrunde liegenden pathologischen Module als „Wurzeln".

Die Eigenart der chinesischen Pharmazie des zweiten Jahrtausends bis in die Gegenwart besteht nun darin, dass der Therapeut eine bestimmte Anzahl an Zuständen, die ein Patient aufweisen kann, als eine Sammlung von Modulen im Sinn hat. Er sucht sodann, welche von diesen Modulen bei einem bestimmten Patienten vorliegen. Schließlich baut er aus den vorgefundenen Modulen das Konstrukt der Krankheit des Patienten und wählt die für jedes Modul und somit für das Gesamtkonstrukt als wirksam erkannten Arzneidrogen aus. In manchen Fällen ist es sinnvoll, die „Wurzel" zu entfernen, in anderen Fällen konzentriert man sich zunächst auf die „Zweige". Es können auch mehrere Krankheiten mit eigenständigen pathologischen Modulen gleichzeitig in einem Patienten vorhanden sein; dann muß der Arzt entsprechend differenzieren und die Heilung anleiten.

Die moderne TCM hat diesen Ansatz unter dem Motto *bian zheng lun zhi* 辨证论治 („Leidenszustände unterscheiden und die Therapie definieren") zu ihrer alleinigen pharmakotherapeutischen Methode erhoben. Er hat wenig mit der Individualität gemein, die die westliche Sekundärliteratur in der chinesischen Arzneitherapie vermutet.

Die chinesische Arzneitherapie ist nicht in erster Linie auf den individuellen Patienten gerichtet, sondern auf die Auffindung eines bestimmten und zahlenmäßig eng begrenzten Standardsatzes von Modulen und die Strukturierung der Rezepte in Hinsicht auf diese Module. Die Individualisierung des Krankseins aus dem ersten Jahrtausend hat sich nicht bewährt; zu groß war die Vielfalt der einzelnen Formen des Krankseins.

Der Heidelberger Kunsthistoriker Ledderose hat beschrieben, wie die chinesische Zivilisation die Körperteile der Tonfiguren der Armee in Xi'an, die Bauelemente der Architektur, die Elemente der Schriftzeichen und viele andere Facetten chinesischer Kultur mehr in einer begrenzten Zahl von Modulen ausgelegt hat, um schnell und effizient Massenproduktion zu erzielen und, durch geringfügige Abweichungen im Detail, gleichzeitig Individualität zu erreichen. Die chinesische Pharmazie fügt sich bestens in dieses Bemühen um Effizienz. Daß westliche Autoren hier eine individualistische Alternative zu der auf die Krankheit oder das Symptom gerichteten Arzneitherapie der westlichen Medizin vermuten, ist eines der vielen Missverständnisse, die sich im Verlauf der bisherigen Rezeption chinesischer Medizin herausgebildet haben.

3.20 Der Arzt als General – die Arzneien als seine Soldaten

Noch in einer anderen Hinsicht stehen sich die chinesische Medizin und Pharmakotherapie und die westliche Medizin gar nicht so fern, wie man zunächst vermuten möchte. Im Französischen gilt die chinesische Medizin als eine *medecine douce*, im Deutschen titelt die Wochezeitschrift DER SPIEGEL „sanfte Heilkunst aus Fernost". Hier wird ein Bild der westlichen Medizin als zerschneidende Chirurgie und als zerstörerische Chemo- oder Strahlentherapie angesprochen, das sicherlich viele Menschen mit sich tragen. Die chinesische Medizin hat nie eine Chirurgie entwickelt, und auch die Chemo- oder Strahlentherapie sind für sie Fremdworte. Die chinesische Medizin der vergangenen zwei Jahrtausende hat, mit Ausnahme chirurgischer Probleme, alle möglichen Krankheiten zu therapieren versucht, aber sie hat dies mit der Arzneikunde, der Akupunktur, der Massage, der Kauterisation, und einer Einwirkung auf die Lebensführung versucht. Die Akupunktur war durchaus ein blutiges Verfahren und bis in die erste Hälfte des 20. Jahrhunderts mit Aderlaß verbunden. Chinesische Massage ist nicht gerade „sanft" zu nennen, und die Narben, die die herkömmliche Form der Kauterisation hinterlassen kann, sind auch nicht das, was man sich unter einer *medecine douce* vorstellen möchte.

Die Vergleichsmöglichkeiten mit der gar nicht sanften westlichen Medizin liegen auf einer anderen Ebene. Es ist die Ebene des Kampfes der Ärzte gegen die Krankheiten, wozu ihnen die Arzneien als Soldaten dienen, und es ist die Ebene des Kampfes der vitalen Einheiten im Körper untereinander. Diese Bilder fehlen in der Regel in der „sanften" Version der chinesischen Medizin, die für ein westliches Publikum verfasst werden, das sich, von Chemo- und Strahlentherapie verängstigt, nach einer schonenden Vorgehensweise sehnt. Für einen Arzt und Autor wie Xu Dachun waren die militärischen Bilder ebenso eine Selbstverständlichkeit, wie für wohl alle seine Kollegen. Er schrieb einen ganzen Aufsatz „Über Parallelen in der Anwendung von Arzneidrogen und dem Einsatz von Soldaten". Die Taktik des Arztes ist die des Generals. Er sieht die Krankheit als Feind und den Patienten als Kriegsschauplatz. So wie die Krankheit vorrückt oder sich zurückzieht, wie zwei Krankheiten zugleich den Patienten angreifen, muß der Arzt seine Truppen mal hier, mal dort einsetzen und letztlich dieselben Strategien anwenden, die man schon in der „Kriegskunst des Meister Sun" (*Sun zi bing fa* 孙子兵法) aus dem Jahrtausend vor der Zeitenwende kennt.

Doch damit nicht genug. Die einzelnen Funktionseinheiten im Körper verhalten sich noch so, wie die einzelnen Staaten Chinas vor der Reichseinigung. Wenn einer eine Schwäche zeigt, fällt der Nachbar mit seinen Truppen ein. Die kriegerische Sprache ist ein wesentlicher Bestandteil traditioneller chinesischer Terminologie. Schließlich schützt sich auch der Organismus insgesamt mit „militärischen Lagern" (*ying* 营) und „Wachen" (*wei* 卫) gegen das „Üble" (*xie* 邪), das von außen einzudringen sucht. Die Schlagzeile in der Süddeutschen Zeitung vor geraumer Zeit mit den Worten „Der Krieg in unserem Körper" wies zwar auf Erkenntnisse der modernen Immunologie hin; Xu Dachun hätte jedenfalls keine Schwierigkeiten gehabt, dieser Wortwahl zuzustimmen.

C. Die pharmazeutische Aufbereitung
3.21. Der Weg aus der Natur in den Körper

Um aus der Gabe der Natur eine wirksame Arzneidroge herzustellen, die der Arzt zur Anwendung verschreibt und der Patient zur Therapie seiner Leiden benötigt, bedarf es der pharmazeutischen Technologie. Zunächst müssen die tierischen und pflanzlichen Ausgangsmaterialien ihre arzneilich nutzbaren Teile hergeben. Das können aus einer Pflanze die Wurzel, der Stengel, die Blätter, die Rinde oder die Blüte sein, oder aber auch das Öl, das durch Auspressen gewonnen wird. (Abb. 53) Ganz selten nur wird ein Kraut vollständig zu einer Arzneidroge weiterverarbeitet. Die Aussonderung des pharmazeutisch wirksamen Teils etwa einer Ausgangspflanze ist schon ein kaum zu überschätzender Vorgang in der kulturellen Aneignung dessen, was die Natur – ohne Etikett für zukünftige Verwendbarkeit durch den Menschen – anbietet. Wir wissen nichts über die Überlegungen oder Hinweise, die in dieser Aussonderung eines Pflanzen- oder Tierteils aus der Natur und deren Überleitung in die Heilkultur eine Rolle gespielt haben könnten. All dies muss sich in vorgeschichtlicher Zeit abgespielt haben.

Ebenso undokumentiert im Dunkel der Vergangenheit liegt der Beginn der pharmazeutischen Technologie; sie markiert die zweite Stufe der kulturellen Umformung der Gaben der Natur in eine wirksame Arzneidroge. Die Ursubstanzen müssen getrocknet, vielleicht zerkleinert und schließlich zu verschiedenen Arzneiformen weiter verarbeitet werden. Der äußerliche Gebrauch verlangt eine andere Darreichungsform als der innerliche. Die erhoffte schnelle Wirkung verlangt eine andere Arzneiform als die gewünschte langfristige Beeinflussung des Organismus. Die pharmazeutische Technologie, die uns in den Mawangdui-Schriften des 2. Jh. v. Chr. vor Augen tritt, ist wohl kaum das Ergebnis kurzfristiger Dynamik; sie mag sich über große Zeiträume herausgebildet haben.

Die Verfahrensweisen zur Sammlung und Aufbereitung der Rohsubstanzen aus dem pflanzlichen, tierischen und mineralischen Bereich, sowie zu deren Weiterverarbeitung zu einer Vielzahl von Arzneiformen wurden ausgehend vom bereits höchst beeindruckenden Niveau der Mawangdui-Schriften im Laufe der Jahrhunderte fortlaufend weiter entwickelt und sowohl in einer speziellen Fachliteratur, als auch in allgemeinen Arzneibuch- und Rezepttexten beschrieben.

Aus der Antike stammt die auch aus heutiger Sicht nachvollziehbare Vorstellung, bestimmte Arzneidrogen aus bestimmten geographischen Regionen zeigten bessere Wirkungen als die gleichen Arzneidrogen aus anderen Regionen. Die Ausbildung der Wirkeigenschaften wurde in Verbindung mit den allgemeinen Reifungsvorgängen im Laufe des Jahres gesetzt. Folglich wurden die Pharmazeuten angewiesen, die arzneilich zu verwendenden unterirdischen Teile einer Pflanze bereits dann zu ernten, wenn die überirdischen Teile noch nicht zur vollen Blüte gelangt waren, das heißt, bevor die gesamte Kraft in die oberen Bereiche geströmt war. Blüten waren kurz vor der Öffnung zu ernten; die Gesamtpflanze im Spätsommer oder Herbst.

Neben der mechanischen Aufbereitung durch Abreiben, Abkratzen, Aussieben, Pulverisieren, oder Zerschneiden (Abb. 54) dienten vor allem Wasser- und/oder Hitzebehandlungen dazu, die bekannten arzneilichen Wirkungen einer Substanz hervorzuheben oder zu modifizieren. Die noch heute am weitesten verbreiteten Verfahrensweisen sind die folgenden:
1) Dämpfen und anschließende Sonnentrocknung
2) Aufkochen in klarem Wasser, Reiswaschwasser, Wein, Essig, Knabenurin, oder anderen Flüssigkeiten
3) Eindicken einer Drogenaufkochung zu einem Sirup
4) Erhitzen in einer Flüssigkeit. Mit Wein erhöht es die Fähigkeit einer Substanz, Blockaden in den Leitbahnen zu öffnen, Schmerz zu stillen und Wind auszutreiben. Mit Ingwersaft vermindert es die Eigenschaft bestimmter Arzneidrogen bitterer und kalter Qualität, den Magen zu reizen. Mit Essig erhöht es die zusammenziehenden und schmerzstillenden Fähigkeiten bestimmter Substanzen.
5) Kurzfristiges Erhitzen einer Substanz auf hohe Temperatur bis zur Bräunung, um auf diese Weise giftige Komponenten abzuschwächen.

6) Rösten, beispielsweise mit Salz, dient dazu, die Wirkung einer Arzneidroge in die Nieren zu lenken.
7) Langsames Trocknen vor allem von Blüten und Insekten.

3.22. Die Verarbeitung zu Arzneiformen

Die auf solche oder mehrere weitere verfügbare Arten aufbereiteten Arzneidrogen müssen in der Regel vor der Einnahme in einem weiteren Schritt zu Arzneiformen verarbeitet werden. Die heutzutage häufigste Form der Einnahme von Teemischungen, die man in der Apotheke erhält, ist die Aufkochung in Wasser, seltener in anderen Flüssigkeiten. Die Angaben in der Literatur über die notwendige Zeit des Aufkochens und die Stärke des Erhitzens sind je nach Beschaffenheit der Arzneidrogen unterschiedlich. So müssen z. B. Wurzeln und Rinden längere Zeit gekocht werden, während Blüten erst gegen Ende des Vorgangs kurz aufgekocht werden. Zahlreiche Möglichkeiten, den Kochvorgang zu variieren, wurden im Laufe der Jahrhunderte eingeführt.

Pulver, Pillen und Pasten der chinesischen Pharmazie ähneln in Zubereitung und Zielsetzung den entsprechenden Arzneiformen der traditionellen europäischen Pharmazie. In der Anwendung bestehen freilich signifikante Unterschiede. So kennt die europäische Pharmazie keine „Punktsalben". Dies sind pharmazeutische Zubereitungen in Salbenform, die in identischer Zusammensetzung dennoch höchst unterschiedliche Wirkungen auf den Organismus auszuüben imstande sein sollen – je nachdem, auf welche Akupunkturpunkte man sie aufträgt. (Abb. 55, 56) Geht man heute in China in eine Apotheke, so ist vielfach noch eine Ecke für die Zusammenstellung traditioneller Mischungen von aufbereiteten Arzneidrogen pflanzlicher, tierischer oder mineralischer Herkunft vorhanden, die der Kunde zu Hause selbst zu einer Aufkochung verarbeitet. Andererseits sind in ähnlicher Verpackung wie die Arzneimittel aus der pharmazeutischen Industrie westlichen Typs auch alle nur denkbaren Arzneiformen der modernen Medizin, von der Pille, über die Gelatinekapsel bis hin zu Injektionen im Angebot, die entweder direkt auf traditionellen Rezepturen oder aber auf neuartigen Zusammenstellungen traditioneller Drogen nicht zuletzt auch mit den wirksamsten Substanzen der chemisch-pharmazeutischen Industrie beruhen. Die besondere Art der Kennzeichnungspflicht in China lässt nicht immer zweifelsfrei erkennen, welche Substanzen im Einzelnen in einer Rezeptur verarbeitet wurden.

4. Abteilung: Gesundes Speisen – Speisen zur Gesundung

4.1. Lebensmittel und Arzneimittel

Das Wissen um die giftigen Eigenschaften und therapeutischen Fähigkeiten von Pflanzen, tierischen Produkten und Mineralien hat sich möglicherweise bereits in prähistorischer Zeit entwickelt, weil man Wirkungen bemerkte, die nach dem Verzehr dieser Natursubstanzen auftraten. Das könnte einen kleinen Ausschnitt aus der Bildung einer Arzneikunde erklären. Die Vorstellungen, die man sich von den Wirkungen der Substanzen im menschlichen Körper machte, beruhen aber sicherlich auf weit komplexeren Anregungen. Das Ergebnis dieser Entwicklungen, das dann zu Beginn der historischen Epoche erkennbar ist, zeigt zwei Traditionslinien, die sich allerdings noch vielfach überschneiden. Da sind zum einen die Lebensmittel, die der Ernährung dienen, und zum anderen die Arzneimittel, die der Therapie von Kranksein dienen. Da sind zum dritten jedoch auch solche Lebensmittel, die in besonderer Menge oder Zubereitung entweder gezielt der Vorbeugung von Kranksein, oder ebenso gezielt der Therapie von Krankheit dienen können. Gesundes Speisen ist der Verzehr von Lebensmitteln, die sich auf Grund von Eigenschaften, die man in ihnen zu erkennen glaubt, zur Wahrung von Gesundheit eignen sollen. Speisen zur Gesundung sind Lebensmittel, denen man im akuten Fall des Krankseins die Fähigkeit zuspricht, die Heilung zu erleichtern oder gar selbst herbeizuführen. Beide Ansätze sind in China seit der Antike zu erkennen und haben sich bis in die Gegenwart gehalten.

4.2. Die kulturelle Ordnung der Natur

Kultur bedeutet unter anderem, daß man elementaren Lebensbedürfnissen auf eine verfeinerte Weise begegnet. Das Essen ist hierfür ein gutes Beispiel. Seit zwei Jahrtausenden hat die chinesische Kultur dem Essen nicht nur den Zweck zugemessen, das Grundbedürfnis der Nahrungsaufnahme zu stillen. Die chinesische Kultur hat, so weit wir dies aus den Quellen erkennen können, bereits im 1. Jahrtausend vor Chr. die einfachen Lebensmittel, die man in der Natur fand, in ein sorgsam strukturiertes System einbezogen, das sowohl dem sinnlichen Vergnügen als auch dem körperlichen Wohlbefinden diente. Der Königshof der Zhou soll im vierten Jh. v. Ch. ein Ministerium gehabt haben, das eigens für die Ernährung des Königs und seiner Familie zuständig war. Glaubt man den Aufzeichnungen, dann waren von den 4000 Angestellten des Hofes mehr als 2000 für die Speisen und Getränke zuständig. Auch in der nachfolgenden Han-Dynastie war es wohl eher die Oberschicht, die sich solche Kultur leisten konnte. Sie hielten sich Ärzte und andere Spezialisten, die die Speisen nach ganz bestimmten Kriterien, wie Klima, Jahreszeit und gegenwärtigem Aufenthaltsort und nicht zuletzt den gesundheitlichen Erfordernissen ihrer Herrschaften entsprechend zubereiten mussten. Die neuen Naturwissenschaften der systematischen Korrespondenz aller Dinge halfen, Beziehungen zu erkennen zwischen den Eigenschaften der Naturprodukte einerseits und den Funktionen des menschlichen Organismus andererseits.

4.3. Lebensmittel in der Yin-Yang-Lehre

Die Yin-Yang-Lehre unterteilte die Lebensmittel in erster Linie nach ihren thermischen Qualitäten, aber auch nach ihrer im Körper aufsteigenden oder absinkenden Wirkung. Tee ist eine typische Yang-Substanz. Sie befreit den Kopf von seiner Schwere. Das, wovon der Kopf befreit wird, ist unsichtbar; es zerstreut sich, ohne Spuren zu hinterlassen. Rhabarber-Wurzel ist dagegen der Inbegriff einer Yin-Substanz. Rhabarber-Wurzeln erleichtern, nach entsprechender pharmazeutischer Aufbereitung, den Unterleib von seiner Schwere. Das, wovon der Unterleib befreit wird, ist sichtbar. Es fällt nach unten und hinterlässt dort deutliche Spuren.

Lebensmittel können eine „heiße" oder „kalte", „warme" oder „kühle" oder auch „neutrale" Qualität besitzen. Das bedeutet nicht etwa, dass sich diese Substanzen heiß oder kalt anfühlen, sondern dass sie spürbar oder nur vermutet die entsprechenden Qualitäten an den Organismus übermitteln. Die Einnahme mancher Substanzen bewirkt eine spürbare Erhitzung im Leib. Doch ein solches Gefühl ist nicht die Regel bei der Einwirkung entsprechender Lebensmittel auf den Organismus. Da der menschliche Organismus im Lauf der Jahreszeit jeweils einseitigen klimatisch-thermischen Einflüssen ausgesetzt ist, muß man durch Zufuhr gegensätzlicher thermischer Qualitäten für einen Ausgleich sorgen.

Darüber hinaus werden den Substanzen je nach ihren thermischen Qualitäten besondere Einwirkungen auf den Organismus zugeschrieben. Zu den Lebensmitteln mit „heißer" Thermoqualität zählen beispielsweise scharfe Gewürze, Knoblauch, schwarzer Pfeffer, Curry, Zimt, Chili, getrockneter Ingwer, gegrillte Fleischgerichte und hochprozentiger Alkohol. Außer dass sie den Körper vor übermäßiger Erkaltung schützen sollen, stärken sie nach chinesischer Ansicht auch die Abwehrkräfte. Lebensmittel mit „warmer" Thermoqualität sind in größeren Mengen verträglich als die „heißen" Speisen. Frischer Ingwer, Zwiebeln, Rote Beete, Hühner- und Lammfleisch, sowie Käse zählen hierzu, aber auch Obst in Form von Pfirsichen, süßen Melonen, Pflaumen, und Kirschen, und Getränke wie schwarzer Tee, Kakao, Rotwein und Essig.

4.4. Lebensmittel in der Fünf-Phasen-Theorie

Mit der Fünf-Phasen-Theorie liessen sich die Speisen über die in jeweils fünf Kategorien unterteilten Farben und Geschmacksqualitäten ganz bestimmten Organfunktionen zuordnen. Im *Su wen*, dem bereits mehrfach angesprochenen klassischen Werk der medizinischen Heilkunde aus der Han-Zeit, lesen wir:

„Die Farbe der Leber ist blau-grün. [Um der Anfälligkeit der Leber für Verkrampfungen entgegenzuwirken,] sollte man Süßes essen. Spät reifender Reis, Rindfleisch, Datteln sind alle süß.
Die Farbe des Herzens ist rot. [Um der Anfälligkeit des Herzens für Erschlaffung entgegenzuwirken,] sollte man Saures essen. Kleine Bohnen, Hundefleisch, Pflaumen und Schnittlauch sind alle sauer.
Die Farbe der Lunge ist weiß. [Um der Anfälligkeit der Lunge für aufsteigendes Qi entgegenzuwirken,] sollte man Bitteres essen. Weizen, Lammfleisch, Mandeln und Schalotten sind alle bitter.
Die Farbe der Milz ist gelb. [Um der Anfälligkeit der Milz für Verhärtungen entgegenzuwirken,] sollte man Salziges essen. Dicke Bohnen, Schweinefleisch und Kastanien sind alle salzig.
Die Farbe der Nieren ist schwarz. [Um der Anfälligkeit der Nieren für eine Austrocknung entgegenzuwirken,] sollte man Scharfes essen. Gelbe Hirse, Hühnerfleisch, Pfirsiche und Zwiebeln sind alle scharf.
Scharfes zerstreut, Saures sammelt, Süßes entspannt, Bitteres festigt, Salziges schwächt. Toxische Arzneimittel greifen das Üble an. Die fünf Kornarten (Hirse, Reise, Weizen/Gerste, Bohnen und Klebhirse) dienen der Ernährung. Die fünf Fruchtarten (Pflaumen, Aprikosen, Jujube, Kastanien und Pfirsiche) dienen der Unterstützung. [Das Fleisch der] fünf Haustierarten (Schaf, Hund, Schwein, Huhn und Ochse) fördert das Wohlbefinden. Die fünf Gemüsearten (Bohnenblätter, Zwiebeln, Schnittlauch, Lauch und Malven) bilden den Abschluß."

4.5. Diätetische Literatur

Aus derartigen theoretischen Zuordnungen ergaben sich Anweisungen sowohl für die tägliche Diät, die vor allem dem Lauf der Jahreszeiten entsprechend jeweils modifiziert werden musste, als auch für die Therapie. Aus der Han-Dynastie und den folgenden Jahrhunderten sind die Titel von Schriften überliefert, die die Diätetik der Speisen mit den beiden Kulturbringern der Arzneikunde und der Medizin verknüpfen: das *Shen nong Huang Di shi jin* 神农黄帝食禁, „Verbote des Shen nong und des Huang Di bezüglich der Lebensmittel", und das *Huang Di za yin shi ji* 皇帝杂饮食忌, „Gebote des Huang Di bezüglich unterschiedlicher Getränke und Speisen." Ein weiteres Werk aus jener Zeit nahm den Ahnherrn des Daoismus als Autor entsprechenden Wissens in Anspruch: *Lao zi jin shi jing* 老子禁食经, „Klassiker des Lao zi zur Diätetik".

Diese Bücher waren der sichtbare Anfang einer reichen Literatur, die sich im Wesentlichen um drei Themen kümmerte: Wie kann man sich gesund ernähren? Wie kann man mit Lebensmitteln die Heilung von Krankheit bewirken oder doch zumindest unterstützen? Wie kann man in Hungerszeiten die Natursubstanzen nutzen? Ein frühes Werk der zweiten Gruppe ist das *Shi liao ben cao* 食疗本草 von Meng Shen 孟诜 (621-713) aus der Tang Zeit. Fragmente dieses Textes wurden zu Beginn des 20. Jahrhunderts in den Dunhuang-Höhlen in Nordwest-China gefunden und befinden sich heute im British Museum in London. Der Autor führte in 227 Einzelbeschreibungen arzneilich verwendbarer Lebensmittel die Heilanzeigen und Rezepte zum Beispiel von Melonen, Granatäpfeln, Walnüssen, Datteln, Eibensamen, Lotussamen, Lotuswurzeln, Ulmensamen und Weintrauben auf. Meng Shen hatte die Heilkunde bei Sun Simiao gelernt und wurde durch seine lange Lebenszeit von 92 Jahren vielleicht der beste Gewährsmann für den Nutzen seiner Lehren.

4.6. Gesundes für den Khan – Das Yin shan zheng yao

Aus den vielen weiteren Titeln dieser Literaturgattung sei hier noch das *Yin shang zheng yao* 银膳正要 von Hu Sihui 忽思慧, einem Uighuren am Hofe der Mongolenherrscher Chinas im 14. Jahrhundert angeführt. Es ist das bislang einzige historische diätetische Arzneibuch China, das in einer philologisch seriösen und reich kommentierten Fassung in einer westlichen Sprache vorliegt (Paul Buell and Eugene N Anderson, *A Soup for the Qan*, London 2000) und zeigt auf, welche Vorstellungen aus der chinesischen Tradition zu jener Zeit mit all den Anregungen zusammenflossen, die in dem großen Mongolenreich aus vielen Landen an den Hof des Kaisers Kublai Khan (1214-1294) und seiner Nachfolger gelangten. Im Zentrum stand die auch in Europa alt bekannte Maxime, das Maß der Mitte zu halten. Hinzu kamen viele einzelne Erkenntnisse, die sich nicht nur in der Einzelbeschreibung der arzneilich verwendbaren Lebensmittel niederschlugen, sondern auch in Beiträgen wie „Diätetik für Schwangere", „Diätetik für Stillmütter", „Diätvorschriften für Weintrinker". „Diätvorschriften während einer arzneilichen Behandlung", „Nutzen und Schaden der Lebensmittel", „Unverträglichkeiten von Lebensmitteln untereinander". Die Begründung dieser Angaben mag teilweise in der Erfahrung gelegen haben. Auch Vorstellungen einer magischen Korrespondenz wurden hier berücksichtigt. So heißt es beispielsweise in der Diätetik für Schwangere:

„[Wenn eine Schwangere]
Hasenfleisch isst, dann wird das Kind stumm sein und seine Oberlippe wird fehlen;
Berglamm isst, so wird das Kind oftmals krank sein;
junge Hühner und getrockneten Fisch isst, so wird das Kind vielfach von Hautleiden betroffen sein,
Maulbeerfrüchte und Enten isst, dann wird das Kind in Steißlage zur Welt kommen;
Pfauenfleisch isst und Wein trinkt, dann wird das Kind eine obszöne Gesinnung haben, seine Triebe nicht beherrschen und das Schamgefühl nicht beachten;
(usw.)."

Das umfangreichste Werk zur Diätetik aus der Kaiserzeit ist das *Bei kao shi wu ben cao gang mu* 备考食物本草纲目 des ansonsten eher unbekannten Yao Kecheng 姚可成 aus dem Jahre 1638. Yao Kecheng knüpfte im Titel an das vier Jahrzehnte zuvor erschienene enzyklopädische Arzneibuch *Ben cao gang mu* 本草纲目 des Li Shizhen 李时珍 an und beschrieb in 22 Kapiteln insgesamt 1699 arzneilich nutzbare Lebensmittel. In seine Ausführungen bezog er auch ein älteres Werk *Jiu huang ye pu* 救荒野谱, „Das Buch vom Überleben in Hungersnot und Wildnis", ein, und bot einen ersten Führer durch 656 Orte Chinas mit Heilquellen. Jede Quelle ist mit einer eigenen Monographie beschrieben, in der die Heilanzeigen genannt und gelegentlich mit Anekdoten zu erzielten Erfolgen oder eigenartigen Ereignissen ergänzt werden.

4.7. Das Erbe in der Gegenwart

Omas Rezepte haben nicht nur einen nostalgischen Klang, sie vermitteln auch das Gefühl des einzig Vertrauten und Verlässlichen in dieser Welt der kommerzialisierten Übervorteilung. Das gilt nicht nur bei uns, sondern auch in China. Die alten Hausmittel, das Wissen der Bevölkerung um die heilende oder helfende Wirkung dieser oder jener Suppe, werden von Generation an Generation weitergegeben. Gelegentlich schreibt jemand seine Kenntnisse und persönlichen Erfahrungen nieder. So war es in den vergangenen Jahrhunderten und so ist es auch noch heute. Auf dieser Ebene überleben auch viele der alten Erklärungsmodelle, wie und warum die Lebensmittel dem menschlichen Körper Gutes tun. Ein Beispiel ist der Bohnenquark, vielen in Europa bekannt in der japanischen Aussprache Tofu. Aus der modernen Lebensmittelwissenschaft erfährt man, dass der Bohnenquark pflanzliches Eiweiß und nicht sehr viele Kalorien enthält. Das ergibt eine positive Bewertung und den Ratschlag, viel Tofu zu essen. Die chinesische Küche spricht dem Bohnenquark eine kühle Thermoqualität und eine zarte Konsistenz zu. Daher sei er leicht verdaulich und könne Hitze im Organismus abkühlen. Solche traditionellen Einschätzungen sind in der chinesischen Bevölkerung weit verbreitet und bestimmen nach wie vor das Essverhalten breiter Schichten. Wie lange dies angesichts des Auseinanderfallens der Großfamilie, der zunehmenden Einflussnahme der Werbung, nicht zuletzt für so genanntes *junk food*, auf die Jugendlichen und der Erfordernisse eines dem heutigen Wirtschafts- und Berufsleben anzupassenden Tagesablauf noch anhalten wird, bleibt abzuwarten.

Gleichsam als Gegentendenz zu den modernen Zwängen sind immer wieder Versuche zu beobachten, das herkömmliche Wissen auch geschäftlich zu nutzen. Restaurants werden in China eröffnet, deren Gerichte mehr oder weniger ausschließlich auf den gesundheitlichen Status ihrer Kunden zugeschnitten werden können. Das ist in Europa schwieriger als in China. Dort fällt es einem Gast nicht schwer, einer Bedienung in einem Restaurant mitzuteilen, er benötige ein Menü, das seine Nierenfunktionen kräftige – eine Information, die man in Europa eher ungern allen hörbar ausspricht.

Wer seine Speisen nicht in aller Öffentlichkeit auf seine Gesundheit oder Leiden ausrichten möchte, dem bleibt die reiche Ratgeberliteratur, die mannigfache Rezepte für die heimische Anwendung bietet. Die Vorteile und Gefahren einer Selbstmedikation sind freilich in diesem Bereich nicht anders als bei anderen Vorgehensweisen, die eigenen Leiden zu heilen, ohne ärztlichen Rat in Anspruch zu nehmen. Beachtet man die entsprechenden Vorsichtsregeln, dann kann es nicht schaden, etwa den Ingwer in den Speiseplan einzubeziehen. Dieser Pflanzenwurzel wird, ähnlich getrockneten Tangerinenschalen, eine Verdauung fördernde Wirkung zugesprochen; sie soll Magenübersäuerung lindern und, wie sich mittlerweile auch in Europa herumgesprochen hat, Reisekrankheit vorbeugen. Seegurken und schwarze chinesische Pilze gelten als hilfreich bei der Bekämpfung von hohem Blutdruck.

Wie in der chinesischen Arzneikunde steht auch in der therapeutischen Verwendung von Lebensmitteln die gezielte Verwendung von Einzelsubstanzen, wie den soeben genannten, neben der Zubereitung umfangreicher Rezepte. Ein Beispiel ist die Hühnersuppe mit Astragalus, Ginseng, Cordyceps und Datteln:

Man nehme:
1 – 2 Eßlöffel organisches, kalt gepresstes Sesamöl
3 – 4 Scheiben frische Ingwerwurzel
1 mittelbraune Zwiebel, geschnitten
1 – 2 Tassen zerkleinerte Gemüsewurzeln nach eigener Wahl (Karotte, Kohlrabi, oder andere)
2 – 3 hormonfreie Hühnerbeine
1 Eßlöffel dunkle Misopaste
1 Teelöffel weißer Pfeffer (mehr oder weniger, nach eigener Präferenz)

2 – 3 Unzen Astragalus-Wurzel
1 Unze Chinesischer Roter Ginseng
1 Unze Amerikanische Ginseng Wurzel
5 – 6 Stück Cordyceps-Pilz
3 Stück Dioscorea Yam Wurzel
1 – 2 Stück getrocknete Tangerinenschale
3 – 4 Stück chinesische rote Datteln
2 – 3 Stück Indische Grüne Cardamon-Knospen
3 – 4 Stück Poria-Pilz

Die geschnittenen braunen Zwiebeln und die dünnen Ingerwurzelscheiben werden in dem Sesamöl leicht angebraten. Sobald eine leichte Bräunung erfolgt ist, füge man das Hühnerfleisch hinzu. Vegetarier können stattdessen Tofu verwenden. Man lasse fünf Minuten simmern und gebe dann die Gemüsewurzeln und die Kräuter mit soviel Wasser hinzu, dass die Flüssigkeit 4 bis 6 cm über den festen Bestandteilen steht. Man erhitze bis zum Siedepunkt und verringere die Temperatur auf mittel bis schwach. In einem schweren Topf mit dicht schließendem Deckel soll der Inhalt 45 bis 60 Minuten köcheln. 10 Minuten vor dem Ende füge man die Misopaste mit ein wenig Wasser angemischt, sowie den Pfeffer hinzu. Wenn die Misopaste nicht ausreichend salzig ist, kann man noch etwas Salz dazu geben.

Diese Suppe wird empfohlen zur Stärkung nach einer Operation oder nach langer Krankheit. Das Hühnerfleisch gilt als blutstärkendes Nahrungsmittel warmer Thermoqualität, das in Verbindung mit den Kräutern das Qi nach oben führt und das Blut erwärmt und stärkt. Dies wird als wichtig erachtet, weil der Körper während einer Operation erkalte. Cordyceps soll die „Essenz" (*jing* 精) des Organismus auffüllen, die durch die Operation verloren gegangen ist. Ingwer, Tangerinenschalen und Cardamon stabilisieren die Verdauung und lindern post-operative Übelkeit. Das Rezept ist nicht angezeigt, wenn ein Patient unter einer Hitze-Krankheit leidet, oder sich ohnehin heiß fühlt. Es mag hier jedoch als ein Beispiel gelten für die Verwendung von pflanzlichen Mitteln, die zum Teil hauptsächlich als Lebensmittel, zum Teil vorwiegend als Arzneimittel gelten und bei Bedarf auch in einem Rezept miteinander kombiniert werden können.

5. Abteilung: Black Box menschlicher Organismus

5.1. Was man sieht und was man nicht sieht

Die meisten Leser dieser Zeilen werden schon einmal in den geöffneten Körper vielleicht einer Forelle geschaut haben, bevor sie zum Verzehr zubereitet wurde. Was sieht man da? Einige Organe, einige Farben, einige Flüssigkeiten. Was man nicht sieht, das ist das Leben. Schließlich ist die Forelle bereits tot. In die lebende Forelle kann man jedoch nicht hineinschauen. Man kann an ihr vielleicht einige morphologische Details sehen, einige Farben, Flüssigkeiten, auch Temperaturen. Aber das Leben, oder das, was sich abspielt, damit die Forelle lebt, das ist von außen auch nicht erkennbar. Mit dem menschlichen Organismus verhielt es sich vor zwei Jahrtausenden auch nicht anders. Sprechen wir es in aller Deutlichkeit aus: Alle Annahmen über die Lebensvorgänge in der neuen Medizin des antiken Griechenlands ebenso wie des antiken China waren nichts als Spekulation. Man sah weder die Hintergründe von Gesundheit, noch die Hintergründe solcher Lebensäußerungen, die man als krank definierte. Man sah Äußerungen – das Fieber, den Schleim, den Husten, die Farbänderungen, oder gar Geschwüre und Durchfall. Man hörte Veränderungen in der Stimme und fühlte Veränderungen in der Temperatur. Aber das war es dann auch schon. Welche Vorgänge sich im lebenden Organismus hinter diesen Äußerungen verbargen, das musste man erraten.

Der Vorwurf der Spekulation mag ein wenig hart klingen. Man sollte besser von Projektion sprechen. Die Menschen der Antike – ebenso wie der folgenden Jahrhunderte – projizierten Bilder in den Körper von Fakten, die sie außerhalb des Körpers sahen. Oder sie projizierten Bilder in den Körper von Situationen, die sie sich außerhalb des Körpers erhofften. Grundsätzlich trifft die Aussage zu: das Bild des Körpers hatte seinen Ursprung stets in Vorbildern außerhalb des Körpers. Als die neue Medizin in China im wahren Sinne des Wortes erdacht wurde, da gab es bereits viel Wissen über Organe und Körperflüssigkeiten, Körperfärbungen und Stimmveränderungen. Aber es gab noch kein Bild vom Körperinneren. Wozu sind die Organe da, die man im geöffneten Leib sieht? Wirken sie jedes für sich selbst, oder sind sie miteinander verknüpft? Sind alle gleichwertig, oder gibt es eine Hierarchie? Viele Fragen, die der Blick weder auf den lebenden noch in den toten Körper zu beantworten vermag. Wo also holt der Beobachter sich die Anregungen für die Antworten, die er schließlich niederschreibt, an seine Schüler vermittelt und zwei Jahrtausende lang in Prüfungen abfragt? Ohne es selbst zu wissen überträgt er die Ordnung des gesellschaftlichen Lebens, in der er sich heimisch fühlt, auf die Strukturen des menschlichen Organismus. Aber es kann auch sein, dass er sich in den real existierenden Ordnungen seines gesellschaftlichen Umfelds gar nicht wohl und heimisch fühlt. In diesem Falle überträgt er – ebenfalls unbewusst – seine Wunschvorstellungen einer Ordnung in der Gesellschaft auf die Strukturen im menschlichen Körper. Und genauso ist es wohl in China vor zwei Jahrtausenden geschehen. Aber nicht nur dort, auch in Europa. Das habe ich an anderer Stelle ausführlich beschrieben (Unschuld, 2003). Hier wollen wir uns auf China konzentrieren.

5.2. Wissenschaft und Naturgesetze: Die Fünf-Phasen-Lehre

Beginnend etwa im 4. bis 3. Jahrhundert v. Chr. geschah in China, in erstaunlicher Parallele zu Vorgängen wenige Jahrhunderte zuvor in Griechenland, eine tief greifende kulturelle Revolution. Wir hatten die Neuerungen jener Zeit schon eingangs angedeutet: Die Heilkunde teilte sich fortan und bis heute in zwei Traditionen: Die wissenschaftliche und die nicht-wissenschaftliche Heilkunde. Erstere basierte auf dem ebenfalls eingangs zitierten Glaubensbekenntnis, dass der Mensch fähig sei, die Gesetze, auf denen alles Geschehen im Universum beruht, mit seinem Intellekt zu erkennen und sodann unter anderem für die Erklärung von Kranksein und Gesundheit, sowie zur Heilung erster und zur Bewahrung letzterer zu verwenden. Da diese Gewissheit eine Annahme ist, die so gar nicht wissenschaftlich bewiesen werden kann, sprechen wir von dem Glaubensbekenntnis, oder Credo, das aller wissenschaftlichen Medizin zu Grunde liegt.

Die antike chinesische Wissenschaft entstand, als einige Intellektuelle die Gesetzmäßigkeiten, die sie zur Erklärung der Vernichtung einer Herrscher-Dynastie durch eine andere Herrscher-Dynastie aufgestellt hatten, zur Erklärung aller Gewalt in der Natur ausweiteten. Es entstand die Vorstellung, in einem großen Kreislauf von ursprünglich wohl sechs, später nur noch fünf „Schritten" (wir sprechen zumeist von „Phasen") überwinde in einem gesetzmäßigen Ablauf die nächste Phase ihre Vorgängerphase. Die einzelnen Schritte oder Phasen wurden mit Namen benannt, die jeder kannte: Wasser, Feuer, Metall, Holz, Erde. Wasser löscht Feuer, Feuer schmilzt Metall, Metall schneidet Holz, Holz, etwa als Wurzel, durchlöchert die Erde. Erde, etwa als Deich, dämmt das Wasser. Und so weiter. Die Namen der fünf Phasen dieses ewigen Kreislaufs stehen freilich nicht nur für die Bilder, die sie in der Vorstellung erwecken, selbst. Wasser steht auch für eine unendlich lange Reihe von Phänomenen, die untereinander in der Wesensart gleich sind – eben der Phase Wasser im ständigen Reigen assoziiert sind. Ähnlich steht es mit Feuer, Erde, usw.

Nehmen wir beispielsweise das Feuer. Als Name einer der fünf Phasen steht es auch für Hitze, die Farbe rot, das Organ Herz, die Jahreszeit Sommer, und vieles mehr. Diese Reihung klingt plausibel. Doch sie war es nicht für jeden in der Antike. Als die Möglichkeit gesehen wurde, alle Phänomene den fünf Phasen zuzuordnen, machten sich viele Gelehrte die Mühe, entsprechende Einordnungen vorzunehmen. Manche sahen das Herz als blau an, und assoziierten es mit diesem oder jenem Phänomen. Ein Machtwort einer Kommission im 1. Jahrhundert beendete die Vielfalt der Meinungen und bestimmte die Reihe, die wir noch heute als plausibel anerkennen. Tatsächlich war sie damals nur denen plausibel, die den politischen Nutzen sahen, die aus dieser Reihung für die Legitimation der zweiten Han-Dynastie als rechtmäßige Überwinderin ihrer Vorgänger-Dynastie erwuchs.

Aus dieser Entscheidung erwuchs eine Gesetzmäßigkeit, die länger als jede andere menschgemachte Gesetzesvorlage ihre Wirkung entfaltete. Noch heute zahlen unzählige Menschen in Europa viel Geld dafür, diese Gesetzmäßigkeit studieren und in der Deutung der Krankheiten ihrer Patienten anwenden zu dürfen.

Doch es blieb nicht bei der Erkenntnis des Kreislaufs der Vernichtung oder zumindest Überwindung der Vorgängerphase. Hinzu kam die Erkenntnis, dass sich auch die Entstehung aller Phänomene in einem Kreislauf derselben fünf Schritte oder Phasen vollziehe: Wasser lässt Holz wachsen. Aus Holz entsteht Feuer. Aus Feuer entsteht Asche, also Erde. In der Erde wachsen die Minerale, also die Metalle. Und aus den Bergen, den Mineralen, kommt das Wasser. Wiederum standen die Namen der fünf Phasen nicht für sich selbst, sondern für dieselben unendlich langen Reihen von Phänomenen, die auch in dem Kreislauf des gegenseitigen Vernichtens/Überwindens mit ihnen assoziiert waren. Nun konnte man also rein naturgesetzlich, ohne Rückgriff auf Götter, Geister, oder Ahnen alles Werden und alles Vergehen in der Welt erklären.

Aber die Beziehungen zwischen den Dingen sind nicht auf das gegenseitige Vernichten und Erzeugen beschränkt. Weitere Beziehungen zwischen den fünf Phasen wurden erkannt. Wenn beispielsweise das Feuer so stark wird, dass es das Metall ganz wegzuschmelzen droht, dann kommt das Kind des Metalls, das Wasser also, zu Hilfe und löscht das Feuer so weit, dass es für das Metall keine Gefahr mehr ist. Die Assoziation dieser drei Phasen in der hier geschilderten Beziehung etwa mit den Organen erlaubt es uns, das Bild von Gefährdung und Rettung sogleich auch auf Pathologie und Therapie ausweiten. Wenn also das Herz (= Feuer) so stark wird, das seine Funktionen die Lunge (= Metall) auszuschalten drohen, dann muß der Heilkundige einschreiten. Er kann das Herz nicht direkt schwächen. Das wäre zu gefährlich. Es ist auch nicht ratsam, die Lunge zu stärken. Das würde die

Funktionen des Herzens nur noch mehr anregen, um auch die gestärkte Lunge zu überwinden. Also bleibt nur eins: der Heilkundige muß die Nieren (= Wasser) stärken, denn sie sind im Stande, auf natürliche Weise die Kraft des Feuers zu begrenzen, so dass sich die Lunge wieder erholen kann. Die Nieren als „Kind" der Lunge, denn Metall/Mineral bringt das Wasser hervor, kommt seiner „Mutter" natürlich gerne zu Hilfe, um deren Feind, die Phase Feuer, in die Schranken zu weisen.

Nun ließen sich schon komplexere Vorgänge in der Natur erkennen und auch beeinflussen. Der Mensch machte sich durch Kenntnis der Gesetze der Natur eben diese Natur zum Untertan. Die Theorie von den Fünf Phasen wurde im Laufe der Zeit zu einer recht komplizierten Lehre erweitert. (Abb. 57) Ein fahler Abglanz findet sich in den Zusammenfassungen in der überwiegenden Mehrheit westlicher Schriften zur Traditionellen Chinesischen Medizin. Eine seriöse Würdigung dieser Lehre in einer westlichen Sprache gibt es bisher nicht.

5.3. Wissenschaft und Naturgesetze: Die Yin-Yang-Lehre

Die zweite naturgesetzliche Grundlage der Wissenschaft, derer sich dann ab dem zweiten oder ersten Jahrhundert v. Chr. die neue Medizin Chinas bediente, war die Yin-Yang-Lehre. Sie erscheint zunächst einfacher als die Fünf-Phasen-Lehre, besteht sie doch „nur" aus zwei Komponenten, Yin 阴 und Yang 阳, die in stetem Widerspruch gemeinsam nur existieren können. Die Yin-Yang-Lehre ist keineswegs die Lehre des Ausgleichs oder der Harmonie, als die sie die heutige Sekundärliteratur zur chinesischen Medizin gerne ausweist. Wie die Fünf-Phasen-Lehre so ist auch die Yin-Yang-Lehre aus der Einsicht in die Selbstverständlichkeit von Gewalt und gegenseitiger Vernichtung, aber auch gegenseitiger Hervorbringung der Phänomene geboren. Statt einer Fünfer-Reihe sieht die Yin-Yang-Lehre in ihrem Ursprung ein dualistisches Auf und Ab der beiden Komponenten. So wie der Sommer dem Winter folgt, so folgt anschließend wieder der Sommer. Einen gleichzeitigen Ausgleich zwischen diesen beiden Antagonisten zu suchen, wäre absurd. Es gilt, in dieser ewigen Vernichtungs- und Erzeugungsdynamik der Natur zu überleben. Sich anpassen ist die richtige Strategie.

Doch gerade das Beispiel der Aufeinanderfolge von Sommer auf Winter und der Rückkehr des Sommers zeigt, dass die Dualität von Yin und Yang nicht ausreicht, die Erscheinungen der Natur und des Lebens insgesamt zu erläutern. Zwischen Winter und Sommer liegt eine Übergangszeit, nicht reines Yin und auch nicht reines Yang. Wir nennen sie Frühling. In der Yin-Yang-Lehre ist es die Zeit des Erwachens des Yang im noch vorherrschenden Yin. Da ist noch die Kälte, oder Kühle des vergangenen Winters, aber es regt sich schon die erste Wärme. Das ist noch unreifes Yang, oder eben Yang-in-Yin. Den Herbst siedelt man ebenso zwischen Sommer und Winter an; das ist die Zeit des unreifen Yin, oder des Yin-in-Yang. Damit war die Dualität zu einer Vierfach-Folge von Phasen des Kreislaufs geworden. Doch es wurde für andere Zwecke auch eine Sechsfach-Folge erdacht; sie fand insbesondere in der Deutung der Organfunktionen Anwendung. Drei Yang-Organe und drei Yin-Organe spiegelten die Komplexität des Organismus besser wider als etwa nur eine grobe Yin- und Yang-Eingruppierung. Der Kreislauf der zwei, vier, oder sechs Yin- und Yang-Phasen bot zusätzlich zu der Fünf-Phasen-Lehre Möglichkeiten, Naturphänomene und, in der Lebenswissenschaft, die gesunden und die für krank erachteten Vorgänge im Körper einzuschätzen, zu erläutern und zu beeinflussen.

5.4. Strukturen des Organismus

Dies ist nun schon der Zweck der Medizin. Damals wie heute hat der Kernbereich der Medizin den Zweck, den Organismus in seiner Gesundheit und in seinen kranken Zuständen zu verstehen und gegebenenfalls in die eine oder andere Richtung zu beeinflussen. Die wissenschaftliche Grundlage der neuen Medizin, die im zweiten und ersten Jahrhundert vor Chr. ihren Anfang nahm, haben wir angedeutet. Ebenso wichtig war jedoch auch die neue Körpersicht (Diagramm 1). Kehren wir noch einmal zu unserer Forelle auf dem Küchentisch zurück. Der geöffnete Bauch sagt uns nichts über die Zusammenhänge der vielleicht als Einzelorgane bekannten Gewebe und die Flüssigkeiten, die man dort sieht. Nicht in den offenen Bauch der Forelle, wohl aber in den geschlossenen Leib der Menschen projizierten die Biowissenschaftler der Han-Dynastie das, von dem sie annahmen, dass es die Ordnung eines Organismus schlechthin sein müsse: Ein integriertes System aus mehreren Einzelbestandteilen, die alle ihre eigenen Funktionen besitzen und durch ein Netz aus größeren und kleineren Kanälen verknüpft sind. Der Austausch zwischen den Einzelteilen hält das System am Leben. Ist der Austausch unterbrochen, oder trägt eines der Einzelteile zu wenig zum Austausch bei, oder verbraucht es mehr, als ihm zusteht, dann leidet das System und geht möglicherweise zu Grunde (Diagramm 2).

Dieses System erkannte man im Leibensinneren, aber gesehen hat es keiner. Geprägt von der neuen Erfahrung des im Jahre 221 v. Chr. aus mehreren früher getrennt und in gegenseitigem Wettstreit befindlichen Teilstaaten zusammengefügten und somit erstmals geeinten Chinesischen Reiches, konnten die antiken chinesischen Biowissenschaftler gar nicht anders, als diese Realität einer großen Ordnung nun auch im Leibesinneren als die Ordnung des einzelnen Körpers zu erkennen. Das Innere des Körpers spiegelte die Strukturen der neuen politischen Ordnung wider. Rasch wurden die Organe in den Beamtenrang erhoben und in eine Hierarchie unterschiedlicher Ämter eingefügt (Diagramm 3). Ein anderer Autor sah die Organe Herz, Milz, Lunge, Leber, Nieren als Gouverneure, die in ihren Amtssitzen Dünndarm, Magen, Dickdarm, Galle und Blase über ihre Untertanen Blut/Gefäße, Sehnen, Haut/Haare, Fleisch und Knochen/Mark herrschen und deren Wohl und Wehe bestimmen (Diagramm 4). Wieder ein anderer Autor sah die hier Gouverneure genannten Organe als Speicher an, in denen Dinge langfristig gelagert wurden, und deklarierte die soeben als Amtssitze bezeichneten Organe als Speicher, in denen die Dinge rasch ein- und wieder ausgelagert werden.

5.5. Blut und Qi und Akupunktur

All dies erschien den Lesern der neuen Texte plausibel, denn die Parallele zwischen dem, was man außen erlebte, und dem, was innen sein sollte, war doch überzeugend. Ebenso überzeugend war die von einzelnen Biowissenschaftlern vorgebrachte Meinung, der Organismus sei ein einziges Bewässerungssystem von Kanälen, in denen zwei Stoffe fließen. Mal in die eine, richtige Richtung, dann wieder in eine andere falsche Richtung. Mal aufgehalten, dann wieder zu schnell. Die beiden Stoffe, die man im Körperfluß vermutete, waren einmal das Blut, das sich bei Verletzungen, Nasenbluten oder Menstruation nur allzu sichtbar ergoß. Der andere war das sogenannte Qi 气 (ursprünglich: 氣), oder wörtlich „die Speisedämpfe", ein für die neue Medizin geschaffener Begriff, der die Luft, die durch Nase, Mund und andere Köperöffnungen ein- und ausfließt, erläutert und im Körper seine eigenen Kanäle besitzt. Diese hatten die Griechen folgerichtig schon „Arterien", also „Luftbehälter", genannt, denn diese Gefäße sind bei der geöffneten Leiche in der Regel schon geleert und können somit leicht als Leitungswege jener Qi genannten Dämpfe interpretiert werden. (Abb. 58, 59a - d)

Mit dieser neuen Sichtweise auf die Körperorgane, die Kanäle, die die Organe verbinden, und die Stoffe, die in diesen Kanälen fließen, kam auch ein neues Heilverfahren auf, die heute so genannte Akupunktur. Nadelstiche mit dem Ziel, die eine oder andere Wirkung zu erzielen, mag es schon zuvor gegeben haben. Aber die Akupunktur hat mit Sicherheit keine Geschichte vor der neuen Medizin. Der Nadelstich wurde in die Wissenschaften von Yin und Yang und von den Fünf Phasen einbezogen. Er verknüpfte fortan bis in das zwanzigste Jahrhundert den blutigen Aderlaß mit dem Bemühen, das in den Tiefen fließende Qi zu kontrollieren.

Die Akupunktur wurde zum wichtigsten Heilverfahren der neuen Medizin, aber sie bildete nicht die einzige Möglichkeit, den Organismus zu beeinflussen. Am Beispiel eines Schlaganfalls sehen wir die Verbindung von Nadelstich, physikalischen Wirkungen und Arzneigabe (Diagramm 5). Das klingt vertraut, ist aber dennoch der Rede wert. Denn die neue Medizin weitete ihr theoretisches Gerüst nicht auf den therapeutischen Bereich aus, der in China seit eh und je die Grundlage aller Krankheitsbehandlungen bildete: Die Arzneikunde. Wir haben die Pharmazie in einer früheren Abteilung besprochen. Hier sei nur noch einmal darauf hingewiesen, dass es durchaus Möglichkeiten gab, Arzneikunde und Akupunktur in einer Therapie zu verknüpfen. In der Theorie jedoch fand sich bis in das 12. Jahrhundert allein die Akupunktur, nicht die Wirkung der Arzneidrogen.

Am Beispiel des Hustens sehen wir etwas anderes: die Erklärung aller möglichen Gesundheitsprobleme auf der Grundlage der neuen Biowissenschaften. Sie zeigten erstmals die Einbindung des Menschen in den Lauf der Zeit; sie erklärten aber beispielsweise auch die Funktionen der Organe in einer scheinbar so banalen Situation wie der des Hustens. Ein geniales Erklärungsmodell entstand (Diagramm 6), das zum einen das Mitwirken aller Organe aufzeigt und dennoch die Rolle der Lunge als zentrales für den Husten verantwortliches Organ akzeptierte, und das des weiteren erklärte, warum zwar zwei Menschen sich der Kälte aussetzen können, aber möglicherweise nur einer von ihnen Husten entwickelt.

5.6. Dorfidyll - Die Gegenwelt der Daoisten

Die neuen Biowissenschaften erstaunen uns heute noch in ihrer Durchdachtheit. Sie waren aber keineswegs für alle Mitglieder der intellektuellen Elite des chinesischen Altertums überzeugend. Der Grund für die nun beginnende Zweiteilung der chinesischen Natur- und Körpersicht lag nicht etwa in unterschiedlicher Intelligenz oder Bildung. Der Grund lag in gegensätzlichen Überzeugungen hinsichtlich der für Frieden und Harmonie in einer Gesellschaft sinnvollsten sozialen und wirtschaftlichen Strukturen. Das, so könnte man meinen, hat doch gar nichts mit Medizin und Naturwissenschaft zu tun. Das Gegenteil ist der Fall.

In der chinesischen Antike erschienen die neuen Biowissenschaften auf der Grundlage der neu entdeckten Naturgesetze von der systematischen Korrespondenz aller Dinge nur denen plausibel, die sich auch in der Gesellschaft eine Ordnung allein auf der Grundlage von Gesetzen in einem komplexen Staatswesen vorstellen konnten, in dem nah und fern, oben und unten über Handel und Wandel, Hierarchie und Moral miteinander verknüpft waren. Doch diese Art von Ordnung, die das im Jahre 221 gegründete Reich verwirklichte, behagte nur denen, die sich den Lehren des Konfuzianismus und der Legisten geöffnet hatten. Es gab auch noch eine Gruppe von ebenso gebildeten, ebenso intelligenten Mitgliedern der Gesellschaft, die eine ganz andere Ordnung suchten: die Ordnung des kleinstmöglichen Dorfes, eingebettet in die Natur, ohne Handel und Wandel, ohne Hierarchie und Krieg, ohne Schrift und vor allem ohne menschgemachte Gesetze und künstliche Moral. Hier vermuteten die Anhänger dieser Sicht, die man unter dem Namen Daoisten zusammenfassen kann, die Gegebenheiten für dauerhaften Frieden. Alles andere, so war ihre Meinung, war Zwang und unnatürlich und führte nur zu Streit und Unruhe.

Die Anhänger dieser Sozialphilosophie vermochten daher auf lange Zeit nicht, sich mit den neuen Naturgesetzen von Yin und Yang und den Fünf Phasen anzufreunden. Sie vermochten nicht, den Körper in Hierarchien seiner Organe zu gliedern und ein Netz von Kanälen zu erkennen, deren Funktionen, wenn erforderlich, mit Nadelstichen zu regulieren waren. Die frühen Daoisten nahmen die Gaben der Natur und setzten sie da ein, wo ihre Erfahrungen oder simple Vermutungen es nahe legten. Theorien über die den natürlichen Geschehnissen zu Grunde liegenden Gesetze benötigten sie keine. Theorien waren schon eine Entfremdung von der Natur. Sinnbild ihrer Welt- und Körpersicht sind die Darstellungen des menschlichen Körpers als ländliche Idylle. (Abb. 60) Das ist der Gegenentwurf zu dem großen, aus mehreren vormals eigenständigen Staaten geeinten Reich, in dem sie alle lebten. Die chinesische Heilkunde verdeutlicht in ihrer tief greifenden Zweiteilung die Bedingungen der Theoriebildung in der Medizin. Theorien von den gesunden und kranken Zuständen des menschlichen Organismus spiegeln entweder eine Ordnung wieder, in der die Menschen leben, oder eine Ordnung, in der die Menschen leben möchten. Wo

Menschen in ein und derselben Gesellschaft leben, die zu einem Teil die bestehende Ordnung akzeptieren und zu einem anderen Teil sich nach einer anderen Ordnung sehnen, da finden sich auch gegensätzliche Positionen in der Sicht auf Krankheit und Gesundheit, und folglich auf das medizinisch Sinnvolle. Die Suche vieler Menschen nach alternativer Heilkunde in unserer heutigen Gesellschaft ist ein Hinweis auf das Vorhandensein solcher unterschiedlicher Ordnungsvorstellungen auch in unserer Zeit.

Die Daoisten führten die nicht-medizinische Tradition der in Erfahrung und Vermutungen begründeten Arzneikunde fort. Aber sie waren nicht die einzigen, die nicht-medizinische Heilkunde bevorzugten. Auch der Exorzismus, der Dämonenbann, lebte gemeinsam mit der medizinischen Tradition, ebenso wie die religiösen Heilweisen im Umfeld des Buddhismus. Bis in die Gegenwart hat die Vielfalt dieser Traditionen den Gesamtbereich der Heilkunde in China geprägt. Zwar legt die Regierung der VR China größten Wert darauf, aus dem vielfältigen Erbe nur solche Elemente zu fördern, die sich zumindest mittelfristig durch moderne Wissenschaft legitimieren lassen, in der allgemeinen Bevölkerung jedoch hat kein Element der Vergangenheit an Glaubwürdigkeit verloren.

5.7. Ewig gesund – mit Sicherheit krank

Die Auswirkungen der unterschiedlichen Ordnungsvorstellungen und somit der divergierenden Sichtweisen auf den Organismus äußerten sich in vieler Hinsicht. Grundlegend war beispielsweise die Beantwortung der Frage, ob ein Mensch sich dem Kranksein durch richtige Lebensweise gänzlich entziehen kann. Konfuzianer, die an die ordnende Macht der Moral glaubten, und Legisten, die von der ordnenden Kraft der Gesetze überzeugt waren, versprachen ihrer Klientel ewige Gesundheit, wenn sie sich an den moralisch und gesetzlich (im Sinne von naturgesetzlich) vorgeschriebenen Lebenswandel hielten. Die Daoisten konnten dies nicht nachvollziehen. Die Tatsache, einen materiellen Körper zu besitzen, ist die unvermeidliche Ausgangsbasis für Kranksein. Nur das Nichtkörperliche kennt kein Kranksein, so lehrten sie.

Eine extreme Position aus dem konfuzianisch-legistischen Umfeld findet sich in dem wichtigsten Klassiker der chinesischen Medizin aus der Antike, dem *Su wen*, und wurde möglicherweise zwischen dem 2. Jh. v. und dem 3. Jh. n. Chr. niedergeschrieben. Dort verweist ein Autor darauf, dass nur die Gesetzestreue Gesundheit verheißt, dass Opposition gegen die Gesetze Wandel bedingt, und dass Wandel die Grundlage von Krankheit ist. Diese erzkonservative Einstellung, die der chinesischen traditionellen Medizin zu Grunde liegt, hat diese Medizin so lange in China überleben lassen, wie die entsprechende politische Struktur ihr den Rücken stärkte. Sobald diese Strukturen fortfielen, verlor auch die medizinische Theorie ihre Kraft. Ihre Anhänger im heutigen Westen wissen nichts von diesem ideologischen Hintergrund. Die wenigen Versatzstücke aus der Vergangenheit, die sie sich zu einem Wunschgebilde alternativer Heilkunde zusammengefügt haben, sind so oberflächlich in ihrem theoretischen Anspruch, dass sie in jede Umwelt zu passen scheinen.

6. Abteilung: Suche nach Harmonie; Kampf dem Feind

6.1. Gesundheit und Krankheit

Was aber geschieht nun, wenn der Mensch den Gesetzen zuwiderhandelt? In der Gesellschaft wird er bestraft. Das soll schmerzen. Vielleicht verliert er sogar ein Körperglied, eine Hand vielleicht, mit der er gestohlen. Oder er verliert sein Leben, wenn der Verstoß gegen die Gesetze alles Maß überstiegen hat. So ist es auch, wenn man gegen die Gesetze der Natur verstößt. Kleinere Vergehen mögen lediglich Schmerz hervorrufen. Der Schmerz gemahnt, manches in Zukunft nicht mehr zu tun, und anderes zu lassen. Schwerere Vergehen können zum Verlust von Fingern, Nase, Ohren führen, oder auch einem Bein oder Arm. Ganz schwere Vergehen führen in den Tod. Kranksein ist also in der chinesischen Medizin die

Strafe, die das Übertreten der Regeln nach sich zieht. Heilkunde ist das Bemühen, die Strafe abzumildern oder ganz außer Kraft zu setzen.

Grundlage der Vorstellungen von Ursache und Dynamik der Krankheiten waren Ansichten, die uns auch heute noch durchaus sinnvoll erscheinen. Der Körper ist in einem natürlichen Ablauf von Geburt, Jugend, Erwachsensein, Alter und Tod grundsätzlich gesund. Die Gesundheit wird durch die Zufuhr von Atemluft und Nahrung aufrecht gehalten, aus der sich der Körper sein Qi nimmt, das er für das Leben benötigt. Der Körper wird geschwächt, wenn das Qi der einzelnen Organe übermäßig geleert wird. Wenn zum Beispiel ein Organ durch übermäßige Verausgabung der ihm zugeordneten Emotion übermäßig Qi verliert, dann entsteht eine Leere, in die entweder ein klimatischer Faktor als Pathogen von außen oder das Qi eines anderen Organs aus der inneren Nachbarschaft eindringt. Ein solcher Zustand ist eine „Fülle". Diese „Fülle" bedeutet nicht, dass etwas „voll" ist. Diese „Fülle" ist ein abstrakter Begriff, der aussagt, dass in eine Leere etwas eingedrungen ist, und diese Leere nun ausfüllt, was dort gar nicht hingehört.

Eine „Fülle" ist daher immer pathologisch und kommt nur zustande als Folge einer zuvor entstandenen „Leere". Gesundheit ist in mancher Hinsicht der Mittelzustand zwischen ganz konkretem Mangel und Vollsein. Gesundheit ist auf der theoretischen Ebene der Zustand von weder Leere noch Fülle. Das ist das „Maß der Mitte". Leere und Fülle, ebenso wie Mangel und Vollsein, stellen sich nur dort ein, wo jemand das Maß der Mitte verlässt.

Der Körper ist freilich auch bei einer Leere nicht ganz schutzlos. Innerhalb der Gefäße und in der Haut patrouillieren „Lager-Qi" und „Schutztruppen-Qi" und suchen nach Eindringlingen von außen.

Auf Grund der Verknüpfungen der einzelnen Organe mit den verschiedenen Jahreszeiten im System der Entsprechungen sind die Organe zu jeweils unterschiedlichen Jahreszeiten besonders gefährdet. Die Lunge etwa ist mit dem Herbst assoziiert. Eine Lungenschwäche wird daher vor allem im Herbst der Kälte die Möglichkeit bieten einzudringen. Im Frühling dagegen, der mit der Leber verknüpft ist, findet Kälte leichter in eine geschwächte Leber Eingang. Wenn die Kälte, die in eines der Organe einzudringen vermochte, dann über die Gefäße in die Lunge weiterzieht und dort vielleicht mit einem anderen Kältestrom zusammentrifft, der auf Grund des Verzehrs kalter Speisen oder Getränke zunächst in den Magen und wiederum über das Gefäßsystem schließlich ebenfalls in die Lunge floß, dann entsteht in der Lunge ein Kältegemisch, das als Husten über den Mund nach außen dringt.

6.2. Individualität des Krankseins versus Schematik der Module

Viele innovative Modelle wurden in der Han-Zeit veröffentlicht, um die altbekannten Leiden nun auf der Grundlage der neuen Vorstellungen zu erklären. Wir hatten schon ausgeführt, wie der individualistische Ansatz in der Gestaltung von Rezeptvorschriften versagte. Jedes individuell ausgepägte Leiden wurde als eigenständige Krankheit angesehen und mit einem speziellen Rezept behandelt. Die Zahl der solcherart gesammelten Rezepte stieg in die zehntausende und ließ kaum noch einen Überblick zu. Als Alternative war die Modulstruktur entwickelt worden, die dem Arzt eine sehr begrenzte Anzahl von Zuständen als Bausteine zur Verfügung stellt. Findet der Arzt diese Bausteine bei der Diagnose des Patienten, so kann er daraus eine Krankheit konstruieren, die sogleich mit entsprechenden Rezeptstrukturen behandelt werden kann.

Diese Entwicklung in der Rezeptkunde war die logische Folge früherer Entwicklungen in der medizinischen Theorie. Bevor die neue Medizin entstand, bezeichneten die Heilkundigen die vielfältigen Formen des Krankseins mit jeweils eigenen Namen. Jeder Zustand hatte einen eigenen Namen. Eine Systematik war nicht erkennbar. Dann wurde das Reich geeint. Unterschiedliche Staaten, deren Gelehrte unterschiedliche Fachbegriffe benutzten, formten nun ein großes Ganzes. Die Gebildeten der einzelnen Teilstaaten aber verstanden sich zunächst nicht. Indem die neue Medizin eine ganz neue Terminologie einführte, erlaubte sie, sich von der Bezeichnung der unzähligen Einzelfälle – noch dazu mit unterschiedlichen Namen in den verschiedenen Landesteilen – zu entfernen und eine gemeinsame Plattform zu schaffen. Alle Krankheitszustände wurden auf eine begrenzte Anzahl von Unregelmäßigkeiten zurückgeführt. Die frühere Individualität der Benennung des Krankseins wurde aufgegeben zu Gunsten eines Systems, das es erlaubte, zahlreiche individuelle Leidenszustände auf jeweils ein Modul zurückzuführen. Den Modulen lag ein relativ einfaches Schema zu Grunde. „Leere" und „Fülle", „Yin-" und „Yang-"Typus, „die klimatischen Eindringlinge von außen (Hitze, Feuchtigkeit, Feuer, Wasser, Wind)", „die übermäßigen Emotionen" bildeten die Parameter und damit die Module, die der Heiler im Organismus des Patienten zu bestimmen suchte. Die Individualität des chinesischen therapeutischen Ansatzes, die in der westlichen Sekundärliteratur so stark betont wird, ist daher in Wirklichkeit eine höchst schematisierte Vorgehensweise, die – wie wir es für die Therapie bereits in der Rezeptkunde gesehen haben – das Ziel hat, die unübersehbare Individualität der Leidenserscheinungen zu überwinden und eine systematische Vorgehensweise zu ermöglichen. Daß auf diese Weise auch die vormedizinischen „Volksbezeichnungen" der Krankheiten überflüssig wurden, war sicher ein willkommener Nebeneffekt in der heterogenen Sprachlandschaft des geeinten Reichs.

6.3. Krankheit und Krankheitszeichen

Die Module, so könnte man sagen, bildeten das theoretische Konstrukt der Krankheit. Eine Krankheit ist immer ein theoretisches Konstrukt. Arzt oder Patient „sehen" Leidenszeichen, sie sehen keine Krankheit. Sie vermuten hinter den Leidenszeichen eine Krankheit. Nun darf man jedoch die individuellen Leidenszeichen der chinesischen Medizintheorie nicht mit der westlichen Vorstellung eines „Symptoms" gleichsetzen. „Krankheit" und „Symptom" in der westlichen Medizin bilden möglichst eine Einheit. Idealerweise erlaubt Symptom X den Rückschluß auf die Krankheit Y. Die chinesische Medizin sah das anders. Hier entstand die Vorstellung, die Anwesenheit von Krankheitsmodul A könne sich als Leidenszeichen X, Y, oder Z äußern. Die Anwesenheit von Krankheitsmodul B könne sich als Leidenszeichen Y, Z, oder W äußern. Trifft der Arzt also auf Leidenszeichen Y oder Z, so kann er nicht auf Anhieb sagen: zu Grunde liegt Krankheit A. Er muß weitere Parameter untersuchen, um ein einziges oder mehrere Krankheitsmodule, zu finden, die die Vielzahl der Leidenszeichen erklären und deren Therapie die Leidenszeichen beendet.

Die neuen Theorien zur Han-Zeit wurden zum einen genutzt, um altbekannte Leiden zu erklären. Doch sie brachten auch ihre eigenen „Krankheiten" hervor. So ergab sich aus den Vorstellungen vom Fluß des Qi und des Blutes durch die Gefäße die Erkenntnis, dass manche Krankheiten durch Stauungen des Flusses, durch einen Fluss in die falsche Richtung, oder gar durch Rückfluß aus einer Körperregion verursacht seien. Wie anders hätte man etwa eine Bewusstlosigkeit im Hochsommer verstehen können, als durch die Vorstellung, die übermäßige Hitze lasse das Qi im Kopf verdampfen, sodaß der betreffende Mensch zu lallen beginnt, Geräusche im Kopf vernimmt, entsetzliche Schmerzen verspürt und schließlich das Bewusstsein verliert? Ob es der Haarausfall, Hautprobleme, urologische Leiden oder Muskelschwund waren, für diese und viele andere gesundheitliche Probleme finden sich in der antiken medizinischen Literatur Erklärungen, die alle diese Leiden innerhalb der Schemata der systematischen Entsprechungen auf eine begrenzte Zahl pathologischer Module zurückführten.

6.4. Medicus curat, natura sanat

Kleinere Wunden schließen sich von selbst. Viele Krankheiten heilen von selbst. Ja, sogar für die schlimmsten Krebsleiden und andere üblicherweise tödliche Krankheiten sind Fälle überliefert, in denen sich der fatale Gang der Dinge plötzlich in sein Gegenteil verkehrte und die Patienten wieder gesund wurden. Spontane Remission heißt das in der Sprache der westlichen Medizin. Seit der Antike haben Ärzte dieses Phänomen immer wieder beobachtet. Sie haben dem Körper ein Eigeninteresse zugesprochen, sich selbst aus einer Gesundheitskrise zu erretten. Nur wenn das Problem zu ernsthaft ist, bedarf es äußerer Hilfe, bedarf es des Eingriffs des Arztes. Was wir hier beschreiben, ist westliche Medizingeschichte, die in China keine Parallele hat.

Auch in China haben Ärzte immer wieder dieselbe Beobachtung gemacht: manche Leiden heilen von selbst. In der Literatur finden wir dann die lakonische Bemerkung: nicht behandeln, heilt von selbst. Was wir nicht finden, ist die Jahrhunderte lange Debatte Europas, was hinter diesem Phänomen der Selbstheilung steht. Welche Kräfte wirken im Organismus? Was verbirgt sich hinter der immer wieder erkennbaren „Absicht" des Organismus, aus eigener Kraft Heilung, Gesundung, Rückkehr in die Harmonie zu bewirken? Zwei Jahrtausende hat Europa diese Frage diskutiert, und hat auch heute noch nur vage Antworten gefunden. In China hat man die Frage nicht gestellt und brauchte daher auch keine Antworten zu geben. Wenn heute in der westlichen Literatur über chinesische Medizin davon gesprochen wird, die chinesische Behandlungsweise rege die Selbstheilungskräfte des Organismus an, dann ist das ein schönes Beispiel dafür, wie Ost und West zusammenfließen.

Möglicherweise steht die Unvorstellbarkeit der Selbstheilungskräfte in der chinesischen Medizin mit der konfuzianischen Gesellschaftsphilosophie in engem Zusammenhang. Die Vorstellung von der Selbstheilungskraft eines Organismus widerspricht der konfuzianischen Besorgnis, selbst die kleinste Unordnung in der Gesellschaft könne sich, wenn man sie sich selbst überläßt, zu schweren Unruhen ausweiten und das ganze System in Gefahr bringen. Nie hat es in der chinesischen politischen Philosophie die Vorstellung gegeben, ein gesellschaftlicher Organismus könne ohne Einwirkung der Obrigkeit allein aus einer Krise herausfinden. Eine solche Vorstellung in der Gesellschaft ist jedoch Vorbedingung für die Vorstellung in der Heilkunde, der menschliche Organismus habe eigene Kräfte, sich zu organisieren und aus einer Krise wieder zur Harmonie zurückzufinden. In der griechischen Antike in der Polisdemokratie erwuchs erstmals das Bewusstsein,

die Bürgerschaft benötige keinen Adel, keine Monarchie und keine Tyrannen. Man könne sich selbst helfen. Das hat nicht immer zum Erfolg geführt. Auch in den folgenden zwei Jahrtausenden hat Europa Adel, Monarchen, Tyrannen gekannt, die den staatlichen Organismus geführt und geordnet haben. Aber die Vorstellung einer Bürgerschaft, die dies auch allein könne, blieb bestehen und mit ihr die Vorstellung, auch im menschlichen Organismus wohnten Kräfte, die ein Eigeninteresse und auch die Fähigkeit besäßen, ihr Haus ohne äußere Eingriffe zu bestellen.

Die Einstellung, die in Europa weit verbreitet ist, im Falle einer Krankheit erst einmal abzuwarten, ob sie sich nicht von alleine wieder zurückzieht, ist in China unüblich. Schon in den antiken medizinischen Klassikern wird die Betonung auf die Behandlung frühester Anzeichen gelegt. Die chinesische Medizin hat diese Maßnahme stets beherzigt. Wir hatten bereits oben darauf hingewiesen, dass die Erwartung an die Ärzte in den Apotheken, jedem „Kunden" eine Arznei zu verschreiben, für uns eine eher befremdliche Erscheinung, in China jedoch eine Selbstverständlichkeit ist. Was auf den ersten Blick allein als ein ökonomischer Druck auf die angestellten Ärzte aussieht, ist zutiefst in der chinesischen Heilkultur verankert, die den Glauben an die Selbstheilungskräfte und damit das Abwarten nicht kennt.

6.5. Die Akupunktur

Die Akupunktur ist das Verfahren der chinesischen Medizin, den Fluß des Qi und des Blutes im Körper zu beeinflussen. Seit dem 2. Jh. v. Chr. vermuten Theoretiker der chinesischen Medizin im Körper ein Netz von Hauptleitbahnen und Verbindungskanälen, die sie mit Bezeichnungen aus der Textilbranche belegten: „Kettfäden", *jing* 经, und „Verbindungsfäden", *luo* 络. Die zwölf Hauptleitbahnen waren in die Yin- und Yang-Kategorisierung aller Dinge einbezogen; insgesamt unterschied man zwischen drei Hand-yin und drei Hand-yang, drei Fuß-yin und drei Fuß-yang Hauptleitbahnen. Die Lage der Hauptleitbahnen tief im Körper, im Kopf und in den Gliedmaßen war – auf der Grundlage von Erkenntnissen, die uns heute nicht mehr einsichtig sind – wohl definiert. Auf der Haut wurden, ebenfalls nach Kriterien, die heute nicht mehr nachvollziehbar sind, Punkte identifiziert, die als Verbindungswege zu den tiefer liegenden Leitbahnen galten. Die Theorie besagt, dass jedes solche „Loch", xue 穴, über die zugehörige Leitbahn in besonderer Beziehung zu einem oder mehrerer der Organe stehe, sodaß ein Nadelstich in diese „Löcher" eine wohl definierte Wirkung auf den Organismus auslöse.

Über die mechanischen Fragen, die diese Grundkonzepte der Akupunktur aufwerfen, haben sich die antiken chinesischen Biowissenschaftler nur selten Gedanken gemacht. Solche Fragen waren unerheblich. Unterschiedliche Auffassungen scheinen weit verbreitet gewesen zu sein, wurden aber nie ausdiskutiert. Wir erkennen Hinweise, dass einige Autoren der Auffassung waren, dass Blut und Qi in den einzelnen Abschnitten der Leitbahnen im Körper in unterschiedlichen Proportionen vorhanden seien. Wir erkennen Hinweise darauf, dass sich in den Leitbahnen, wie auf einem mehrspurigen Verkehrsweg, verschiedene Qi-Ströme begegnen können. Aber es gibt keine Hinweise darauf, dass sich jemand die Mühe gemacht hätte, im Einzelnen aufzuzeigen, welche Wege im Körper insgesamt existieren und wie der Verkehr und somit der Austausch zwischen den einzelnen Funktionsregionen nun im Detail geregelt ist. Folglich existierten die divergierenden Vorstellungen nebeneinander; für die eigentliche Therapie mit den Nadeln erwies sich die mangelnde Klärung der zu Grunde liegenden Mechanik nicht als hinderlich.

Die Geschichte der Akupunktur ist noch nicht geschrieben; die einzelnen Stränge der praktischen und theoretischen Aspekte dieser Therapieform sind daher noch weitgehend unbekannt. Schon im Su wen, dem Klassiker, der in weiten Inhaltsteilen auf die Jahrhunderte vor und nach der Zeitenwende zurückgeht, finden sich Anweisungen zur Nadeltherapie, die sich theoretisch gar nicht einordnen lassen. Ein Beispiel ist die Technik des, wie wir es nennen, morphologischen Nadelstechens. Es ist nicht auf den Fluß von Blut und Qi, sondern direkt auf bestimmte Gewebsteile und Organe im Körperinneren gerichtet. Möglicherweise spielt hier eine frühere Vorstellung aus der Zeit vor der Entwicklung der eigentlichen Akupunktur mit, die Ursache des Leidens mit einer Nadel in derselben Weise „abzustechen", wie man mit einer Lanze einen Feind ersticht. Wie wir noch sehen werden, wurden die Nadeln in den ältesten Texten teilweise als „Lanzen" bezeichnet, und der Terminus für „Stechen" war derselbe, den man auch für das „Abstechen" eines Gegners benutzte. Auch der Aderlaß, der die Akupunktur bis in das 20. Jahrhundert begleitet hat, ist sicherlich ein Überbleibsel aus älteren Zeiten, als man die Haut und Blutbahnen mit spitzen Steinen öffnete, um – aus Erwägungen, die wir heute nicht mehr kennen – Blut zu entfernen.

Nicht nur die Theorie und Praxis der Akupunktur sind in ihren historischen Entwicklungen noch weitgehend unbekannt, auch die Bedeutung, die die Nadeltherapie in der praktischen Heilkunde insgesamt innehatte, ist weitgehend unklar. Die Tatsache, dass einige noch vorhandene Texte diese Therapieform lang und breit darlegen, sagt noch nichts über ihre Anwendung durch Ärzte in der täglichen Praxis. Dies gilt für die Antike ebenso wie für die folgenden Jahrhunderte. Mehrere Quellen – darunter die Schriften des eingangs erwähnten Xu Dachun – belegen, dass die Akupunktur nur noch eine marginale Therapieform war. Zwar erschienen auch weiterhin Texte, die sich speziell der Akupunktur widmeten. Den Höhepunkt dieser Literatur bildete das Zhen jiu da cheng 针灸大成 aus dem Jahre 1601, das umfangreichste Werk in der Geschichte dieser Therapieform, das freilich noch nie vollständig in einer westlichen Sprache untersucht und beschrieben worden ist. Xu Dachun (1693 – 1771) jedoch bewertete die Akupunktur als eine „verlorene Tradition". Im Jahre 1822 erging ein Erlaß des Hofes, dass man sich dieser Heilmethode nicht mehr anvertrauen könne.

Zu Beginn, auch dies ist ein vorläufiger Eindruck, den man aus der frühesten Literatur gewinnen kann, war die Akupunktur nicht dazu gedacht, bereits manifeste Krankheiten zu behandeln. Getreu der konfuzianischen Maxime, die Unordnung bereits im Keime zu erkennen und zu bekämpfen, kam der Akupunktur nach Aussage dieser Texte die Aufgabe zu, frühe Formen einer Befindlichkeitsänderung rückgängig zu machen. Mit einem militärischen Vergleich erklärte ein Autor die Fähigkeiten der Nadeln: Einen Feind bekämpft man, wenn er sich erhebt oder wieder abzieht. Wenn der Feind in voller Schlachtordnung im Anmarsch ist, tritt man ihm nicht entgegen. Der Feind war die Krankheit, die Nadel die Waffe. Doch die Wirkungen, die sich sicherlich schon früh während oder nach einer Behandlung zeigten, legten den Schluß nahe, die Akupunktur auch bei manifesten Krankheiten einzusetzen. Viele unterschiedliche Erfahrungen flossen in die Tradition der Jahrhunderte ein. Einige Autoren beharrten auf der theoretischen Zuordnung der Einstich-„Löcher" zu bestimmten Leitbahnen und Organen. Sie suchten die Module, die einem Leiden zu Grunde lagen, und schlossen daraus auf die theoretisch geeigneten Punkte zur erfolgreichen Akupunkturbehandlung. Andere Autoren ordneten ohne den Umweg über die Theorie jedem Punkt eine ganz bestimmte Wirkung zu. So sollte z. B. der Einstich in das „Loch" Wind-Teich, *feng chi* 风池, Erkältung, Kopfschmerz, Schwindel, Bluthochdruck und Schlaflosigkeit heilen. Heutige Lexika aus der VR China nennen zu den Akupunktureinstichpunkten nur noch diese Heilanzeigen und fördern damit die so genannte „Rezept-Akupunktur", die weitgehend schematisch für bestimmte Leidenszeichen geeignete Einstichpunkte vorschreibt, ohne die klassischen Theorien zu berücksichtigen.

6.6. Der rasche Aufstieg der Nadeltherapie

In jüngster Zeit sind groß angelegte wissenschaftliche Studien durchgeführt worden, um die Wirkung der Akupunktur zu untersuchen. Bestätigt hat sich, dass bei einigen unspezifischen Schmerzleiden der Nadelstich eine bessere Wirkung zeigt als die konventionelle westliche Therapie. Für viele Beobachter überraschend war die Erkenntnis, dass die traditionellen theoretischen Anleitungen für das Nadelstechen eine weniger gute Wirkung zeitigten, als ein Stechen an beliebigen, unkonventionellen Orten auf dem Körper.

Diese Erkenntnisse werfen die Frage auf, wieso die Akupunktur in der neuen Medizin der Han-Dynastie gleichsam aus dem Nichts heraus eine derart prominente Position einnehmen konnte, dass ganze Scharen von Autoren Texte dazu schrieben und mehrere große Textsammlungen kompiliert wurden, die wir bereits mit den Titeln *Su wen*, *Ling shu* und *Nan jing* kennen gelernt haben. Die rasche Anerkennung ist aus mehreren Gründen erstaunlich. Zum einen standen noch nicht die mit Silikon oder Parylen beschichteten feinen Nadeln zur Verfügung, und auch nicht die mit elektrischen Strömen verstärkten Instrumente, die für zahlreiche heutige Praktiker unverzichtbar erscheinen. Diese Praktiker berufen sich zwar gerne auf die Antike Chinas, aber die damals verwendeten Nadel-Instrumente versprechen heute keinen Erfolg. Zum anderen ist die rasche Anerkennung der Akupunktur in einer eigenen, umfangreichen Literatur auch aus dem Grund kaum verständlich, weil die bislang so starke pharmazeutische Tradition in den Klassikern der neuen Medizin gar keine Erwähnung mehr fand und ein getrenntes Dasein in einer theoriefreien Textgattung führte.

Der Rückblick auf zwei Jahrtausende Medizingeschichte in China und Europa nährt die Hypothese, dass die Akupunktur ihren schnellen Aufstieg einer Zuversicht verdankte, die wiederum aus der Übereinstimmung zwischen den theoretischen Grundlagen dieser Therapieform und der konfuzianisch-legistischen Philosophie und Weltanschauung resultierte. In der Geschichte der Medizin ist immer wieder zu sehen, dass der Beginn einer neuen Theorie oder eines neuen medizinischen Ansatz von solchen Zuversichten begleitet ist. Wenn das Umfeld, das eine solche Zuversicht erzeugt, stabil genug ist, dann werden sich auch die erhofften Wirkungen einstellen. Dieses Phänomen findet man nicht nur in der westlichen Medizin, wir begegnen ihm wohl auch in dem „Erfolg" der Akupunktur. Bricht das Umfeld, das die anfängliche Zuversicht erzeugt hat, weg, dann verlieren die Menschen auch den Glauben an die Heilwirkung der besagten Methode und nur noch eine kleine Zahl führt die Konvention fort, wenn sie nicht ganz versiegt. Will man die nachlassende Attraktivität der Akupunktur während der Qing-Dynastie verstehen, dann muß man diese Bezüge zu ihrer Umwelt sicher in Betracht ziehen. Tatsache ist, so überragend und eindeutig wie die Wirkungen der Arzneitherapie waren die Wirkungen der Akupunktur nicht. Die Arzneitherapie hat mit oder ohne Theorie alle Zeiten schadlos überdauert; die Akupunktur konnte den Beweis einer unabhängigen Wirkung nicht führen.

6.7. Die Nadeln – das Stechen

Die vormoderne europäische Medizin hat vor allem durch die Entwicklung der Chirurgie im Spätmittelalter und zu Beginn der Neuzeit bereits vor dem Einzug der Technik in die Krankenbehandlung seit der Mitte des 20. Jahrhunderts eine Vielzahl an therapeutischen Instrumenten entwickelt. Dieser Aspekt fehlt in der chinesischen Medizin völlig. Diagnose und Behandlung erforderten nur wenige Hilfsmittel.

Die Akupunkturnadeln haben sich im Laufe der Zeit aus den Aderlaß-Lanzetten und verschiedenen Formen, mit denen die äußeren Gewebeschichten behandelt wurden, zu ihrer heutigen Form entwickelt. (Abb. 61-64) Der Wunsch, schmerzfrei therapiert zu werden, hat mittlerweile auch in China zur Herstellung sehr dünner Nadeln geführt. Ältere Nadeln aus der ersten Hälfte des 20. Jahrhunderts und noch früheren Zeiten sind recht grob. Je nachdem wo und mit welchem Zweck genadelt werden soll, unterscheidet sich die Länge und die Feinheit der Nadeln. (Abb. 65)

Die früheste bekannte Aufzählung und Beschreibung der verschiedenartigen Nadelformen bietet das *Ling shu*, dessen unterschiedliche Textschichten wohl zum Teil bereits vor der Zeitenwende, im wesentlichen jedoch in den ersten Jahrhunderten danach konzipiert wurden:

„Die Namen der neun Nadeln verweisen auf deren unterschiedliche Form. Die erste heißt ‚Meißel-Nadel'; sie ist 1,6 Zoll lang. Die zweite heißt ‚Rund-Nadel'; sie ist 1,6 Zoll lang. Die dritte heißt ‚Pfeilspitzennadel'; sie ist dreieinhalb Zoll lang. Die vierte heißt ‚Lanzenspitzen-Nadel', sie ist 1,6 Zoll lang. Die fünfte heißt ‚Schwert-Nadel'; sie ist vier Zoll lang. Die sechste heißt ‚Rund-Spitz-Nadel'; sie ist 1,6 Zoll lang. Die siebte heißt ‚Haar-Nadel'; sie ist 3,6 Zoll lang. Die achte heißt ‚Lang-Nadel'; sie ist sieben Zoll lang. Die neunte heißt ‚Groß-Nadel'; sie ist vier Zoll lang.

Die Meißel-Nadel hat ein breites Ende und eine feine Spitze; sie dient dazu, Yang-Qi abzuleiten. Die Rund-Nadel ist vorne wie ein Ei geformt. Man benutzt sie, um das Fleisch unter der Haut zu reiben. Man darf mit ihr nicht die Muskeln und das [tiefer liegende] Fleisch verletzen. Sie dient dazu, Qi aus dem Bereich zwischen Haut und Fleisch zu entfernen. Die Spitze der Pfeilspitzen-Nadel hat die Form eines Hirsekorns. Sie wird dazu verwendet, Druck auf die Gefäße auszuüben. Sie wird nicht eingestochen. Sie bewirkt ein Herbeiströmen von Qi. Die Lanzenspitzen-Nadel ist ein dreikantiges Schwert. Sie dient dazu, chronische Krankheiten zu vertreiben. Das Ende der Schwert-Nadel ähnelt einem Schwert. Sie dient dazu, große Mengen Eiters zu entfernen. Die Rund-Spitz-Nadel ähnelt dem Schwanz eines Pferdes. Sie besitzt einen runden Schaft und eine feine Spitze. Sie dient dazu, aggressives Qi zu beseitigen. Die Haar-Nadel hat eine Spitze ähnlich dem Rüssel einer Mücke. Sie darf ruhig [in der Haut] verweilen, bis [das Qi] langsam eintrifft. Sie ist sehr fein und kann eine lange Zeit [in der Haut] bleiben. Sie dient dazu, [das Qi] zu nähren und Schmerz, sowie Blockaden zu beseitigen. Die Lang-Nadel hat ein scharfes Ende und einen dünnen Schaft. Sie dient dazu, Blockaden aus entlegenen Regionen zu beseitigen. Die Groß-Nadel hat eine stockartige, leicht abgerundete Spitze. Sie dient dazu, Wasser aus den Gelenken zu entfernen."

Die heutige Form und Funktion der Nadeln unterscheidet sich von jener in dieser Beschreibung aus dem Altertum ebenso sehr wie die Technik des Nadeleinstechens der Gegenwart von den in den Klassikern beschriebenen Methoden. Anweisungen, etwa die Nadel in die Richtung oder gegen die Richtung des Qi-Flusses in den Gefäßen schräg einzustechen, um ganz bestimmte Effekte in ganz bestimmten Situationen zu erzielen, und viele andere Modifikationen in der Handhabung der „Nadeln" waren auf der Grundlage des in der Antike noch sehr mechanischen Verständnisses der Physiologie des Qi durchaus plausibel. Heute finden sie in Europa kein Verständnis mehr.

6.8. Die Moxibustion – das Brennen

Früher noch als die Nadeltherapie ist die so genannte Moxibustion in chinesischen Quellen belegt. Bereits die Mawangdui-Manuskripte aus dem 2. Jh. v. Chr. sprechen vom „Brennen"; seit wann und vor allem warum jedoch ausschließlich der chinesische Beifuß, eine Artemisia-Art, als Brennkraut Verwendung findet, ist nicht bekannt.

Bis in die Qing-Zeit wurden kleine Beifußkrautkegel direkt auf der Haut abgebrannt, erst dann regte sich Widerwillen gegen die Schmerzen, die Narben und auch die häufigen Nebenwirkungen, vor allem Eiterungen, an den kauterisierten Hautstellen. Manche Praktiker unterlegen daher die glimmenden Moxa-Kegel mit einer dünnen Ingwerscheibe, um direkten Kontakt mit der Haut zu vermeiden.(Abb. 66) Seitdem wird das Moxa-Kraut auch in so genannten „Nadeln" angeboten, eine an die Akupunktur angelehnte Bezeichnung für die etwa 15 cm langen und 1 cm dicken zigarrenförmigen Moxastangen, die an einem Ende angezündet und dann dicht über die Haut gehalten werden, um auf diese schonende Weise ihre Wirkung zu entfalten. (Abb. 67) Häufig ist eine Kombination von Akupunkturnadeln mit aufgesteckten glimmenden Moxastücken. (Abb. 68)

Welche Wirkungsweise man sich ganz konkret für das Moxa-Brennen vorstellte, ist aus den antiken Quellen nicht ersichtlich. Die allgemeine Auffassung, auf diese Weise das Qi zu beeinflussen, sagt nichts darüber aus, wie diese Beeinflussung vor sich gehen sollte. Die entsprechenden Textanweisungen geben an, wo und in welcher Menge und Häufigkeit das Kräuterbrennen durchzuführen ist. Eine theoretische Begründung ist damit jedoch nicht verbunden.

Eine volksmedizinische Variante des Brennens, die wir nur aus den Handschriften der Qing-Dynastie kennen, ist das so genannte Lampendocht-Brennen. Hier nimmt der Heiler einen Lampendocht in die Hand, zündet ein Ende an und tippt damit auf bestimmte Hautpunkte, so dass die Flamme mit kurzem Zischen erlischt. Das kann man mehrfach hintereinander an ein und derselben Stelle ausführen, oder aber an verschiedenen Stellen über den Körper verstreut. Die Anweisungen in den Handschriften sind sehr detailliert, welche Krankheiten welche Lampendocht-Behandlung erfordern. Diese Art der Therapie hat keine Aufnahme in die offiziöse traditionelle chinesische Medizin der Gegenwart gefunden und ist im Westen nahezu unbekannt.

Eine Neuentwicklung der 1970er Jahre war die kombinierte Moxa- und Walnußschalenbrille. Ausgehend von der Vorstellung, dass die Augen eine Körperöffnung sind, durch die Qi von außen in den Organismus gelangen kann, hatte ein Arzt der traditionellen chinesischen Medizin in Peking die Idee, in einem Brillengestell anstelle der Gläser halbe Walnußschalen einzusetzen und mittels einer kleinen Drahtkonstruktion vor diesen Walnußschalen Stücke einer Moxastange, die zuvor in Chrysanthemenwasser getaucht worden war, verglimmen zu lassen. Seiner Auffassung nach gelangt das Qi der Moxa und der Chrysanthemenblüten durch die Walnußschalen, deren hirnähnliches Aussehen auf eine hirnstärkende Wirkung des Walnußschalen-Qi schließen lässt, über die Augen in den Kopf und entfaltet dort seine Wirkung. (Abb. 69)

Die traditionelle chinesische Medizin kennt keine Vorgaben, solche rein logisch aus bestimmten allgemein anerkannten theoretischen Prämissen abgeleiteten Verfahren auf ihre Berechtigung und somit auf ihre empirische Wirkung zu überprüfen. Sie hat daher auch keine Handhabe, diese oder andere Vorgehensweisen, die sich auf uralte Ideen berufen, als absurd zurückzuweisen. Die Tatsache, dass sich die hier geschilderte Neu-Entwicklung nicht hat durchsetzen können, zeigt jedoch auf, dass es offenbar Korrektive gibt, die einer weiten Verbreitung entgegenstehen.

In Europa findet das Moxa-Brennen auch im Kontext traditioneller japanischer Heilverfahren Anwendung. Um die Haut zu schonen, stellt die japanische Industrie kleine Folien her, auf denen etwa streichholzkopfgroße Kegel des Beifußkrauts aufgebracht sind. Die Folien leiten die Wärme in das darunter liegende Körpergewebe, schützen aber zugleich die Haut vor Schäden. Beachtung in Europa fand eine chinesische Studie, der zufolge die Anwendung von Moxibustion Föten dazu anrege, aus der Steißlage in die Kopflage zu wechseln. Bemühungen, diese Erfolge in wissenschaftlich seriösen Versuchen auch in Europa zu erzielen, brachten keine erkennbare Wirkung.

6.9. Das Schröpfen

Das Verfahren, durch Erzeugung von Unterdruck über der Haut an bestimmten nichtarteriellen Körperstellen eine erhöhte Durchblutung zu bewirken, oder gar die Haut zu öffnen und Blut austreten zu lassen, ist weltweit verbreitet und geht auf prähistorische Zeiten zurück. In der chinesischen Medizin findet dieses Verfahren bis in die Gegenwart weite Verwendung in der Behandlung von Gelenkschmerzen und einigen anderen Leidenszuständen.

Die herkömmliche Bezeichnung für das Schröpfen lautet *jiao fa* 角法, also „das Verfahren mit dem Horn". Daraus mag man schließen, dass ursprünglich Tierhörner, die an einer Seite geöffnet sind, für dieses Verfahren eingesetzt wurden. Die Hörner sind dann offenbar durch den in natürliche Sektionen unterteilten Bambusstamm abgelöst worden, der sich bestens für die Herstellung von Schröpfgefäßen eignete. (Abb. 70) Die Bambusschröpfgefäße werden heutzutage zunehmend durch gläserne Schröpfköpfe ersetzt. Diese haben zum einen hygienische Vorteile, zum anderen lässt sich der Verlauf und das Ergebnis der Durchblutung fördernden Wirkung des Unterdrucks besser beurteilen, ohne dass der Schröpfkopf abgenommen werden muß. (Abb. 71, 72)

Eine Einbindung des Schröpfens, ob blutig oder nicht, in die Theorie der chinesischen Medizin ist in den schriftlichen Quellen nicht erkennbar. Auch eine Diskussion, warum die erzielten Effekte eine heilende Wirkung entfalten, ist in der Literatur der vergangenen zwei Jahrtausende bislang nicht gefunden worden.

6.10. Die manuellen Therapien

Auf prähistorische Zeiten geht wahrscheinlich auch die Massage als Heilverfahren zurück. Die chinesische Medizin kennt verschiedene Massageformen mit der Hand und mit mechanischen Hilfsmitteln. Unter den Handmassagearten ist in erster Linie das so genannte „Schub- und Zugverfahren", *tui na* 推拿, im Westen bekannt geworden. (Abb. 73, 74) Es ist insofern eine Besonderheit, weil es in den theoretischen Rahmen der Medizin eingearbeitet wurde und in einer eigenen Literatur beschrieben ist. Der älteste Text der Schub- und Zugmassage, den wir kennen, ist ein Manuskript aus dem Jahre 1573. Die ersten gedruckten Texte, die in offenbarem inhaltlichem Zusammenhang mit diesem Manuskript stehen, stammen aus dem frühen 17. Jahrhundert. Die Texte sind reichlich illustriert, um die verschiedenen Grifftypen zu zeigen, mit denen die erwünschten Wirkungen erzielt werden sollten. Phantasievolle Formulierungen wie „Gelbe Bienen begeben sich in eine Höhle" dienen zur Bezeichnung der einzelnen Handhaltungen und Massagetechniken. In der Qing-Zeit, also etwa seit dem 17. Jahrhundert, ersetzte diese Therapieform allmählich die Akupunktur. Sie war unblutig, konnte – im Gegensatz zu dem Nadelstechen – auch bei Kleinkindern angewendet werden und zeigte offenbar zumindest dieselben Wirkungen. Die Fähigkeiten mancher Schub- und Zugmasseure wurden Legende. Von einem Praktiker, der am Kaiserhof tätig war, heißt es, er habe während der Massage mit den freien Fingern seiner Hand noch das Zwitschern der Vögel nachahmen können, um die Patienten zu beruhigen.

Für die Massage mit mechanischen Hilfsmitteln standen und stehen Massagestäbe und –roller aus Holz oder Jade zur Verfügung. Seit wann solche Geräte in Gebrauch sind, ist allerdings nicht bekannt.

Erwähnt seien in diesem Zusammenhang manueller Therapien auch die bereits mindestens seit der Song-Zeit dokumentierten Orthopäden, die ihre Tätigkeit unter der Bezeichnung *jie gu* 接骨, „die Knochen richten", ausübten und bis in die jüngste Gegenwart eng mit den traditionellen Kampfeskünsten assoziiert waren. Eine Hellebarde und/oder das herkömmliche Symbol eines Pflasters, ein schwarzer runder Fleck auf einem roten Quadrat zeigten im Straßenbild entsprechende Praxen an. (Abb. 75, 76)

6.11. Atemtechniken und Körperübungen

Unter den Mawangdui-Manuskripten aus dem frühen 2. Jahrhundert v. Chr. finden sich Fragmente eines rechteckigen Seidentuchs, auf dem insgesamt 44 Figuren in verschiedenen gymnastischen Stellungen abgebildet sind. Teilweise sind die Beschriftungen neben den Figuren noch lesbar. Sie erlauben einen Einblick in die Bandbreite der Heilanzeigen, die Namen und auch die Bewegungen, die mit diesen Stellungen verbunden sind. Die chinesischen Herausgeber der Mawangdui-Schriften in den 1970er Jahren haben den Abbildungen den Titel Dao yin tu 导引图, „Abbildungen, [das Qi] zu leiten und einzuziehen" gegeben und damit die älteste bekannte Bezeichnung dao yin 导引 aufgenommen, die antike chinesische Autoren für Atemtechniken und Körperübungen verwendeten. Zugleich haben sie mit diesem Terminus auch die Absicht zum Ausdruck gebracht, die hinter diesen Übungen stand. (Abb. 77)

Neben einer der Figuren lesen wir allein das Wort „Schmerz". Eine andere Erläuterung neben einer Figur besagt: „Schwellung in der Leiste einziehen". Wieder andere Anmerkungen lauten: „Innerhalb des Bauches", „Taubheit einziehen", „Aufsteigender Drachen", „Hinunterbeugen, um etwas rückgängig zu machen", sowie „Affenschrei, um innere Hitze einzuziehen." Die Bedeutungen dieser Legenden zu den Abbildungen sind in einigen Fällen eindeutig, in anderen erklärungsbedürftig – doch die erforderlichen Erklärungen sind nicht mehr vorhanden.

Aus möglicherweise diesen Anfängen entwickelte sich eine zwei Jahrtausende während Tradition der Atemtechniken und Körperübungen. Soweit die Übungen eine theoretische Rechtfertigung erhielten, deutete man sie als Möglichkeit, den Fluß des Qi im Körper zu beeinflussen. Das „Arbeiten mit dem Qi", qi gong 气功, blieb weitgehend eine literarisch nicht erfasste Heilkunde. Erst in allerjüngster Zeit, im 20. Jahrhundert, wurde das zuvor möglicherweise als esoterisch überlieferte Wissen in Schriften einem weiteren Kreis von Interessenten zugänglich gemacht. Verschiedene „Meister" vertreten verschiedene Lehrmeinungen. Es gibt Bemühungen, die Übungen in der Psychiatrie einzusetzen, und es gibt Versuche, Zuschauern glaubhaft zu machen, dass das Qi von Patienten ohne Körperberührung mit dem Therapeuten aus der Entfernung manipuliert werden könne. Alle diese vielen Varianten des „Arbeitens mit dem Qi" haben ihre Anhänger auch in Europa gefunden.

Nicht in Europa dagegen und nur in China sieht man in den frühen Morgenstunden vor Büros, auf Bürgersteigen und öffentlichen Plätzen Männer und Frauen, ältere zumeist, klassische Körperübungen durchführen, die ebenfalls dazu dienen, das Qi im Körper zu leiten, die aber als Gymnastik in Gruppen oder einzeln z. B. als stilisierter Schwertkampf ausgeübt werden. Die chinesischen Behörden fördern die Bewegungstherapie, in dem sie in den Städten an vielen Orten einfache aber sinnvolle Fitnessübungsgeräte aufstellen. Wie weit die klassischen Übungen daneben bestehen bleiben werden, muß die Zeit erweisen.

7. Abteilung: Kranksein erkennen – Krankheit benennen

7.1. Der Ursprung der klinischen Diagnose

Die Untersuchung eines Kranken, sei es durch einen Verwandten, Bekannten, oder ausgebildeten Arzt, galt stets dem Ziel, den inneren Zustand des Patienten über äußerlich erkennbare, abfragbare, oder abtastbare Parameter zu diagnostizieren. Als Parameter gelten die Leidenszeichen, die wir als Schmerz oder Rötung, als Schwellung oder Stimmveränderung und anderes mehr als störend oder unüblich identifizieren und für die Deutung des zu Grunde liegenden Krankseins nutzen. Die nichtmedizinische Heilkunde benötigte solche „klinische" Diagnose kaum. Die Krankheit war der Zorn der

Ahnen oder die Besessenheit durch einen Dämon. Die empirische Arzneikunde richtete sich gegen das Symptom, den Durchfall also, oder den Zahnschmerz, und suchte nicht nach einer diese Symptome verursachenden Krankheit. Erst die medizinische Heilkunde bewirkte die Art von Diagnose, die wir heute mit Medizin assoziieren. Die Gewissheit, dass nicht ein Gott, oder ein Ahne, oder ein Dämon für die Leidenszeichen verantwortlich ist, sondern dass im Organismus bestimmte Naturgesetze walten und auch die Entwicklung von Krankheiten bestimmen, nur diese Gewissheit verlangt, dass man den Lauf einer Krankheit sorgfältig klinisch beobachtet, denn nur auf diese Weise werden die Gesetze, die dem Kranksein zu Grunde liegen, allmählich erkannt und für die Vorbeugung und Behandlung nutzbar. Die klinische Diagnose ist Teil dieser neuen Sichtweise. Sie führt die Vielzahl der individuellen Leidenszeichen, die bei jedem Patienten und in jedem Krankheitsfall in der einen oder anderen Weise unterschiedlich sein können, auf eine begrenzte Zahl von Krankheiten zurück, die es dann zu therapieren gilt. In den Anfängen der chinesischen Medizin beobachtete der Arzt die Färbung der Haut, hörte die Stimmlage, bemerkte Gerüche, fragte nach dem Tagesablauf und veränderten physiologischen Gegebenheiten und fühlte schließlich den Puls des Kranken an dessen Handgelenken, oder auch an weiteren Körperstellen.

7.2. Der diagnostische Blick und seine Grenzen

Bis in die Gegenwart ist es für den Arzt der chinesischen Medizin nicht üblich, in die körperliche Intimsphäre seiner Patienten und insbesondere der Patientinnen einzudringen; auch eine etwaige psychisch-emotionale, oder gar die Umwelt einbeziehende Problematik wird entweder gar nicht, oder nur indirekt angesprochen. Auch hier kommt wieder die gänzlich andersartige gesellschaftliche Stellung des Arztes der chinesischen Medizin im Vergleich zu der der Ärzte im Europa der vergangenen zwei Jahrhunderte zum Ausdruck. In Europa war der Arzt mit der Herausbildung eines Öffentlichen Gesundheitswesens Ende des 18. Jahrhunderts zum Anwalt der Bevölkerung aufgestiegen. Gegebenenfalls wurde von ihm erwartet, die Interessen seiner Patienten auch gegen Arbeitgeber und Behörden zu vertreten. Um dazu in der Lage zu sein, musste er auch entsprechende Fragen stellen und Beziehungen herstellen beispielsweise zu unerträglichen oder krank machenden Bedingungen am Arbeitsplatz, in einer Familie, oder an einem Wohnort. Die aus diesen Beziehungen gezogenen Schlüsse konnten massive politische Forderungen auslösen.

Eine solche Rolle hat der chinesische Arzt nie zugewiesen bekommen. Bis in die heute Zeit. Die zögerliche Haltung der Ärzte in der VR China, anlässlich der SARS-Epidemie im Jahre 2003 die Interessen der Bevölkerung nicht nur in der Behandlung einzelner Patienten, sondern in Gegnerschaft zu der Informationspolitik der Behörden zu vertreten, ist kein Ergebnis der gegenwärtigen Regierungsform, sondern Fortsetzung einer historischen Situation. Nur ein einziger pensionierter Militärarzt folgte seinem Gewissen und klärte die Öffentlichkeit auf. Üblicherweise endet die Diagnose des chinesischen Arztes dort, wo Verantwortlichkeiten für das Kranksein eines Patienten außerhalb dieses Patienten gesucht und gefunden werden könnten. Die politischen und ökonomischen Konsequenzen solcher Ausweitung des diagnostischen Blicks wagt der chinesische Arzt nicht, auf sich zu nehmen. Die Geschichte ist in China in dieser Hinsicht ganz anders verlaufen als in Europa. In diesem Sinne ist die chinesische Medizin tatsächlich auf das Individuum ausgerichtet; den gesellschaftlichen Bezug, in dem jedes Individuum lebt, nimmt sie auch heute nicht wahr.

Der ärztliche Blick auf das Gesicht des Patienten enthüllt allerdings auch Daten, die dem westlichen Arzt verborgen bleiben. Leberflecken an wohl definierten Stellen weisen auf Charaktermerkmale hin; Hautunreinheiten an von 1 bis 100 durchgezählten Positionen lassen erkennen, ob eine Krankheit einen guten oder schlechten Verlauf nehmen wird. (Abb. 78)

Für die Diagnose benötigt die chinesische Medizin keinerlei Instrumente. Die Sinnesorgane des Arztes und seine Finger genügen, um im Rahmen der Theorie und auf Grund eigener Erfahrung von äußerlich erkennbaren Zuständen auf innere Probleme zu schließen. Eine Standardisierung solcher weitgehend auf persönliche Deutung gestützten Diagnose ist sehr schwierig. Erst die neuerdings vor allem in der VR China übliche Verknüpfung westlicher Diagnosetechniken mit traditioneller Behandlung hat den Ärzten der chinesischen Medizin den Zugang zu einem weiten Spektrum an Instrumenten eröffnet – wie sinnvoll auch immer das Ergebnis sein mag.

7.3. Die Theorie der Diagnose in den antiken Texten

Mit den Texten der neuen Medizin entstanden auf der Grundlage der vermeintlichen Naturgesetze von der systematischen Korrespondenz aller Dinge komplizierte Diagnoseschemata. Doch auch althergebrachte Erfahrungen wurden von den Autoren dokumentiert. Die äußere Erscheinung, Geschlecht und Alter, Eß- und Trinkgewohnheiten, gesellschaftlicher Status und Wohnort, und unterschiedliche Charaktere, wie etwa Schüchternheit oder Draufgängertum, galten schon im *Su wen* als wichtige Parameter für die korrekte Einschätzung einer Krankheit. Die Suche nach dem Ursprung eines Leidens wurde ebenfalls betont. Doch das *Su wen* wäre nicht ein Dokument der neuen Medizin, wenn es nicht die theoretische Grundlage der Diagnose in den Vordergrund gestellt hätte. Die im *Su wen* vertretenen Autoren fordern daher den Arzt auf, bei der Untersuchung der Patienten den Status der Organe, des Blutes und des Qi ebenso zu berücksichtigen, wie die Yin- und Yang-Zuordnungen der Leidenszeichen, Atemfunktionen und die Stimmlagen.

7.4. Das Anschauen, Hören und Riechen

Das *Su wen* und das *Nan jing* gehen davon aus, dass die fünf Qi, die in den Körper im Falle einer Schwäche eindringen können (Wind, Feuer, falsche Speisen/Getränke, Kälte und Feuchtigkeit), ihre jeweiligen Aufenthaltsorte im Organismus durch bestimmte Zeichen sichtbar machen.

Wind, beispielsweise, ist eine klimatische Äußerung vor allem des Frühlings. Der Frühling ist die Zeit, in der nach dem grauen Winter die gesamte Natur wieder Farbe annimmt. Wenn also ein Mensch im Frühling oder zu einer anderen Zeit von Wind getroffen wird, dann dringt der Wind zuerst in die Leber – die mit dem Frühling korrespondiert – ein. Dort kann er bleiben, oder in ein anderes Organ weitergeleitet werden. Ob ein Wind im Körper ist und wo er sich gerade befindet, das sieht man an den Gesichtsfärbungen. Rot weist auf das Herz hin, Gelb auf die Milz, Weiß auf die Lunge, Schwarz auf die Nieren, und Grün besagt, dass der Wind nach wie vor in der Leber ist. Im *Su wen* heißt es dazu:

„Die Erscheinung von Wind in der Lunge:
Starkes Schwitzen. Abneigung gegen Kälte.
Blass-weiße Färbung.
Häufiges Husten; Kurzatmigkeit. ..
Die Diagnose erfolgt über den Augenbrauen. Die Farbe dort ist weiß.

Die Erscheinung von Wind im Herzen:
Starkes Schwitzen. Abneigung gegen Kälte.
Bei extremer Hitze: Neigung zu Wutausbrüchen.
Rote Färbung.
In schweren Fällen kann man nicht mehr fröhlich sprechen.
Die Diagnose erfolgt am Mund. Die Farbe dort ist rot."
Und so weiter für alle fünf Speicherorgane.

Da Hitze mit Feuer und der Farbe „rot" korrespondiert, schloß ein Autor:

„Wenn die Hitze in der Leber ist, dann wird zunächst die linke Wange rot.
Wenn die Hitze im Herz ist, dann wird zuerst die Stirne rot.
Wenn die Hitze in der Milz ist, dann wird zuerst die Nase rot.
Wenn die Hitze in der Lunge ist, dann wird zuerst die rechte Wange rot.

Wenn die Hitze in den Nieren ist, dann wird zuerst das Kinn rot."

Das war systemkonform gedacht, aber andere Autoren sprachen der Hitze im Körper wieder andere Parameter zu. Ein konkurrierendes Modell ging davon aus, dass Dinge, die einer Hitze ausgesetzt oder in ein Feuer geworfen werden, einen Geruch entwickeln. Daher schlossen sie, dass sich Hitze im Körper in verschiedenen Gerüchen äußert, je nachdem, wo sie sich gerade befindet. Wird ein Mensch im Sommer oder zu einer anderen Zeit von Hitze getroffen, dann dringt diese, so lehrte das *Nan jing*, zuerst in das Herz ein, da dieses mit Hitze und Sommer korrespondiert. Die Hitze kann im Herz verharren, sie kann aber auch weiterziehen. Veränderte Körper- und Mundgerüche lassen den momentanen Aufenthaltsort erkennen. Ähnlich wurden das Eindringen von Feuchtigkeit in die Nieren mit geänderten Körperflüssigkeiten als Anzeichen, und die Schädigung der Milz durch falsche Speisen und Erschöpfung durch Verlangen nach bestimmten Geschmackssorten, sowie das Eindringen von Kälte in die Lunge mit verschiedenen Sprachtönungen (da die Lunge mit dem Metall korrespondiert, das bekanntlich klingt, wenn man es anschlägt) diagnostiziert.

Ein Bestreben, die divergierenden Ergebnisse der Anwendung der Wissenschaften der systematischen Korrespondenz aller Dinge auf die Diagnose auf ein Standardschema einzugrenzen, hat es vor dem späten 20. Jahrhundert nicht gegeben. Erst die Bemühungen in der VR China in den 1950er und 1960er Jahren, die chinesische Medizin unter der Bezeichnung TCM (*Traditional Chinese Medicine*) an die widerspruchsfreie Logik moderner Wissenschaft anzupassen, haben zu einem Standardschema geführt.

7.5. Die Zungendiagnose

Die chinesische Medizin war weitgehend bemüht, aus äußerlich erkennbaren Zeichen Aufschluß zu erhalten über innere Zustände. Ein in diesem Zusammenhang besonders intensiv beachteter Körperteil ist die Zunge. Auch in der europäischen Medizin ist der Patient, der dem Arzt seine Zunge zeigt, ein ganz übliches Bild. Aber die Parameter, die chinesische Ärzte in den unterschiedlichen Erscheinungen, die eine Zunge annehmen kann, differenzieren, sind – zumindest in der Theorie – sehr viel komplexer als in der europäischen Zungendiagnostik. (Abb. 79) Farbänderungen, Art und Konsistenz des Zungenbelags, sowie Eindrücke der Zahnreihen waren die wichtigsten Grundlagen für die Identifizierung der Krankheit eines Patienten. Die Theorie der chinesischen Medizin geht stets davon aus, dass sich der Status der einzelnen Organe im Körperinneren in den diesen Organen zugehörigen Körperbereichen im Äußeren widerspiegelt. Das können die Linien an der Innenseite der Finger bei Kleinkindern oder auf der Rückseite der Ohren bei Erwachsenen, die Färbungen in unterschiedlichen Feldern des Gesichts, die Schmerzen in den Zähnen, oder eben auch die Zunge mit ihren verschiedenen Sektionen vorne, hinten, linker Rand, rechter Rand und Zentrum sein. Alle Teilbereiche sind in der Gesamtheit des Organismus miteinander verknüpft. Daher zeigt sich das, was sich unsichtbar in der Tiefe des Organismus abspielt, in Veränderungen der zugehörigen Außenbereiche. In der gedruckten Literatur der Vormoderne dienten lange Reihen von Zungenbildern dazu, dem Arzt die Erinnerung zu erleichtern. In Handschriften der vergangenen ein, zwei Jahrhunderte waren diese Zungenbildnisse häufig koloriert. (Abb. 80) In neuerer Zeit der VR China wurden für die Ausbildung und die Praxis farbige Plastiknachbildungen der wichtigsten Zungentypen zur Verfügung gestellt. Die Farbphotographie hob die antike Tradition auf eine neue Ebene der Weitervermittlung.

7.6. Das Pulsfühlen

Das übliche Schema der chinesischen Diagnosefindung folgt den vier Schritten „Schauen, Riechen/Hören, Fragen, Tasten", *wang wen wen qie* 望闻问切. Darin kommt durchaus eine Hierarchie der Ansätze zum Ausdruck. Der beste Arzt, so heißt es in der klassischen Literatur, sieht auf Anhieb, welche Krankheit ein Patient mit sich bringt. Der weniger gute oder weniger erfahrene Arzt muß die Stimme des Patienten hören und vielleicht einen Geruch wahrnehmen, um sich ein Urteil bilden zu können. Wer auch auf diese Weise noch nicht zu erkennen vermag, woran ein Patient leidet, der muß einige Fragen stellen. Zur Ergänzung dient schließlich die Pulsdiagnose. Da weder das Anschauen, noch das Hören/Riechen, oder gar das Fragen als Arzt-Patienten-Interaktion leicht erkennbar darstellbar sind, hat der pulsfühlende Arzt als Sinnbild chinesischer Diagnose in der bildlichen Darstellung stets im Vordergrund gestanden. (Abb. 81-83)

Die Mawangdui-Texte aus dem frühen 2. Jh. v. Chr. kennen bereits die Pulsdiagnose. Allerdings lag die Vorstellung, alle Gefäße seien miteinander verknüpft, damals noch in einiger Ferne. Jedes der elf bekannten Gefäße wurde als isoliertes Behältnis aufgefasst, in dem eine normale oder abnormale Bewegung des Inhalts fühlbar ist. Doch die Praxis, die Bewegung in den Gefäßen mit den Fingerkuppen zu ertasten, war möglicherweise nicht der einzige Ursprung der Pulsdiagnose. Die alte Bezeichnung für diese Technik lautet *kan mai* 看脉, wörtlich: „die Gefäße betrachten". Tatsächlich mag der mit bloßem Auge erkennbare Zustand der Gefäße in alten Zeiten schon als aufschlussreich angesehen worden sein. Im *Su wen*, Abhandlung 56, findet sich noch eine Passage, in der die Färbung der Gefäße als diagnostisch aussagekräftig beschrieben wird. Einige Termini, die noch heute zur Beschreibung von Pulsqualitäten dienen, deuten zudem darauf hin, dass auch die Beschaffenheit der Haut über den Gefäßen, „rau" oder „glatt", ehedem einen gewissenhaften diagnostischen Wert besaß.

Das *Nan jing* 难经 aus möglicherweise dem 1. Jahrhundert n. Chr. ist das erste bekannte Schriftwerk Chinas, in dem die Pulsdiagnose konsequent die Vorstellung eines Kreislaufs berücksichtigt. Der Blutkreislauf, den der Autor des *Nan jing* im Körper vermutete, lässt sich nicht mit dem Blutkreislauf, den 1500 Jahre später ein Arzt in England namens William Harvey (1578-1657) postulierte, gleichsetzen. Im *Nan jing* wird der Körper in eine linke und eine rechte Hälfte geteilt, deren jede ihren eigenen Kreislauf hat. Das *Nan jing* ist ein inhaltlich recht homogenes Werk, so dass wir vermuten können, dass es von einem einzigen Autor auf der Grundlage zahlreicher älterer Textinhalte kompiliert wurde. Dennoch führt es seinen Lesern mehrere unterschiedliche Systeme einer Pulsdiagnose vor Augen, die zwar alle logisch aus den Vorstellungen einer systematischen Entsprechung aller Dinge hervorgehen, aber untereinander nicht kompatibel sind. Durchgesetzt hat sich bis in die Gegenwart nur eines der vier *Nan jing*-Verfahren, an den Handgelenken den Puls zu fühlen. Hierzu werden der Zeige-, der Mittel- und der Ringfinger auf den Puls in der Nähe der Handwurzel gelegt, um die dort gelegenen drei diagnostisch relevanten Abschnitte *cun* 寸, „Zoll" (Längenmaß), *guan* 关, „Passdurchgang" und *chi* 尺, „Fußlänge", zu betasten und die dort fühlbare Bewegung der Gefäße auszuwerten.

Es ist in den folgenden Jahrhunderten nie wichtig gewesen, ob man dort pulsierendes Blut oder Qi fühlt. Zumindest eine Theorie besagte, dass die Gefäße in 12 Abschnitte unterteilt sind, die jeweils mit unterschiedlichen Proportionen von Blut und Qi gefüllt sind. Wie sich eine solche Auffassung mit der Vorstellung eines Kreislaufs vertragen konnte, erfahren wir nicht.

Es ist bis in die Mitte des 20. Jahrhunderts, als erstmals eine konsequente Systematik der Pulsdiagnose im Rahmen der so genannten TCM festgelegt wurde, nicht möglich, in den Quellen ein System der Pulsdiagnose zu identifizieren, das als Standard von allen oder zumindest einer Mehrheit der klinisch Tätigen angewandt worden wäre. Zahlreiche Begriffe standen zur Verfügung, um die Qualität der Pulse zu beurteilen und dann mit pathologischen Zuständen des Organismus zu assoziieren. Versuche ärztlicher Autoren, in ihren Schriften die unterschiedlichen Pulsqualitäten durch Diagramme an jüngere Mediziner zu vermitteln, sind seit der Ming-Dynastie bekannt. Ob es solche Zeichnungen des „fädigen", „steinigen", „hakenförmigen", „unterbrochenen", usw. Pulses bereits früher gab, wissen wir nicht.

Viele Autoren verfassten spezielle Texte zur Pulsdiagnose; andere widmeten dieser Thematik größere oder kleinere Teile ihrer Bücher. Die Texte führen theoretische Aussagen an, etwa von den Rein-Qi der einzelnen Organe, die stets mit Qi aus dem Magen gemischt sein müssen, anderenfalls ein Patient kaum Überlebenschancen habe. Die Literatur weist auch darauf hin, dass die Pulsbewegungen den durch Betrachten, Riechen und Hören erkennbaren Leidenszeichen zuweilen widersprechen, und gibt Hilfestellung, wie der Arzt solche Widersprüche auflösen kann. In welchem Ausmaß solche Vorstellungen jedoch im klinischen Alltag gelehrt wurden, oder gar die therapeutische Praxis beeinflussten, ist völlig ungewiß. In der heutigen klinischen Realität hat sich die Pulsdiagnose als ein unverzichtbarer Standard durchgesetzt, ohne den keine TCM-Diagnose mehr möglich scheint. Dabei ist auch in diesem Bereich eine Entwicklung zu beobachten, die den Entwicklungen in anderen Teilbereichen der TCM entspricht. Eine ursprünglich recht vielfältige Auslegung der Grundtheorien, die dem einzelnen Arzt eine große Auswahl an Vorgehensweisen bot, wurde in der TCM auf ein wohldefiniertes Standardsystem zugeschnitten, das angeblich die gesamte Wirklichkeit umfasst. Die vielen Ansätze, aus der gefühlten Bewegung der Gefäße auf zu Grunde liegende Krankheiten zu schließen, die wir etwa im *Su wen* und im *Nan jing* aus den ersten Jahrhunderten n. Chr. antreffen, haben den Weg in die moderne TCM nur sehr verkürzt gefunden. Die Frage, die in diesem Zusammenhang stets offen bleibt, ist die nach den Kriterien, von denen die Schöpfer dieser neuen Systematik in den 1950er und 1960er Jahren sich haben leiten lassen. Offen bleibt auch, ob die Auswahlkriterien der damaligen Kommissionsmitglieder etwa von denen übernommen werden müssen, die sich heutzutage in Europa für chinesische Medizin interessieren. Daher ist es nicht verwunderlich, dass außerhalb der VR China zunehmend die alten Texte wieder zur Hand genommen werden, um die vielfältigen Vorgehensweisen der Antike im Original zu studieren.

7.7. Diagnostische Instrumente

Die vier klassischen diagnostischen Vorgehensweisen des Anschauens, Hören/Riechens, Befragens und der Pulsdiagnose stützen sich auf den Gebrauch der Sinne und benötigen keine Instrumente, die die Schwächen der Sinne ausgleichen könnten. Das Hörrohr, etwa, das der französische Arzt Laennec (1781-1821) einführte, um das Körperinnere abzuhören, wurde in der chinesischen Medizingeschichte nicht benötigt. Materielle Zeugnisse der chinesischen Diagnose sind daher nur indirekt mit der Statuserhebung verknüpft. Zu nennen ist an dieser Stelle das Pulskissen, auf das der Patient sein Handgelenk so legt, dass die Handinnenfläche nach oben zeigt und der Arzt die Fingerkuppen auf die Arterie am Handgelenk des Patienten legen kann. Die ältesten bekannten Pulsstützen stammen aus dem 10. Jahrhundert und sind aus Keramik gefertigt. (Abb. 84). Aus jüngerer Zeit sind Pulskissen aus Korbgeflecht erhalten. Heute wird in der Regel ein schmuckloses Kissen mit weißem Nesselbezug verwendet.

8. Abteilung: Heilen jenseits der Naturwissenschaft

8.1. Die nicht-medizinische Heilkunde

Als das chinesische Reich im Jahre 221 erstmals Gestalt annahm, prägte die neue Ordnung rasch die Welt- und Körpersicht der Intellektuellen. Die neue Medizin übertrug die Vorgaben der neuen Ordnung auf das Verständnis des menschlichen Organismus. Der Körper, wie der Staat, war ein aus begrenzt eigenständigen Funktionseinheiten zusammengesetztes Ganzes. Dieses Ganze wiederum war Teil des Universums. Dieselben Gesetzmäßigkeiten, die die großen Entsprechungen in der menschlichen Lebenswelt bis hin zu den Gestirnen regelten, galten auch für die Vorgänge im Körper selbst.

Doch nicht alle Menschen, und auch nicht alle Naturbeobachter und Philosophen jener Zeit, waren von der neuen Ordnung überzeugt. Diejenigen, die das geeinte Riesenreich nicht als Grundlage zukünftiger Harmonie unter den Bewohnern akzeptieren konnten, denen blieb auch die neue Körpersicht und somit auch die neue Medizin unfassbar. Ähnlich wie zunächst in Griechenland und später in der Geschichte ganz

Europas blieben daher in China vormedizinische heilkundliche Traditionen neben der neuen Medizin bestehen, fanden immer wieder Anhänger und wurden sogar um zahlreiche Vorstellungen bereichert, die der wissenschaftlichen Medizin unzugänglich blieben.

Ähnlich wie in Europa versuchten in China Verfechter der wissenschaftlichen Medizin die nicht-medizinische Heilkunde zu diskreditieren und deren Erfolge zu verneinen.

Daß sich dennoch beide Traditionen stets ergänzten und miteinander existierten, hatte letzlich zwei Hauptursachen. Die eine war die schon genannte Dichotomie der Weltsichten. Wer Zweifel an der grundlegenden Bedeutung und Verlässlichkeit der Gesetzgebung in der Gesellschaft hegt, oder von dieser Gesetzgebung gar nicht erfasst wird, der sieht auch keinen Sinn, ausschließlich einer Weltsicht und Heilkunde zu vertrauen, die auf eine angebliche Gesetzmäßigkeit aller Erscheinungen und Vorgänge im Körper ebenso wie im ganzen Universum gegründet ist.

Die andere Hauptursache ist nahe liegender. Die so genannte wissenschaftliche Medizin war und ist unvollkommen. Warum sollte sich eine Bevölkerung heute allein der wissenschaftlichen Medizin anvertrauen, wo doch jeder weiß, dass diese ihr heutiges Wissen in wenigen Jahren schon wieder widerrufen wird? Warum sollte sich jemand allein der wissenschaftlichen Medizin anvertrauen, wo doch jeder weiß, wie viele gesundheitliche Probleme auch mit dem neuesten Stand des Wissens gar nicht zufrieden stellend therapierbar sind? Und welchen Grund soll jemand in der Vergangenheit gehabt haben, im 8., im 15., oder im 19. Jahrhundert, sich einer Medizin anzuvertrauen, von der heute nahezu nichts mehr Bestand hat? Rationales Handeln in der Heilkunde ist nicht der alleinige Glaube an die Medizin, die sich wissenschaftlich zu legitimieren sucht.

Rationales Handeln vis-a-vis eines Gesundheitsproblems bedeutet, sich des besten jeweils zeitgenössischen Wissens der wissenschaftlichen Medizin zu bedienen, sich aber auch der Grenzen dieser Medizin bewusst zu sein und daraus die entsprechenden Schlussfolgerungen zu ziehen.

In China boten sich dem Suchenden außerhalb der wissenschaftlichen, also allein auf die Anwendung der Naturgesetze gegründeten Medizin vier Stränge, die sich gegenseitig überlappten und auch keineswegs ohne Berührung mit der wissenschaftlichen Medizin blieben: das Bewusstsein, in der Gesundheit von den Ahnen abhängig zu sein; die Überzeugung, dass Dämonen Kranksein verursachen können; die Heilkunde im Umfeld des Buddhismus; und schließlich die nicht naturwissenschaftlich-theoretisch legitimierte Arzneikunde außerhalb der naturgesetzlich begründeten Akupunkturmedizin.

8.2. Die Ahnenheilkunde der Orakelpriester

Die ältesten Belege für ein systematisiertes Verständnis der Ursachen von Kranksein und für aus diesem Verständnis abgeleitete Maßnahmen zur Therapie von Kranksein liefern in den Zentren der ehemaligen Hochkultur der Shang in Westchina aufgefundene Orakelinschriften auf Schildkrötenpanzern und Tierknochen aus einem Zeitraum, der vom 11. Jahrhundert bis in das 8. Jahrhundert v. Chr. reicht. Körperliches Unwohlsein, so entnehmen wir diesen Inschriften, war, wie andere Formen des individuellen oder kollektiven Leidens auch (Missernten, kriegerische Niederlagen), von den Ahnen verursacht, die über die Einhaltung der althergebrachten Sitten durch die Lebenden wachten. Die Orakelinschriften richteten an die Ahnen die Fragen nach dem Grund des Missgeschicks und nach der geeigneten Sühne: ein Gebet? Ein Opfer? Der Orakelpriester bohrte Löcher in die Knochen und Schildkrötenpanzer und warf sie in ein Feuer. Vermutlich war sogar der Shang-König selbst der oberste Schamane, der die Kommunikation mit den Geistern pflegte. Aus den Rissen, die sich in der Hitze von den Löchern aus bildeten, deutete er die Antwort. Es ist verständlich, dass die Deutungshoheit in den Händen des Herrschers lag; die Antworten der Ahnengeister zu deuten bedeutete konkrete Macht, da es stets darum ging, Schuldige für irgendein Missgeschick zu identifizieren und entsprechend zu strafen.

Irgendwann im 1. Jahrtausend v. Chr. kam die Orakelpraxis zum Erliegen. Die Vorstellung jedoch, dass die Verstorbenen über Wohl und Wehe der Lebenden entscheiden können, blieb bis in die Gegenwart in weiten Bevölkerungskreisen Chinas bestehen. Wo der Glaube, ein Gott oder Götter seien die Hüter der Ordnung und für die Bestrafung von Fehlverhalten zuständig, nicht vorhanden war, da hatte die Ansicht, die Ahnen seien die Wächter über die Einhaltung der Normen, eine ganz entscheidende stabilisierende Wirkung.

Das besagt nicht, dass sich der Ahnenkult in China, der ganz wesentlich von dem Bemühen geprägt ist, den Ahnen Gutes zukommen zu lassen, um sich deren Wohlwollen zu sichern, nicht mit der Zeit gewandelt hätte. Den Ahnen Gutes zukommen zu lassen, das bedeutet heute, Ihnen die Reichtümer der Welt der Lebenden auch in der Unterwelt zur Verfügung zu stellen. Im Vordergrund steht daher das Geld. Die Ahnen benötigen das Geld ebenso wie die Lebenden. Das mächtigste Geld der Gegenwart ist der US-Dollar. Folglich werden Unsummen an Dollarscheinen in ganz China in die Unterwelt gesandt. Nein, das sind keine echten, in den USA gedruckten Scheine. Aber sie sehen fast so aus, und damit die Ahnen sie auch erkennen, tragen sie in chinesischer und englischer Sprache die Aufschrift „Hell Money" – Höllengeld. Da geht es nicht um kleine Beträge; hundert Dollar-Bündel sind Standard; Scheine mit aufgedrucktem Wert von 500 Millionen lassen die Toten erkennen, wie sehr man sich um ihr Wohlergehen bemüht. (Abb. 85) Um das Geld an die Ahnen zu überweisen, werden die Scheine verbrannt und erreichen so ihr Ziel. Doch es ist nicht nur Geld, das auf diese Weise den Besitzer wechselt. An chinesischen Gräbern werden in Papier nachgebildete Immobilien ebenso in Rauch aufgelöst und in die Unterwelt gesandt, wie Handys, Aktien, Schmuck und andere gute Dinge mehr. Dies alles geschieht auch in der Erwartung, dass die Ahnen dies in Form der ihnen möglichen Wohltaten an die Lebenden zurückgeben und jedenfalls keinen Grund haben zu zürnen und vielleicht ein Unheil, etwa als Kranksein, zu senden.

8.3. Jeder gegen jeden: Die Dämonenheilkunde

Etwa ab der Mitte des 1. Jahrtausends v. Chr. sind in den Quellen neue Vorstellungen erkennbar. Geister und Dämonen bevölkern nun gemeinsam mit den Menschen das Universum. Im Gegensatz zu den Ahnen sind die Geister und Dämonen nicht mehr als direkte Verwandte oder bestimmte, mittlerweile verstorbene Personen identifizierbar. Anders als in der Ahnenheilkunde geht die dämonologische Heilkunde grundsätzlich nicht davon aus, dass eine Harmonie zwischen den lebenden und den nicht-lebenden Mitgliedern der Gesellschaft möglich oder gar der Normalfall ist. Dämonen sind in der Regel übelwollend. Der Mensch steht unter andauernder Bedrohung durch die Dämonen und muß sich schützen, will er nicht vielfältige Formen von Unheil erleiden.

Der Übergang von der Dominanz der Ahnenheilkunde zu einer Dominanz des Dämonenglaubens, der wiederum den Schamanen als Heilkundigen hervorbrachte, ging in China einher mit grundlegenden politischen Veränderungen. Thronstreitigkeiten im 8. Jahrhundert und eine anschließende Instabilität der Kräfteverhältnisse führten zu Jahrhunderte langen Auseinandersetzungen, deren Intensität zunahm und die ehemals gültigen ethischen Normen des Umgangs nicht nur zwischen den Staatswesen, sondern auch zwischen den einzelnen Menschen außer Kraft setzten. In dieser lang andauernden Periode eines „jeder gegen jeden", in der ein Überleben als Staat oder Einzelperson vor allem von der Fähigkeit abhing, sich durch Bündnisse mit Dritten oder die Stärkung eigener Abwehrkräfte gegen Angriffe von außen zu schützen, gewann auch eine neue Heilkunde an Überzeugungskraft, die individuelles und kollektives gesundheitliches Wohlbefinden von ähnlichen Verhaltensweisen abhängig sah.

Talismane verkündeten den unsichtbaren, aber doch gewisslich vorhandenen potentiellen dämonischen Angreifern, mit welch mächtigen Geistern ihre Träger verbündet seien. Exorzistische Sprüche wurden formuliert, um bereits in den Körper eingedrungenen und dort Kranksein verursachenden Dämonen das schlimme Geschick auszumalen, das sie durch höhere Mächte ereile, wenn sie nicht sogleich verschwänden. Arzneisubstanzen, die sich möglicherweise schon vor dem Erscheinen des Dämonenglaubens als wirksam erwiesen hatten, wurden in dieses Erklärungsmodell ebenso einbezogen und als dämonentötend eingeschätzt, wie in späteren Jahrhunderten der Einstich von Nadeln an solchen Stellen im Körper, wo Schmerz oder Schwellung den Aufenthaltsort eines Dämonen anzeigten.

Zu Beginn der 1970er Jahre fanden Archäologen in der Nähe der Stadt Changsha 长沙 in der mittelchinesischen Provinz Hunan 湖南 in einer unter dem Namen Mawangdui 马王堆 bekannten Grabanlage aus dem Jahre 168 v. Chr. neben zahlreichen weiteren Grabbeigaben insgesamt vierzehn heilkundliche Texte. Mittlerweile sind diese Dokumente von Donald Harper vollständig und umfassend annotiert in die englische Sprache übersetzt worden. Sie bieten dem heutigen Leser einen guten Einblick in die Vielfalt der Heilmethoden, die den damaligen Menschen als sinnvoll für die Behandlung solcher Leiden erschienen, die sie auf die Einwirkungen von Dämonen zurückführten.

Ist es aber, so könnte jemand fragen, von Bedeutung für ein Verständnis der chinesischen Heilkunde, solche vor-medizinischen Vorstellungen in Betracht zu ziehen? Hat es solche Vorstellungen nicht überall und auch in Europa gegeben? Tatsächlich ist es aus mehreren Gründen unerlässlich, die Betrachtung von Ahnenheilkunde und Dämonenglauben in die historische Betrachtung der chinesischen Medizin einzubeziehen. Zum einen gilt es aufzuzeigen, aus welchen heilkundlichen Vorläufern die eigentliche chinesische Medizin sich entwickelte. Zum zweiten haben die vormedizinischen Konzepte in mehrfacher Hinsicht in der neuen Medizin nicht nur ihre Antithese, sondern auch eine Fortsetzung gefunden. Die neue Medizin bezeichnete beispielsweise alle schädlichen Einflüsse und konkreten Eindringlinge mit dem Terminus xie 邪, der wörtlich übersetzt „das Üble" bedeutet, in einem weiteren Sinne aber auch den Unterton des „Heterodoxen" mit sich trägt – als Gegensatz zu dem Begriff zheng 正, der das Rechte, Orthodoxe bezeichnet. Indem der Begriff xie in der neuen Medizin als grundsätzliche Bezeichnung für pathogene Erreger gewählt wurde, setzte er die Vorstellung von den bösen Dämonen, die in den Körper eindringen, fort, ohne diese noch zu nennen. Zugleich gab der Terminus xie den Eindringlingen ein neues Gesicht, denn er umfasste nun vor allem Wind, Kälte, Hitze und andere Naturphänomene, vor denen man sich, im Gegensatz zu den Dämonen, bei Einhaltung der Naturgesetze schützen konnte.

Die Bemühungen der an Naturgesetzen orientierten Mediziner, das Böse der Dämonen durch das Böse von fehlgeleiteten Naturerscheinungen zu ersetzen, waren nicht von nachhaltigem Erfolg begleitet. Allein in der konfuzianisch geprägten Oberschicht verlor die Dämonenheilkunde an Überzeugungskraft. Die breiten Bevölkerungsschichten waren durch ihre tägliche Erfahrung kaum darauf vorbereitet, an irgendwelche Gesetzmäßigkeiten im Staate oder der Natur zu glauben. Für diese Menschen konnten die Gesetzmäßigkeiten der Natur, deren Befolgung angeblich Gesundheit verhieß, keine Überzeugungskraft entfalten. Ihr Leben war von unkontrollierbaren Kräften bestimmt; für sie blieben die Dämonen über zwei Jahrtausende bis in die Gegenwart die nahe liegende Erklärung für Unheil und Kranksein.

Unglaublich reich sind daher die Dokumente aus den vergangenen Jahrhunderten, die den Glauben an Dämonen und die vielen Praktiken, sie von sich fernzuhalten oder aus den Kranken wieder auszutreiben, belegen. Die Tatsache, dass es auch gedruckte Texte auf höchster Ebene gibt, weist zusätzlich darauf hin, dass die Fortdauer des Dämonenglaubens langfristig alle Schichten der Bevölkerung erfasste - ungeachtet der konfuzianischen Gegenbewegung. Sun Simiao (581-682?), beispielsweise, besaß keine Scheu, ein Werk über exorzistische Maßnahmen zu verfassen. In der Song-Zeit, im frühen 12. Jahrhundert, bildete das große Rezeptwerk Sheng ji zong lu 圣济总录 eine große Zahl exorzistischer Amulettschriftzeichen ab. (Abb. 86) Die medizinischen Handschriften des 18., 19. und frühen 20. Jahrhunderts enthalten ungezählte dämonologische Schriftzeichen – der Phantasie ihrer Schöpfer waren keine Grenzen gesetzt. (Abb. 87-89). Gelegentlich findet man auch Abbildungen und namentliche Identifizierungen der Dämonen, die für Krankheiten verantwortlich sind. (Abb. 90) Auch heute noch gibt es in Hongkong und auf Taiwan viele Schriften und traditionelle Amulette zu kaufen, die Schutz vor den Dämonen verheißen. Die hölzernen Tafeln, manche rund, manche viereckig, die man in der Wohnung oder über der Tür anbringen kann, vereinen die Symbole mächtiger Kräfte. Dazu zählen das Siebengestirn ebenso wie die acht Trigramme, das Schriftzeichen für „König" und weltliche Waffen, wie das Schwert. Ein kleiner Spiegel lädt den vorbeieilenden Dämon ein, sich selbst anzuschauen – und bringt somit der Hoffnung Ausdruck, die hässliche Gestalt, die er dort sieht, möge den Dämon sofort veranlassen, vor sich selbst Reißaus zu nehmen. (Abb. 91, 92) Das Schwert kam auch in konkreter Form zum Einsatz: geflochten aus Münzen möglichst aus der Zeit des mächtigsten Kaisers der jüngsten Geschichte verhieß es dem nahenden Dämonen, dass hier eine höhere Instanz für sein baldiges Ende sorgen werde. (Abb. 93)

8.4. Buddhismus: die allumfassende Heilkunde

Als im ersten Jh. n. Chr. der Buddhismus aus Indien kommend allmählich in China Eingang fand, brachte er eine ganz neue Form des Umgangs mit Leiden in das Land. Selbstverständlich hatten auch die Buddhisten Verständnis für die Wünsche der Menschen, sich von Krankheit zu heilen. Mit der buddhistischen Religion und durch Vermittlung wohl der Mönche, die die entsprechenden Texte und Lehren nach China trugen, kamen zum einen die säkularen Lehren des indischen Ayurveda nach China. Spuren der tri-dosa-Lehre und der vier-Elemente-Theorie finden wir bereits im Werk des universal gebildeten Sun Simiao. Zur Tang-Zeit fand auch die indische Augenheilkunde in China weite Verbreitung. Der Starstich blieb über Jahrhunderte ein indischer Fremdkörper in der chinesischen Heilkunde. Um das Risiko des Eingriffs zu mildern und die Erfolgschancen zu erhöhen, verlangten entsprechende Anleitungen noch im 15. Jahrhundert, dass der Heiler buddhistische Bannsprüche, so genannte *dharanis*, spreche.

Innerhalb des eigentlichen Lehrgebäudes des Buddhismus galten Arzneien und Operationen – wie auch bei einigen Kirchenvätern des mittelalterlichen Christentums – nicht als die entscheidenden Heilmaßnahmen. Hier verhieß das Mitleid des Avalokiteshvara, der in China zu Guanyin 观音, einer Göttin der Gnade, erklärt wurde, Hilfe all denen, die sich in der Not mit Bitten und Opfern an diese und andere Götter wendeten. Mit ihren tausend Augen findet Guanyin alle die, die ihrer Unterstützung bedürfen; mit ihren tausend Händen ist sie bemüht, Not und Leid zu lindern. (Abb. 94) Insbesondere Frauen mit Fruchtbarkeitsproblemen wandten sich an Guanyin; die Göttin wird häufig im Sinne ihrer Fähigkeit „Guanyin schenkt Söhne", *Guan yin song zi* 观音送子, mit zwei Kindern dargestellt. (Abb. 95, 96)

Bis vor wenigen Jahren standen auf der Insel Taiwan in vielen buddhistischen Tempeln aus Bambusrohr geschnittene Gefäße bereit, aus denen der Gläubige nach ritueller Anrufung eines Gottes aus dreißig, vierzig nummerierten Stäbchen eines herauszog und durch die somit enthüllte Zahl den Weg gewiesen erhielt zu einer ebenfalls nummerierten Vielzahl von Arzneirezepten. Er wählte dann der auf dem Stäbchen vorgegebenen Zahl entsprechend das mit gleicher Nummer bezeichnete Arzneirezept aus, in der Erwartung, daß es gegen sein Leiden helfe. Heute ist diese Art religiöser Suche nach Heilung nicht mehr erlaubt. (Abb. 97)

Aber das eigentliche Anliegen des Buddhas ist eine sehr viel umfassendere Heilung. Der Buddha der Medizin verkündet eine Moral, nach der sich tunlichst alle diejenigen richten, die das Grundleiden der Menschheit, die allertiefste Krankheit überhaupt, das ist die Existenz an sich, zu überwinden trachten. Das Ausscheren aus dem Kreislauf von Geburt, Tod, Wiedergeburt ist die wahre Heilung, die der Buddha verheißt. Wer die Vier Edlen Wahrheiten erkennt, der wird den Ausweg zur Erleuchtung, der wird den Übergang in den Nirvana finden: (1) Leben ist Leiden. (2) Die Ursache dieses Leidens ist die Sehnsucht zu leben und das Verlangen nach sinnlichem Vergnügen. (3) Es besteht eine Möglichkeit, dieses Leiden zu beenden. (4) Diese Möglichkeit bietet das Beschreiten des Achtfachen Pfades: rechte Anschauungen, rechte Absichten, rechte Rede, rechtes Handeln, rechte Lebensführung, rechte Anstrengungen, rechte Gesinnung und rechte Konzentration.

Nach dem Ende der Kulturrevolution in den späten 1970er Jahren sind vielerorts in China alte buddhistische Tempel renoviert und mit neuem Leben erfüllt worden. Gläubige brennen Räucherstäbchen ab, beten zu den verschiedenen Gottheiten und hoffen erneut auf Beistand. Auch in China dauert somit die parallele Existenz von säkularer und religiöser Medizin, von nicht-medizinischer und medizinischer Heilkunde fort. Vielfältig und komplex sind die Vorstellungen und Praktiken, die sich aus Ahnen- und Dämonenglauben, aus daoistischen und buddhistischen Anregungen bildeten und die an den Naturgesetzen der systematischen Entsprechungen aller Phänomene orientierte medizinische Heilkunde begleitet haben. Viele Menschen finden weiterhin im Glauben an die Lehren und Riten der großen und der kleinen Traditionslinien Trost und Stärke für ihre ganz persönliche Bewältigung des Krankseins.

9. Abteilung: Die Bibliothek des Wissens

9.1. Erfahrung und Schrift

Die Weitergabe medizinischen Wissens von einer Generation an die nächste erfolgte in der Vergangenheit hauptsächlich durch die persönliche Ausbildung des Neulings durch einen erfahrenen Arzt. Wie will man auch einen bestimmten Puls mit Worten beschreiben? Einfacher ist es, den Puls eines Patienten von einem Schüler abtasten zu lassen und ihm dann die Besonderheiten zu erläutern. Ähnliches gilt für Färbungen des Gesichts, die Beschaffenheit der Zunge, für Tonlagen der Stimme und manche andere körperliche Zustände und Veränderungen auf der weiten Skala zwischen Gesundheit und Krankheit. Insbesondere vor dem Aufkommen der Farbphotographie, die heute in vielen Lehrbüchern unverzichtbar ist, war die detaillierte und abgrenzende Beschreibung zum Beispiel von Hautleiden in der medizinischen Literatur äußerst ungenau und damit kaum zufrieden stellend. Dennoch haben in der Antike Europas und Chinas Mediziner ihre Kenntnisse und Beobachtungen schriftlich niedergelegt, haben versucht, das Gesehene allein mit Worten oder mit Strichskizzen festzuhalten und auf diese Weise auch an solche Leser zu vermitteln, die sie nicht selbst zu unterrichten vermochten.

Im antiken Griechenland haben Mediziner ihr Wissen auch deshalb schriftlich niedergelegt, weil sie die ärztliche Tätigkeit aus dem Bereich des Handwerklichen lösen und auf eine Ebene mit der Philosophie und anderen hoch geehrten kulturellen Tätigkeiten erheben wollten. Wie weit dies für China zutreffen könnte, hat bislang noch niemand untersucht. Die Vermittlung medizinischen Wissens über Bücher hat zusätzlich den Effekt, dass auf diese Weise sehr viel mehr Lernende erreicht werden können als in einer Lehrer – Schüler Beziehung.

9.2. Der Reiz des neuen Körperbilds

Heilkundliche Literatur der frühesten Zeit, sichtbar an den Handschriften aus dem Grab von Mawangdui des späten 2. Jh. v. Chr., behandelte bereits eine weite Bandbreite an Themen. Eine ausgefeilte Theorie, die die Autoren hätten darlegen können, gab es wohl noch nicht. Aber es galt, Leidensformen zu beschreiben, Vermutungen über deren Verursachung und pathologische Dynamik zu äußern, Rezepte zu dokumentieren, Arzneidrogen und pharmazeutische Verfahrensweisen zu beschreiben und eine Reihe von Therapieformen zu erläutern. Auch die eine oder andere Zeichnung findet sich bereits in diesen frühen Handschriften. Aufmerksame Beobachter hatten dieses Wissen im Laufe der Zeit gesammelt. Über große Landstriche Chinas verstreut muß ein intelligentes Lesepublikum bereits in den Jahrhunderten vor der Zeitenwende an solchen Texten interessiert gewesen sein. Anders lässt sich nicht erklären, dass verschiedene Ausgaben derselben Texte in weit voneinander entfernten Gräbern aus dem 2. und 1. Jahrhundert gefunden wurden.

Die Herausbildung der neuen Medizin in der Han-Zeit scheint einen enormen Schub auf die Verschriftung heilkundlichen Wissens ausgeübt zu haben. Eine bislang unüberschaubare Anzahl von Autoren war bemüht, die eigenen

Schlussfolgerungen aus der neuen Deutung des menschlichen Organismus zu diskutieren und in Texten niederzuschreiben. Erste spezifisch der Arzneikunde gewidmete Bücher stammen wohl aus dieser Zeit; die Rezeptkunde war ein geeignetes Thema für die Literatur, und auch die ersten Spezialtexte zur Pulslehre und Akupunktur wurden wahrscheinlich in den ersten Jahrhunderten nach der Zeitenwende verfasst. Noch heute sind schätzungsweise 13 000 gedruckte Bücher vorhanden, die in China in den folgenden zwei Jahrtausenden bis zum Ende des 19. Jahrhunderts veröffentlicht wurden. Eine unbekannte Zahl an Texten ging im Lauf der Zeit verloren; von vielen sind lediglich noch die Titel in alten Bibliographien verzeichnet.

Der reiche Schatz an Büchern, der nach wie vor in chinesischen, japanischen und einigen westlichen Bibliotheken greifbar ist, stellt die wichtigste Quelle unseres heutigen Bemühens dar, die Entwicklungslinien der chinesischen Heilkunde nachzuzeichnen und die Inhalte der verschiedenen Traditionen zu erkunden. Vielfach standen zunächst die Klassiker des 1. Jahrtausends im Vordergrund der Analyse. Mittlerweile ist jedoch auch einzelnen Werken und Autoren des 2. Jahrtausends eine zunehmende Aufmerksamkeit sicher. Festzuhalten ist, dass wir noch sehr weit davon entfernt sind, die vielen Verästelungen der chinesischen Medizingeschichte, die sich in der Literatur zeigen, umfassend zu kennen.

9.3. Die Verfügbarkeit der Klassiker

Dies mag sich zunächst in Hinsicht auf die Klassiker der Antike ändern. In den vergangenen zwei Jahrzehnten ist ein wichtiger Teil der noch vorhandenen Texte in mehr oder weniger philologisch verlässlicher Weise in westliche Sprachen übertragen worden, oder steht kurz vor der Veröffentlichung. Das Bild der Antike verändert sich mit dem Erscheinen jeder neuen Studie. Von großer Bedeutung war vor wenigen Jahren die vollständige Übersetzung der Mawangdui-Manuskripte aus dem frühen 2. Jh. v. Chr. durch Donald Harper. Diese Texte haben uns gemeinsam mit ähnlichen Grabfunden anderenorts in aller Deutlichkeit den Stand des Wissens in der chinesischen Heilkunde vor dem Beginn einer Medizin im engeren Sinn vor Augen geführt. In den ersten zwei, drei Jahrhunderten nach der Zeitenwende haben unbekannte Herausgeber aus der großen Anzahl anonymer Texte der neuen Medizin mehrere Kompendien erschaffen, die mit mehr oder weniger ursprünglichem Inhalt bis in die Gegenwart überliefert worden sind.

Im Vordergrund stehen das *Su wen* 素问 und das *Ling shu* 灵枢. Ersteres ist eine lose verknüpfte Sammlung mehrerer hundert Textbruchstücke aus dem zweiten und ersten Jahrhundert vor der Zeitenwende, die dann in der späteren Han-Zeit als ein Buch zusammengefasst wurden. Die Herausgeber haben einige Texte in Form eines Dialogs gefasst, andere nicht. Die Inhalte des *Su wen* zeigen sehr deutlich, wie die Autoren jener Zeit bemüht waren, die neuen Grundideen mit ihren Beobachtungen in Einklang zu bringen. So mussten altbekannte Krankheiten, wie Malaria, Husten, Rückenschmerz und andere mehr, nun völlig neu erklärt werden – auf der Grundlage der neuen wissenschaftlichen Physiologie, Ätiologie und Pathologie. Auch musste die neue Medizin von dem älteren Schamanenwissen und der Dämonenheilkunde abgegrenzt werden. Die Herausgeber des *Su wen* tilgten die widersprüchlichen Passagen der einzelnen Texte nicht und ermöglichen uns somit einen überaus wichtigen Einblick in die frühen Entwicklungsschritte der neuen Medizin.

Zwei weitere Kompendien der damaligen Zeit, das *Ling shu* und das *Nan jing*, sind im Gegensatz zu dem *Su wen* gleichsam „aus einem Guß". Die oder der Herausgeber dieser beiden Titel haben offenbar bewusst die Thematik der Akupunktur und der Pulsdiagnose in den Vordergrund gestellt und zugleich ein auch aus heutiger Sicht noch recht homogenes Lehrgebäude errichtet. Ein späterer Autor, er ist uns sogar namentlich bekannt: Yang Shangshan 杨上善, hat dann im 6./7. Jh. das *Su wen* und das *Ling shu* auszugsweise verknüpft und das *Huang Di nei jing tai su* 黄帝内经太素 geschaffen, das wenig später nach Japan gebracht wurde und in Fragmenten dort erhalten blieb, während es in China verloren ging. Es stellt die älteste noch verfügbare Fassung jener Texte dar.

9.4. Der allumfassende Anspruch der Gesetzmäßigkeit

Das *Su wen* und das *Ling shu* wurden in den Folgejahrhunderten mehrfach überarbeitet und sind heute in Ausgaben erhalten, die sich bis in die Tang-Dynastie zurückführen lassen. Damals, im 8. Jahrhundert, erweiterte ein Arzt namens Wang Bing 王冰 das *Su wen* um große Textteile, die möglicherweise auf uns noch unbekannten Wegen ebenfalls seit der späteren Han-Zeit überliefert worden waren. Dieser Textteil, der seitdem ein Drittel des *Su wen* ausmacht, enthält ein sehr kompliziertes Theoriegebäude zur Ordnung des auf den ersten Blick ungeordneten Ablaufs von Wetter und Klima. Der medizinisch relevante Teil der Theorien legt die Bezüge zwischen Tages- und Jahreszeiten, Wetter, Klima und menschlichem Organismus dar.

Obschon der therapeutische Nutzen solchen Wissens kaum ausgesprochen wird, bestand der Sinn der Ausführungen offenbar darin, die Einbindung des Organismus in die makrokosmischen klimatischen Regeln zu verdeutlichen und zu einem Leben in Einklang mit diesen Regeln zu mahnen. Aber da war noch ein tieferer Sinn, der vielleicht selbst den Schöpfern dieser Theorie verborgen geblieben sein mag. Die Staatsphilosophien des Konfuzius und des Legismus, die dem geeinten Reich seit dem zweiten Jahrhundert v. Chr. die ideologische Grundlage lieferten, beanspruchten, dass alles Leben einer Gesetzmäßigkeit unterworfen sei. Die Übereinstimmung der eigenen Lebensführung mit dieser Gesetzmäßigkeit verhieß dem Staat den ersehnten Frieden und dem Einzelnen Gesundheit. So lesen wir es immer wieder in den Texten jener Zeit. Da mag die „Unordnung" der Wetterlage, die sich Tag für Tag ändert und scheinbar unvorhergesehen mal dies mal jenes Wetter bringt, eine der letzten Herausforderungen gewesen sein. Auch dieser „Unordnung" musste eine Ordnung, musste eine Gesetzmäßigkeit zu Grunde liegen. Solange diese Gesetzmäßigkeit noch nicht gefunden war, blieb der allumfassende Anspruch von Konfuzianismus und Legismus unvollkommen. Einige Naturbeobachter mögen dies bewusst oder unbewusst als Herausforderung empfunden haben und verfassten die Theorien von den „Fünf Perioden und Sechs Qi", *wu yun liu qi* 五运六气, die auch diese letzte Lücke im Weltbild schlossen.

9.5. Der Weg in die Spezialisierung

Als ein letztes wichtiges Werk aus der späteren Han-Zeit sei noch das *Shang han za bing lun* 伤寒杂病论, „Über Schäden, die durch Kälte verursacht werden, und weitere Krankheiten", angesprochen. Zhang Ji 张机, der älteste historisch belegte Medizinautor Chinas, den wir namentlich kennen, schrieb dieses Buch um 200 n. Chr. und stellte hier erstmals Rezepte gegen eine ganz bestimmte Krankheit in den Vordergrund. Wenig später trennte ein anderer Autor Zhang Jis Originaltext in zwei einzelne Schriften: das *Shang han lun* 伤寒论, „Über Schäden, die durch Kälte verursacht werden", und das *Jin kuei yao lüe* 金匮要略, „Essentielles aus der Goldkiste", letzteres eine Sammlung von Rezepten gegen unterschiedlichste Krankheiten, ersteres das nun abgespaltene Werk mit Vorschriften gegen einen einzigen Typus von Kranksein. Das *Shang han lun* ist bis in die Gegenwart eine wertvolle Anleitung für die arzneiliche Behandlung seitens der chinesischen Medizin geblieben. Die Rezepte des *Shang han lun* tragen daher seit Jahrhunderten die Bezeichnung *jing fang* 经方, „klassische Vorschriften". In Japan bilden diese Rezepte sogar den zentralen Grundstock der dort als *Kampo* 漢方, „Chinesische Rezepte", bezeichneten traditionellen Pharmakotherapie.

Im 3. oder 4. Jahrhundert wurde, wie Barbara Volkmar aufzeigen konnte, ein Jahrtausend vor der Herausbildung der Kinderheilkunde als Spezialfach in Europa das erste chinesische Buch der Kinderheilkunde verfasst, von dem wir wissen. Der „Fontanellenklassiker der Kleinkinder", *Xiao er lu xin jing* 小儿顱囟经, entstand zu einer Zeit, als die Wirren in der Nach-Han-Zeit eine pessimistische Grundhaltung in der chinesischen Elite förderte. Daoistisches Gedankengut profitierte von diesem Zeitgeist, da es im Kind den Höhepunkt menschlichen Lebens sah, von dem aus es nur noch abwärts geben konnte. Es mag die Mentalität jener Zeit gewesen sein, die dem Kind auch in der Medizin verstärkte Aufmerksamkeit zukommen ließ und somit auch eine entsprechende Fachliteratur hervorbrachte.

Aus etwa derselben Zeit sind ein „Klassiker der Gefäße", Mai jing 脉经, zur Pulsdiagnose von Wang Shuhe 王叔和 und ein „Klassiker des Nadelns und des Brennens (mit den Kapiteln) A, B, (etc.)", das Zhen jiu jia yi jing 针灸甲乙经 von Huangfu Mi 皇甫谧 (214-282), erhalten. Im Jahre 610 legte ein Mann namens Chao Yuanfang 巢元方 seine Gedanken zu den „Ursachen und Zeichen aller Krankheiten", Zhu bing yuan hou lun 诸病源候论, nieder und schuf damit das älteste bekannte Spezialwerk zur Verursachung von Kranksein. Bald darauf, im Jahre 659, erschien das erste in staatlichem Auftrag verfasste Arzneibuch, das Xin xiu ben cao 新修本草, mit illustrierten Beschreibungen von 850 Einzelsubstanzen. Wenig später, so hatten wir bereits eingangs ausgeführt, schrieb der Arzt Sun Simiao (581-682?) die ersten bekannten großen Rezeptbücher. Ebenfalls in der Tang-Dynastie verfasste ein Bibliothekar namens Wang Dao 王焘 (670-755) die erste enzyklopädische Rezeptsammlung unter dem Titel „Unentbehrliches von der Äußeren Terrasse", das Wai tai bi yao 外台秘要.

Damit waren alle wichtigen Traditionen chinesischer medizinischer Literatur gegründet, die im Laufe der folgenden Jahrhunderte ihre beeindruckende Fortsetzung fanden. Eine fast unübersehbare Vielfalt von Einzel- und Spezialwerken zu allen möglichen Themenstellungen im engeren und weiteren Bereich der Heilkunde rundeten das reiche Bild chinesischer medizinischer Literatur ab.

9.6. Drucke versus Handschriften

Vor dem Hintergrund des in absehbarer Zeit in seiner Gänze gar nicht überschaubaren Reichtums der gedruckten heilkundlichen Literatur Chinas gewinnt erst seit kurzem ein neuer Quellenbereich an Bedeutung: die handgeschriebene Literatur. In der europäischen Medizingeschichte spielen Handschriften aus der Antike, vor allem aber aus dem Mittelalter vor der Einführung des Buchdrucks, eine wichtige Rolle. Mit dem Beginn des Buchdrucks endete in Europa die Tradition der Handschriften in der Medizin weitgehend. Private Tagebücher, Vorlesungsmitschriften und Laborprotokolle sind Beispiele für handschriftliche Quellen jüngerer Zeit, aber sie decken kaum mehr den Gesamtbereich, oder auch nur einen signifikanten Bereich der Heilkunde ab.

Auch in China steht ein reicher Schatz an heilkundlichen Manuskripten aus der Antike, aus der Tang-Zeit, also aus der Zeit vor und in der Frühphase des Buchdrucks zur Verfügung. Doch anders als in Europa ist in China die Tradition der Handschriften offenbar mit der weiten Verbreitung gedruckter Literatur nicht abgerissen. Heilkundliche Handschriften haben, wie erst jüngste Forschungen zeigen, bis in das 20. Jh. eine zentrale Bedeutung behalten und können als Spiegel desjenigen Anteils des heilkundlichen Wissens und heilkundlicher Tätigkeit gelten, der in der gedruckten Literatur nicht dokumentiert ist. Tatsächlich können wir heute davon ausgehen, dass die gedruckte Literatur lediglich das Wissen einer sehr begrenzten Oberschicht ausdrückt, während in den Handschriften das Wissen und der konkrete Umgang mit Kranksein der Mehrheit der Bevölkerung ihren Widerhall finden.

Die Erforschung dieses für die Medizingeschichte so wichtigen Quellenbestands hat erst kürzlich begonnen. Während die Mawangdui-Manuskripte aus dem 2. Jh. v. Chr. nun in einer vollständigen und philologisch seriösen Übersetzung vorliegen und die tang-zeitlichen Manuskripte ebenfalls in wissenschaftlicher Bearbeitung sind, ist der Wert der unzähligen heilkundlichen Handschriften der Qing-Zeit und des frühen 20. Jahrhunderts weitgehend unbekannt geblieben. Die Staatsbibliothek zu Berlin besitzt weltweit eine der umfangreichsten Sammlung solcher Handschriften Für die Abfassung solcher Handschriften als Parallelquellen neben der gedruckten Literatur gab es mehrere Gründe. Eine Durchsicht des Berliner Bestands lässt die folgenden Motive erkennen.

9.7. Handschriften der Laien

Vielleicht die größte Zahl von heilkundlichen Handschriften wurde von Laien verfasst, die sich über einen längeren Zeitraum hinweg alles notierten, was ihnen aus eigener Erfahrung oder vom Hörensagen her als wirksam gegen alle möglichen Leiden erschien. Die Inhalte dieser Handschriften erscheinen daher sehr gemischt. Die Notizen sind nicht nach Fachrichtungen geordnet, sondern offenbar so niedergeschrieben worden, wie sie im Alltag anfielen. Was immer irgendjemand als wirksam bezeichnete, wurde aufgezeichnet – nicht selten mit dem Hinweis auf denjenigen, der das Rezept empfohlen hatte. In diesen Handschriften finden sich auch häufig Eintragungen, die nichts mit Heilkunde zu tun haben. Verträge, Lieblingsgedichte, Anekdoten, Tagebucheintragungen, Schicksalsdeutungen, Geomantik, etc. Das heißt, diese Handschriften wurden nicht von berufsmäßig praktizierenden Heilkundigen verfasst, sondern spiegeln einen Teil des täglichen Lebens der allgemeinen Bevölkerung wider. Das ist das wichtigste Charakteristikum dieser Schriften.

Die therapeutischen Empfehlungen dienen der Behandlung häufig vorkommender Krankheiten. Sie umschließen nicht nur arzneiliche Therapien, auch die Akupunktur und Bannvorschriften finden sich hier. Häufig werden Einzelsubstanzen als wirksam gegen das eine oder andere Leiden genannt. Dies steht im Gegensatz zu den aus mehreren Substanzen zusammengesetzten Rezeptvorschriften, die man in der gedruckten Literatur findet.

9.8. Rezeptbücher der Volksheiler

Volksheiler sind keine formal ausgebildeten oder berufsmäßig praktizierenden Ärzte. Es sind Heilkundige, die ohne feste Zeiten in der Regel die Leute in ihrer engeren oder weiteren Nachbarschaft behandeln. Die Handschriften der Volksheiler und die der Laien sind sich in Aufbau und Inhalt sehr ähnlich. Der auffälligste Unterschied liegt wohl darin, dass in den Schriften der Volksheiler auch solche Verfahren verzeichnet sind, die die medizinische Elite für anstößig hielt. Dies betrifft insbesondere die Hinweise auf Mittel zur Abtreibung.

Berufsmäßig praktizierende Ärzte durften in der Kaiserzeit keine Abtreibungen durchführen. Weder die gedruckten Arzneibücher jener Jahrhunderte, noch sonstige medizinische Schriften führten Rezeptvorschriften für die Abtreibung auf. Nur die Handschriften der Volksheiler nennen derartige Rezepte. Man darf davon ausgehen, dass die in diesen Rezepten genannten Substanzen auch tatsächlich wirksame Abtreibungsmittel sind.

9.9. Geheimwissen

Mehrere Heilergruppen sahen sich im Besitz geheimen Wissens: Wanderärzte, Praktiker der Kampfkünste, und Praktiker der magischen Künste.

Wanderärzte gibt es in China seit der Antike. Bian Que (s. o.) ist der erste, der in der Literatur erwähnt ist. Wie der Name sagt, reisen diese Praktiker über Land, bleiben nie längere Zeit an einem Ort und gehen bevorzugt in abgelegene Gebiete, wo sie ihre Kenntnisse und Fähigkeiten feilbieten. Ihre Klientel besteht in der Regel aus Menschen mit geringer formaler Bildung. Wanderärzte warten nicht passiv auf die Patienten; sie preisen ihre Dienste aktiv an. Wenn sie an einen geeigneten Ort kommen, versuchen sie, in kürzester Zeit die Aufmerksamkeit von Patienten auf sich zu lenken. Und sie müssen diese Leute dann schnell dazu überreden, sich von ihnen diagnostizieren zu lassen und dann ihre Arzneien zu kaufen.

Ein Sprichwort der Wanderärzte besagt: „Beim Arzneiverkauf und bei der Schicksalsdeutung hängt alles von der Rhetorik ab." Das wiederum ist der Hintergrund eines der Merkmale der Inhalte der Handschriften dieser Berufsgruppe. Es sind darin rhetorische Techniken für Überredungskünste zu finden, die auf einer guten Kenntnis menschlicher Schwäche und menschlicher Psychologie beruhen.

Aus den Handschriften sind einige weitere Besonderheiten des Vorgehens der Wanderärzte erkennbar. Sie verdienen ihren Lebensunterhalt mit dem Verkauf von Arzneimitteln, die billig sein müssen und einfach einzunehmen sind. Um eine schnelle Wirkung zu erzielen, benutzen sie toxische Substanzen, die gewöhnliche Ärzte nicht zu verwenden wagen. In den Handschriften werden auch Verfahrensweisen beschrieben, aus billigen Substanzen teuer erscheinende Arzneimittel herzustellen. Obschon den Wanderärzten stets ein schlechter Ruf vorauseilte, sind sie auch heute noch vielerorts anzutreffen.

9.10. Handschriften der Praktiker der Kampfeskünste

Die Praktiker der Kampfeskünste sind auf Grund ihrer Tätigkeit häufigen Verletzungen ausgesetzt. Sobald der Gegner bezwungen ist, oder wenn ein Verbündeter an einem lebenswichtigen Körperpunkt verletzt worden ist, müssen sie Maßnahmen ergreifen, die Wirkung des Schlages zu mildern. Daher liegt es im Interesse der martial-arts-Praktiker, sich Techniken anzueignen, die diesem Zwecke und auch der Heilung von Knochenbrüchen dienen. Das notwendige Wissen wurde in der Regel intern über Handschriften weitergegeben.

9.11. Handschriften der Magier

Die Praktiker magischer Künste hatten stets einen eigenen Markt. Sie führten die Dämonenheilkunde fort; ihre wichtigste Technik ist die Beschwörung. Beschwörungen wurden und werden in der chinesischen Bevölkerung in weitem Maße angewandt, nicht nur von Magiern. Im Glauben der Bevölkerung blieb seit der Antike die Ansicht verbreitet, dass es zu jedem großen Ereignis im Leben von Vorteil ist, Dämonen zu vertreiben. Die Handschriften der Experten, die für diese Zwecke oder zur Heilung von Leiden Exorzismus betreiben, durften niemals an Außenstehende weitergegeben werden. Anderenfalls verloren sie ihre geheime Kraft.

9.12. Abschriften und Druckvorlagen

Viele medizinische Handschriften bergen keineswegs geheimes oder entlegenes Wissen. Manche angehenden Mediziner besaßen einfach nicht das Geld, sich beliebig Bücher zu kaufen. Ihnen blieb nichts übrig, als Einführungen in die Medizin oder Bücher über alle möglichen Fachrichtungen abzuschreiben. Die Bemerkungen, die sich die Leser an den Rand oder in den Text notierten, können dennoch von medizinhistorischem Interesse sein. Sie bieten Einblicke in persönliche Erfahrungen mit den entsprechenden Anweisungen der Texte. Von ähnlichem Interesse sind Handschriften, die sich als nie veröffentlichte Druckvorlagen erweisen. Die zahlreichen Richtungen, in die einzelne Autoren auf Grund ihrer jeweils eigenen Erkenntnisse die Entwicklung der Heilkunde zu lenken suchten, werden aus der Vielfalt der Inhalte solcher Handschriften noch besser erkennbar als aus der gedruckten Literatur.

Handschriften und gedruckte Literatur zusammen bieten eine auf lange Sicht unerschöpfliche Quellensammlung, aus der sich viele Aspekte der Geschichte der chinesischen Heilkunde der vergangenen zwei Jahrtausende herauslesen lassen. In welchem Ausmaß das in diesem großen Textmaterial niedergeschriebene Wissen lediglich für Historiker von Interesse ist, die den Gang der Dinge nachzuzeichnen und zu untersuchen bemüht sind, oder aber auch für zukünftige Heilkunde Anregungen birgt, das wird erst die weitere Erforschung zeigen.

10. Abteilung: Chinesische Medizin im 20. Jahrhundert

10.1. China: der Anfang vom Ende

Die chinesische Medizin existiert heute in China nicht mehr als ein unabhängiges Heilsystem eigenständiger Ideen und Praktiken, das mit der Situation in der Vormoderne vergleichbar wäre. Die Veränderungen der gesellschaftlichen und ökonomischen Strukturen, sowie in der zunehmend durch westliche Einflüsse neu geformten Kultur des Wissens, haben zu einem Verlust erheblicher Anteile sowohl der theoretischen als auch der praktischen Tradition der chinesischen Medizin geführt. Insbesondere die Politik der VR China hat seit den frühen 1950er Jahren zu einer bewusst herbeigeführten wachsenden Entfremdung von der Vergangenheit geführt.

Die Entwicklung der Medizin wird freilich nicht nur von äußeren Veränderungen im gesellschaftlichen und ökonomischen Umfeld der Akteure gesteuert, sondern auch von internen Faktoren. Als zu Beginn des 19. Jahrhunderts ein chinesischer Arzt und Beamter Wang Qingren 王清任 (1768-1831) kurz vor seinem Tode ein Buch „Berichtigung von Irrtümern in der medizinischen Literatur", *Yi lin gai cuo* 医林改错, veröffentlichte, machte er auf einen der Faktoren aufmerksam, die der chinesischen Medizin das gleichrangige Überleben neben der wenig später nach China eingeführten europäischen Medizin sehr erschweren sollten: die nahezu vollkommene Vernachlässigung des ganz konkreten Aufbaus des Körperinneren. Es war nicht nur der Umbruch von Gesellschaft und Weltanschauung, der der traditionellen Medizin in China im 19. und 20. Jahrhundert den Boden der Eigenständigkeit entzog. Es waren auch einige Eigenarten dieser Medizin, die den Abstieg in die Zweitrangigkeit und schließlich in die völlige Neustrukturierung als von der Tradition weit entfernte „TCM" bestimmten.

10.2. Die Begegnung mit der europäischen Medizin

Als die europäische Medizin im 19. Jahrhundert auf breiter Grundlage in China bekannt gemacht wurde, traf sie nicht auf ein einheitliches einheimisches Lehr- und Praxisgebäude einer „Chinesischen Medizin". Westliche Ärzte sahen sich mit einem Konglomerat unterschiedlicher Ideen und Praktiken konfrontiert, von denen ein Teil durch die Theorien der systematischen Korrespondenz, ein Teil durch Konvention und Aberglaube, ein weiterer Teil durch religiöse Lehren und wiederum ein anderer Teil durch echte Erfahrung geprägt war.

Die europäische Medizin wirkte auf die lernbereiten chinesischen Laien und Ärzte sogleich überzeugend. Einige Vertreter der chinesischen Medizin, denen der Zugang zu der europäischen Medizin und damit die neuen Möglichkeiten, Ansehen zu gewinnen und Einkommen zu erzielen, versperrt blieben, äußerten sich aus nahe liegenden Gründen abwehrend. Für alle anderen jedoch eröffnete sich eine Welt, die zugleich neuartig und vertraut war.

Vertraut waren die im Westen soeben entdeckten und alsbald allgemein anerkannten Ansichten der Bakteriologie. Konnten chinesische Ärzte in der chinesischen Medizinliteratur nicht seit zwei Jahrtausenden nachlesen, dass der Körper an sich gesund ist, dass eine innere Schwächung üblen Eindringlingen erlaubt, den Körper „zu besetzen"? War nicht schon längst bekannt, dass die üblen Eindringlinge sich im Organismus bewegen können, sich vielleicht an einer bestimmten Stelle niederlassen, dort Krankheit bewirken und entweder getötet oder ausgetrieben werden müssen, um Heilung zu erzielen? Derartige Grundvorstellungen ließen sich leicht mit den modernen europäischen Vorstellungen von pathogenen Erregern in Einklang bringen. Zwar wusste die europäische Medizin diese alten Einsichten sehr viel effektiver in der therapeutischen Praxis umzusetzen, aber fremd waren sie den chinesischen Ärzten keineswegs.

10.3. Neu für China

Neuartig waren für die chinesischen Mediziner vor allem zwei Facetten der europäischen Medizin. Zum einen die Logik. Der Widerspruchsatz des Aristoteles ist China fremd. Widersprüche zwischen Erklärungsmodellen werden geduldet und nicht als anstößig empfunden, wenn sie sich aus einem gemeinsamen Hintergrund logisch ableiten lassen, oder aber wenn sie einfach alle einen Nutzen versprechen. Die Yin-Yang Lehre propagiert die Existenz von vier oder sechs Speicherorganen im Organismus. Die Fünf-Phasen-Lehre nimmt fünf solcher Organe wahr. In Europa würde man eine andere Vorgehensweise erwarten: öffnen wir den Körper und sehen wir einmal nach, wie viele Organe da sind. Das ist jedoch nicht die herkömmliche chinesische Vorgehensweise. Die Anzahl der konkreten Organe war den chinesischen Biowissenschaftlern seit der Antike bekannt. Mit der Yin-Yang-Theorie griff man vier oder sechs Organe heraus, mit der Fünf-Phasen-Theorie fünf. Beide Theorien erlaubten, so die chinesische Ansicht, bestimmte Erklärungen des Krankseins und der Gesundheit, und beide verhalfen zu wirksamen Therapien. Welchen Grund hätte es da geben sollen, die eine oder andere Theorie aufzugeben? Erst die Anpassung der chinesischen Medizin an moderne europäische Logik im 20. Jahrhundert hat zu Entscheidungen geführt, die die chinesische Tradition zuvor über zwei Jahrtausende lang nie zu treffen brauchte. Die Entfremdung der modernen Form der TCM von der Vergangenheit erfolgte auf vielfache Weise.

Neuartig war für chinesische Mediziner auch die Einstellung der europäischen Medizin, dass vollkommenes Wissen in der Zukunft liege und nicht in sakrosankten Texten einer fernen Vergangenheit. Wissenschaft sucht die Vervollkommnung des Wissens in der Zukunft; die chinesische Medizin lebte und starb in dem Bewusstsein, das goldene Zeitalter des Wissens liege in der Antike. Die Autorität der Antike gegen die Verheißung der Zukunft einzutauschen, darin bestand die grundlegende kulturelle Herausforderung Chinas in der Begegnung mit der europäischen Medizin. Dass diese Herausforderung von zahllosen Chinesen ohne jede Schwierigkeit bewältigt wurde, zeigen die ersten Jahrzehnte dieser Begegnung. China war gedemütigt von den imperialen Mächten des Westens, die fast nach Belieben „ungleiche Verträge" mit einer schwachen Regierung schlossen. Alle gesellschaftlichen Kräfte, die sich für eine Erneuerung Chinas einsetzten, sahen allein in der westlichen Wissenschaft und Technik die geeigneten Mittel, um die einstige Größe zurück zu gewinnen. Der traditionellen, einheimischen Heilkunde billigten sie lediglich noch einen Platz in der Erinnerung an die „bankrotte Feudalzeit" des Kaiserreichs zu. Damals wurden die Weichen gestellt für die Politik einer Wiedererstarkung Chinas, die nun in unserer Gegenwart ihre Früchte trägt und insbesondere von der Regierung der VR China, mit Ausnahme einer kurzen Zeit während der so genannten Kulturrevolution, konsequent fortgeführt wurde. Die Umwandlung der chinesischen Medizin von einer, wie die fortschrittlichen Kräfte Chinas einhellig meinten, rückständigen und für das Leid Chinas mitverantwortlichen Heilkunde zu einem nach Vorgaben westlicher Logik und marxistischer Weltanschauung geläuterten System, das zunächst parallel und später als Teil der europäischen Medizin fortbestehen könne, ist seit dem Sieg der Kommunisten im Jahre 1949 nie in Frage gestellt worden.

10.4. Die Zurückweisung der Tradition

Keiner derjenigen, die heutzutage im Westen die chinesische Medizin als unzureichend abwerten möchten, könnte so feindselige und verletzende Worte für diese Heilkunde finden, wie die gesamte Breite der politisch Verantwortlichen und reformerischen oder gar revolutionären Intellektuellen Chinas der ersten zwei, drei Jahrzehnte des 20. Jahrhunderts. Wenn es in der Folgezeit gelegentlich den Anschein hatte, dass die in der Regierungspartei der Republik, der Guomindang, vereinten nationalistischen Kräfte, oder die Kommunisten ihre Zurückhaltung gegenüber der chinesischen Medizin abgelegt hätten, so wurden sie dazu allein durch politische, wirtschaftliche und gesellschaftliche Zwänge gedrängt. Langfristig betrachtet strebt die Regierung der VR China eine allmähliche, schonende Aushöhlung des alten Ideenguts und dessen Ersetzung durch moderne Wissenschaft an.

Die chinesische Medizin wurde in der zweiten Hälfte des 20. Jahrhunderts zunehmend einem Baum vergleichbar, der seine Wurzeln verloren hat. Das Holz bleibt verfügbar, kann zu mannigfachem, sinnvollem Nutzen herangezogen werden. Doch eine Nährung und Weiterentwicklung aus eigenen Wurzeln findet nicht mehr statt. In dieser Situation befindet sich die chinesische Medizin, seit sie das weltanschauliche und politische Umfeld verloren hat, das ihr einst eine zwei Jahrtausende währende Akzeptanz sicherte. Nicht der klinische Nutzen verhalf dem traditionellen Ideengebäude der chinesischen Medizin in der Vergangenheit zu einer zweitausendjährigen Langlebigkeit, sondern die Beständigkeit seiner Plausibilität. Heute ist die traditionelle chinesische Medizin auch für Chinesen nicht mehr plausibel. Jeder neue Jahrgang, der in China heranwächst, ist mit Computern und anderen Zeugnissen einer völlig geänderten kognitiven Umwelt aufgewachsen. Die moderne Logik und die moderne Technologie verlangen ein anderes Denken, als die Ideen vom Qi und von der systematischen Korrespondenz.

10.5. Von der Allgemeingültigkeit zur Insellage

Noch vor wenig mehr als 100 Jahren durchzogen die Lehren von Yin und Yang und von den Fünf Phasen die gesamte chinesische Kultur. Heute haben diese Lehren ihre umfassende Gültigkeit verloren. Kein Flugzeug lässt sich mit Yin und Yang konstruieren, geschweige denn in die Luft heben. Keine elektrische Lampe folgt der Dynamik der Fünf Phasen. Kein Handy würde klingeln, wollte man statt der europäischen entweder-oder Logik die herkömmliche chinesische sowohl-als-auch Logik einsetzen. Die theoretischen Grundlagen der chinesischen Medizin sind heute nur noch isolierte Inseln in einer Welt, die anderen Erklärungsmodellen folgt und damit auch überall Erfolge hat.

Die grundlegenden medizinischen Theorien von den gesunden und den krankhaften Zuständen des Organismus haben sich in der Geschichte immer von den Vorstellungen beeinflussen lassen, die die Menschen als maßgeblich für die Sicherung der Ordnung und die Lösung der anstehenden Probleme ihrer Gesellschaft ansahen. In der westlichen Welt und auch in China glauben heute die meisten Menschen, dass die modernen Wissenschaften, insbesondere Chemie und Physik, und auch die moderne Technologie die Ordnung garantieren und die Probleme unserer Lebenswelt lösen. Folglich sind diese Menschen auch davon überzeugt, dass diese Wissenschaften und die Technologie auch die Garanten einer erfolgreichen Heilkunde seien. Das ist vielleicht nur ein Glaube, und ein Teil der Menschheit, nicht in China, aber in Europa, ist der Meinung, die Chemie, die Physik und die Technologie seien selbst die Ursachen vieler Probleme, die es nun zu lösen gilt. Dennoch bleibt festzuhalten, dass der theoretische Hintergrund der chinesischen Medizin keine Alternative mehr bietet und allein noch in Nischen gepflegt wird von Menschen, die ansonsten mit dem Auto zur Arbeit fahren, mit dem Handy ihre Kommunikation erledigen und mit dem Röntgengerät nachschauen lassen, ob der schmerzende Arm nach einem Sturz vielleicht gebrochen ist.

10.6. Die Anpassung

Als Mao Zedong im Jahre 1958 den Satz „Die Chinesische Medizin ist eine große Schatzkammer" schrieb, war ihm wohl nicht bewusst, dass er damit eine Aussage machte, die wenige Jahrzehnte später ihrem ursprünglichen Zusammenhang entrissen wurde und seitdem als Beleg für das Gegenteil seiner Absicht angeführt wird. Mao Zedong war kein Freund und Förderer der chinesischen Medizin als eigenständiges Heilsystem. Aber er war Realist und er erkannte, wie Kim Taylor in ihrer detaillierten Analyse der damaligen Vorgänge hat aufzeigen können, dass ein Verbot der chinesischen Medizin viele hunderttausende Menschen, wenn nicht Millionen, in existentielle Probleme stoßen würde, wenn ihnen die Möglichkeit genommen würde, mit der traditionellen Medizin ihren Lebensunterhalt zu verdienen. Also schrieb er in einem keineswegs für die Veröffentlichung bestimmten Brief das berühmt gewordene Zitat in dem aus dem Kontext sehr deutlich erkennbaren Sinn, dass man aus der vielfältigen Tradition das herausholen müsse, was in der Zukunft Bestand haben könne. Es ging ihm nicht um die chinesische Medizin, oder gar deren Theorien, als Ganzes. In der Fortsetzung der bisherigen Einstellung der marxistischen Erneuerer Chinas konnte er sich bestenfalls eine sehr ausgedünnte Version der chinesischen Medizin vorstellen.

Ebenfalls im Jahre 1958 erschien in China ein Buch, die „Übersicht über die Chinesische Medizin", *Zhong yi xue gai lun* 中医学概论, das seitdem nicht nur in China selbst einen maßgebenden Einfluß auf die weitere Entwicklung ausgeübt hat. Seit der Öffnung Chinas in der Mitte der 1970er Jahre wurde dieses Werk auch im Westen bekannt und vielerorts irrtümlich als eine Einführung in die chinesische Medizin angesehen, wie sie vor dem 20. Jahrhundert existiert hatte. Die „Übersicht" entstand in einer Zeit, als eine staatlich eingesetzte Kommission bemüht war, aus dem vielschichtigen und überaus unstrukturierten Erbe heilkundlicher Traditionen Chinas eine Essenz herauszulösen, die in der zukünftigen, allein westlicher Wissenschaft, Technologie und Logik verpflichteten Gesellschaft der VR China bestehen könne – ohne in Widerspruch zu den Elementen des „Neuen China" zu stehen, von denen sich die chinesische Führung eine nachhaltige Stärkung des Landes und damit nicht zuletzt auch eine Wiedergewinnung alter Größe erhoffte. Diese Rechnung ist, wie wir heute sehen, bereits ein halbes Jahrhundert später aufgegangen.

Um dieses Ziel zu erreichen, wurden aus der traditionellen und von zahlreichen Widersprüchen und – aus westlich wissenschaftlicher Sicht – Absurditäten geprägten chinesischen Medizin alle die Anteile ausgewählt, die frei von jeder Metaphysik waren und die zum anderen nicht in offenkundigem Widerspruch zu den Erkenntnissen der modernen Wissenschaften standen. Zudem, dies sei hier noch einmal wiederholt, wurden nun im Kommissionsverfahren gleichsam manche der Antworten nachgeschoben, die sich die Heilkundigen in den vergangenen zwei Jahrhunderten nicht gestellt hatten. Es war der Beginn, die nun in englischer Bezeichnung TCM (*Traditional Chinese Medicine*) genannte Neufassung der chinesischen Medizin zunehmend in die Denkweise und das Faktenwissen der westlichen Medizin einzugliedern. Betrachtet man die Gesamtheit der behördlichen Regulierungen seit den 1950er Jahren, so wird dieses Ziel sehr deutlich. Die chinesische Regierung möchte offenbar vermeiden, dass im Gewande der traditionellen chinesischen Medizin Theorien und Denkweisen erhalten bleiben, die wesentlich dazu beigetragen haben, dass weder das erste Flugzeug, noch die Elektrizität und schon gar nicht das Handy oder der Computer in China erfunden wurden.

Seit den 1970er Jahren wurde die Neuschöpfung einer standardisierten und für das gesamte Land einheitlich festgelegten Theorie der TCM auch in die Lehrpläne für Studierende der chinesischen Medizin eingeführt. Der englische Terminus *Traditional Chinese Medicine* trug nach der Öffnung Chinas wesentlich zu dem erst heute langsam aufbrechenden Missverständnis bei, dieses neu geschaffene Produkt repräsentiere die historische Tradition.

10.7. Theorie und Praxis der TCM

Die „Übersicht", wie ähnliche Werke der folgenden Jahre auch, enthält eine knappe Beschreibung der Yin-Yang- und der Fünf-Phasen-Lehren, ohne noch auf die vielen Widersprüchlichkeiten innerhalb dieser Theorien und in ihrer Anwendung in der Praxis einzugehen. Es folgen Beschreibungen der Organe, der Leitbahnen und die Darstellung der Krankheitsursachen. Einen Vorschlag von Chen Yan 陈言 aus dem 12. Jahrhundert aufgreifend enthält die „Übersicht" ein simples Schema von „inneren Ursachen" (das sind die Emotionen), „äußeren Ursachen" (das sind die klimatischen Faktoren Wind, Kälte, Hitze, etc., die auf Grund einer Schwächung des Organismus in diesen einzudringen imstande sind), sowie „weder äußere noch innere Ursachen" (das sind Verletzungen und verschiedene Formen des Fehlverhaltens).

Die Betonung in der Diskussion der Krankheiten liegt auf den „von außen bedingten Leiden" und den „inneren Schäden", die für den Praktiker nach einem einfachen Schema kategorisiert werden. Er muß lediglich feststellen, ob eine Krankheit in die Gegenüberstellung der „acht Leitlinien", *ba gang* 八纲, fällt: das heißt, den Modulen Yin oder Yang, Außen oder Innen, Kälte oder Hitze, Leere oder Fülle zugeordnet werden kann.

Für die Diagnose gilt das bereits seit Jahrhunderten gebräuchliche Schema der „vier Untersuchungen" (*si zhen* 四诊), die wir bereits kennen gelernt haben (s.o.).

So einfach das neue theoretische Schema erscheint, erlaubt es doch auch die Einbeziehung und Therapie vieler nach moderner Diagnose definierter Krankheiten. Der Schlaganfall beispielsweise, der in der Antike als „vom Wind Getroffensein" gedeutet wurde, wird heute als „Blutstau" in den Leitbahnen definiert und mit Mitteln therapiert, von denen man bereits in der Vergangenheit annahm, sie seien imstande, solche Stauungen aufzulösen.

Unter den chinesischen Autoren, die sich für eine Verbindung von westlicher und chinesischer Medizin einsetzen, gibt es daher solche, die vorschlagen, die Diagnose grundsätzlich mit westlichen Methoden zu erstellen und bei der Therapie auf westliche oder chinesische oder beide Vorgehensweisen zurückzugreifen. Zwar ist die Theorie der TCM in den Textbüchern weitgehend standardisiert, in der alltäglichen Praxis der VR China lebt jedoch die herkömmliche Unverbindlichkeit fort, sodaß unterschiedliche Colleges in China sich auch in unterschiedlichem Maße an die neuen Richtlinien gebunden fühlen.

Für die Politik, so hat es den Anschein, steht am Horizont eine Gesamtmedizin, die ihre Berechtigung entweder aus der statistisch gesicherten Evidenz ihrer Wirkungen oder sogar aus der naturwissenschaftlich gesicherten Kausalität zwischen Eingriff und Ergebnis bezieht und sowohl moderne als auch traditionelle Anteile umschließt. Eine politische Direktive reiht sich seit Jahrzehnten an die andere mit dem Ziel, auf der Grundlage westlicher Logik eine unverwechselbar chinesische Variante moderner Medizin zu schaffen, die sich weltweit durchsetzen soll und die auf Grund ihres erweiterten diagnostischen und therapeutischen Rahmens auch attraktiver sein soll als die „rein" westliche Medizin.

Um die „Schatzkammer" der Tradition für diese Zwecke nutzbar zu machen, wird eine Vielzahl von Schritten unternommen. Sie sollen zugleich eine Wertschätzung der traditionellen Medizin signalisieren, wenngleich diese Wertschätzung in Wirklichkeit nur der Hülle, nicht aber den Inhalten gilt. Sowohl Faksimile-Nachdrucke vorrepublikanischer Originaltexte als auch mehr oder weniger sorgfältig edierte und kommentierte Neuausgaben alter Schriften werden von chinesischen Verlagen in wachsender Zahl publiziert und bieten auf unabsehbare Zeit einen schier unerschöpflichen Vorrat für die Forschung.

10.8. Der Westen

Am 26. Juli 1971 berichtete James Reston, ein Journalist, der die amerikanische Tischtennismannschaft während ihres historischen Besuchs in der VR China begleitet hatte, auf der ersten Seite der *New York Times* davon, wie der postoperative Schmerz, den er im Anschluß an eine Blinddarm-Notoperation verspürt hatte, mit einer sehr merkwürdigen Vorgehensweise behoben wurde. Drei Akupunkturnadeln hatten das Wunder vollbracht. Diese Meldung wurde von der gesamten Presse des Westens unter großer Aufmachung übernommen und rückte die Existenz einer offenbar ebenso einzigartigen wie unverständlich wirksamen chinesischen Nadeltherapie in das Zentrum der Aufmerksamkeit, und zwar bei Medizinern ebenso wie in der allgemeinen Öffentlichkeit. Bereits drei Monate später reiste ein Team angesehener amerikanischer Ärzte nach China, um dort in einigen Krankenhäusern die Anwendung von Akupunktur zu beobachten. Der Reisebericht wurde im *Journal of the American Medical Association* veröffentlicht und war uneingeschränkt positiv.

Als dann im folgenden Jahr 1972 der Präsident der USA, Richard Nixon, nach China reiste, beobachtete sein Leibarzt mehrere Operationen unter Akupunkturanalgesie und bestätigte nach seiner Rückkehr die Berichte früherer Ärzte.

Das Interesse der westlichen Welt richtete sich daher zunächst auf die schmerzlindernden Wirkungen der Akupunktur bei Operationen. Kaum eine große Publikumszeitschrift ließ sich die Gelegenheit entgehen, mit möglichst farbigen Bildreportagen über dieses Phänomen zu berichten. Die angebliche Exotik chinesischer Schmerzensmentalität und die für westliche Wissenschaftler undurchschaubaren und nur unzureichend erklärbaren Wirkungen der Nadeln auch bei komplizierten chirurgischen Eingriffen ergaben vor dem Hintergrund des Jahrzehnte lang unzugänglichen China eine journalistische Mischung, die offenbar weite Teile der Öffentlichkeit faszinierte.

Mit dem Ende der so genannten Kulturrevolution und dem Beginn der politischen und wirtschaftlichen Reformen in China Ende der 1970er Jahre nahmen die Verantwortlichen jedoch rasch Abstand von den in Wahrheit unbefriedigenden Erfolgen der operativen Akupunkturanalgesie. Damit schwand auch im Westen das Interesse an dieser Anwendungsform der Nadeln. In den Vordergrund trat nun der allgemein therapeutische Gebrauch der Akupunktur.

10.9. Die Vielfalt der Aneignungen

Die Geschichte der Lehre, der Anwendung und der Erforschung der Akupunktur in Europa und den USA während der vergangenen zwei, drei Jahrzehnte ist ein höchst lehrreicher Abschnitt in der Gesamtgeschichte der Medizin. Sie darzustellen, ginge weit über den Rahmen des hier beabsichtigten Überblicks hinaus. In jedem Land sprach der Reiz, der nun von China aus ging, andere Kräfte an. In Frankreich etwa spielten die langfristigen Beziehungen zu Indochina eine große Rolle. Vietnamesen ethnisch chinesischer Abstammung, die bisher im Verborgenen praktiziert hatten, standen nun unversehens in der Öffentlichkeit, hatten großen Zulauf und beeinflussten die französische und eine Zeit die westliche Rezeption in solchem Maße, dass viele ihrer Schüler die vietnamesische Tradition der chinesischen Medizin als die historisch korrekte Version ansahen. In England ging als erster ein ehemaliger Matrose an die Öffentlichkeit, der – so weit bekannt ist – keinerlei formale Ausbildung erhalten hatte und mit dem Wissen, dass er sich auf seinen Reisen erworben hatte, eine eigenwillige Lehre entwarf und viele in der späteren Praxis sehr erfolgreiche Akupunkteure ausbildete. In den USA nahmen sich nicht-medizinische Akademiker aus dem linken politischen Lager der Akupunktur an. Die Nadel ermöglichte es Ihnen, dem medizinischen Establishment im direkten und übertragenen Sinne ins Fleisch zu stechen. Nach Kuba, vielleicht dem einzigen Land der westlichen Hemisphäre, wo Akupunktur flächendeckend an medizinischen Hochschulen gelehrt wird, kam die Akupunktur über die Zusammenarbeit des kubanischen mit dem chinesischen Militär. Dies mag der Grund dafür sein, dass – anders als in den übrigen westlichen Ländern – auf Kuba die theoretischen Hintergründe der TCM nicht der Hauptgrund der Rezeption waren, sondern angesichts der Armut des Landes schlichte wirtschaftliche Überlegungen hinsichtlich einer kaum Kapital erfordernden Therapiemöglichkeit.

Überall schrieben westliche Autoren ohne Chinesisch-Kenntnisse, ohne Kenntnisse der historischen Hintergründe der chinesischen Medizin und in der Regel auch ohne klinische Erfahrungen in China Bücher über die „Chinesische Medizin", die von einer breiten Öffentlichkeit begierig aufgenommen wurden.

Seit diesen Anfängen der Rezeption chinesischer Medizin im Westen hat sich eine mittlerweile unübersehbare Vielzahl von Einzelpersonen auf Grund der unterschiedlichsten Erstkontakte in Europa oder in China, aber auch in Japan oder Sri Lanka, um nur die wichtigsten Herkunftsländer zu nennen, ein jeweils eigenes Ideengemisch zurechtgelegt, das in einer wachsenden Flut von Büchern und in unzähligen Kursen an ein lernbereites Publikum weitergereicht wird. Der Bezug zu der historischen Realität schwankt ebenso stark wie die Übereinstimmung mit den heute in China offiziell bevorzugten Inhalten der TCM.

Es gibt Akupunkturvereinigungen, die die herkömmlichen chinesischen Erklärungen insgesamt als obsolet abtun und sich um eine rein „naturwissenschaftlich-physiologische" Grundlage bemühen; andere streben nach einer Wiederbelebung antiker, klassischer Inhalte. Unter den Befürwortern einer Anwendung chinesischer Medizin finden sich Gruppen, die in dieser Heilkunde eine Spiritualität verwirklicht sehen, die der westlichen Medizin abhanden gekommen sei. Wieder andere bevorzugen die chinesische Medizin aus eher säkularen Gründen und sprechen ihr beispielsweise eine Ganzheitlichkeit und eine Möglichkeit zu, das kranke Individuum in den Mittelpunkt der Therapie zu stellen, die die westliche Schulmedizin nicht besitze.

Diese weite Bandbreite in der Vielfalt der Aneignungen spiegelt sich nicht nur in den Büchern und sonstigen Schriften wider, die die einzelnen Gruppierungen veröffentlichen, sondern auch in den Lehrgängen, die sie den Interessenten anbieten. Ohne eine standardisierbare Qualitätskontrolle werden hier theoretische und praktische Kenntnisse vermittelt, die die Heterogenität der Ansichten in eine Heterogenität der Anwendungen auf unterschiedlichstem Niveau übertragen. Die jeweiligen Heilerfolge sind in erster Linie im subjektiven Gefühl von Patienten und Praktikern und weniger in einer objektiven Bewertung erkennbar.

10.10. Hintergründe des Aufschwungs

Der rasche Aufschwung der Akupunktur in den westlichen Industrienationen während der vergangenen zwei, drei Jahrzehnte war, dieser Schluß liegt nahe, in der Anfangszeit auf die Erwartungen zurückzuführen, die sich mit den als typisch chinesisch identifizierten Vorstellungen vom Wesen und von der Behandlung des Krankseins verknüpfen. Die klinischen Erfolge stellten sich erst später ein. Inwieweit diese Erfolge größer oder kleiner sind als solche, die andere wissenschaftlich nicht belegte Heilsysteme, wie etwa die Homöopathie, die Anthroposophie, der Ayurveda, erzielen, bleibt mangels verlässlicher Vergleichsmöglichkeiten dem persönlichen Eindruck von Heilern und Patienten überlassen.

Niemals, das sei hier betont, hat in der Geschichte der Medizin, und dies lässt sich für Europa ebenso wie für China feststellen, ein neues heilkundliches Ideensystem von Anfang an durch praktische, klinische Erfolge überzeugen können. Kaum noch etwas von dem, was die so genannte moderne westliche Medizin in ihren Anfängen eines nahezu blinden Vertrauens in die chemische Behandlung körpereigener Vorgänge im 19. Jahrhundert ihren Patienten zumutete, würde heute in einer medizinischen Ausbildung oder in der klinischen Anwendung noch Bestand haben. Dennoch waren die Ärzte und auch die Patienten überzeugt, auf dem richtigen Weg zu sein. Darum aber ist es immer in der Geschichte der Medizin gegangen: um die Überzeugung, auf dem richtigen Weg zu sein. Fragen muß man sich nur, warum heute ein Teil der Bevölkerung in den westlichen Industrienationen den Glauben allmählich verliert, mit der modernen Schulmedizin auf dem richtigen Weg zu sein, und sich stattdessen einer Überzeugung öffnet, mit chinesischen Ideen und Praktiken besser zum Ziel zu gelangen.

In der für viele Beobachter überraschenden Attraktion der chinesischen Medizin wiederholt sich ein Vorgang, der die gesamte Geschichte der Medizin begleitet – in West und Ost. Dieser Vorgang führte zu der Herausbildung einer Medizin in der griechischen ebenso wie in der chinesischen Antike und sicherte in China der, wie wir eingangs festgestellt hatten, „neuen" Medizin die Akzeptanz durch einen Großteil der Elite. Die klinischen Wirkungen können es nicht gewesen sein, die der neuen Akupunktur in Konkurrenz etwa mit der hoch entwickelten Arzneikunde diese Akzeptanz ermöglichten. Es waren die Übereinstimmungen zwischen der Wahrnehmung von Ordnung und Krise im Umfeld der damals Lebenden (bzw. zwischen den Idealen von Ordnung und Krise bei einem anderen Teil der Intellektuellen) mit den Ansichten von Gesundheit und Krankheit im menschlichen Organismus. Oder, wie meine These lautet: die Vorstellung von Gesundheit und Krankheit im Körper ist eine direkte Folge der realen oder idealen Sicht auf Ordnung und Krise außerhalb des Körpers. Das heißt aber auch: wenn sich Vorstellungen hinsichtlich Ordnung und Krise in der Lebensumwelt ändern, dann ändern sich auch die Vorstellungen von dem Wesen der Gesundheit und vom angemessenen Umgang mit Krankheit. Ob diese neuen Vorstellungen dann in der praktischen Anwendung auch klinische Erfolge zeitigen, ist recht unerheblich. Alle Besserungen eines Zustands, die während einer neu konzipierten Behandlungsstrategie beobachtet werden, können als Beleg dafür gewertet werden, dass man auf dem richtigen Weg ist.

10.11. Ängste als Ratgeber

Für die Akzeptanz der chinesischen Medizin im Westen seit den 1970er Jahren bietet dieses Erklärungsmodell hinreichende Gründe. Wieder einmal stand am Anfang ein Wandel im Zeitgeist, der zumindest Teile der Bevölkerung beeinflußte. In jenen Jahren empfanden viele Menschen neue Bedrohungen ihrer persönlichen und gesellschaftlichen Existenz und bewerteten auf dieser emotionalen Grundlage den Körper und seine Krankheiten neu. Die chinesische Medizin wurde in dieser Situation nicht historisch getreu rezipiert, sondern in der Weise neu formuliert, dass sie den neuen Ängsten entsprach.

Man mag sich wundern, warum Chinesen, Koreaner, Vietnamesen und andere Asiaten in großer Zahl in Europa und den USA erfolgreich praktizieren, aber nicht zu Meinungsführern in der Vermittlung ihrer eigenen Tradition werden konnten. Der in Frankreich in den Anfangsjahren des Akupunkturbooms einflußreiche Vietnamese Nguyen Von Ngi mag als Ausnahme angesehen werden. Da er bereits lange in Frankreich lebte und praktizierte, war er in der Anfangszeit jedoch der einzige kompetente Ansprechpartner. Für Asiaten, die unvermittelt aus ihrer kulturellen Heimat kamen und für ein westliches Publikum schrieben, war die Möglichkeit, weite Anerkennung zu finden, ungleich schwieriger. Keiner der Bestseller auf dem deutschen, englischen oder nordamerikanischen Markt wurde von einem Chinesen verfasst.

Ein Hauptgrund für diesen mangelnden Einfluß asiatischer Kenner der chinesischen Medizin auf die Rezeption im Westen ist sicherlich darin zu sehen, dass diese Autoren außerstande sind, die wahren Ursachen für die Attraktivität ihrer Medizin zu durchschauen, und sich in dem Irrtum bewegen, es sei eine objektive, der westlichen Medizin überlegene klinische Wirkung, die den Westen so sehr nach TCM verlangen lasse. Das für eine Meinungsführerschaft notwendige Gemisch aus Exotik und Vertrautem in der Weise zu formulieren, dass es westlichen Ängsten und Erwartungen in einer Situation zunehmender Verunsicherung entsprach, gelang ihnen nicht. Über die Klassiker der ersten Stunde, die Schriften zur „Chinesischen Medizin" von Ted Kaptchuk, Harriet Beinfield, Giovanni Macciocia und andere mehr mag man aus historischer Sicht die Nase rümpfen und den Stab brechen. Sie wurden zu Bestsellern, weil sie in einer Art heilkundlichem Orientalismus die Sehnsüchte derjenigen westlichen Bevölkerungsteile ansprachen, die als Folge eines Weltschmerz angesichts „Verlust der Mitte", „Energiekrise", „Zerstörung der Umwelt" und anderer Schreckensvisionen in Hinblick auf die Rolle von Chemie und Technik in unserer modernen Lebenswelt, auch mit der westlichen Medizin zunehmend mehr Ängste als Hoffnungen verknüpften.

10.12. Qi und Energie

Von zentraler Bedeutung für die Attraktivität der chinesischen Medizin und insbesondere der Akupunktur wurde der Begriff des Qi. Die Meldungen über die Behandlung des post-operativen Schmerzes des James Reston nach seiner Blinddarm-Operation in China mit Hilfe von Akupunktur und die weiteren Berichte über diese Heilverfahren wären vielleicht bald wieder in Vergessenheit geraten und als Exotika abgehakt worden. Doch genau zu jener Zeit, in den späten 1960er und dann in den 1970er Jahren, begann die Sorge um ausreichende Energieversorgung in der westlichen Welt alle bisherigen Existenzängste zu verdrängen. Die Rohölverknappung durch die Ölförderländer hob das Energieproblem nachhaltig in das Bewusstsein der westlichen Welt. Seit jener Zeit ist die Energiefrage eine der wichtigsten Überlebensfragen westlicher Zivilisation. Zur Sicherung der Energiezufuhr wurden internationale Kriege geführt; erhebliche innenpolitische Auseinandersetzungen mit zum Teil Bürgerkrieg ähnlichen Zuständen fanden vor dem Hintergrund von Kontroversen um die geeignetsten Energieträger statt. Auch für viele private Haushalte ist die Sorge um die Verfügbarkeit und Bezahlbarkeit von Energie seit den Energiekrisen der 1970er Jahre nicht zu unterschätzen.

Es soll hier nicht der Eindruck erweckt werden, die Verbreitung der Akupunktur in der westlichen Welt könne auf ein, zwei Ursachen zurückgeführt werden. Dieser Eindruck wäre völlig verfehlt. Die Verbreitung der Akupunktur ist jedoch Teil eines komplexen gesellschaftlichen Neuordnungsprozeß und berührt viele Facetten. Hier sei nur ein kleiner Teilbereich der mentalen Bedingungen angesprochen, die in diesem Neuordnungsprozeß eine Rolle spielen.

Die Deutung des chinesischen Begriffs Qi als „Energie" geht auf den französischen Autor Georges Soulié de Morant zurück, der Anfang des 20. Jahrhunderts in China Akupunktur studierte und nach seiner Rückkehr nach Frankreich ein im nachhinein einflussreiches Schriftwerk verfasste. Auch seine Gleichsetzung des chinesischen Begriffs Qi mit dem europäischen Konzept „Energie", die historisch keinerlei Berechtigung hat, erwies sich erst Jahrzehnte später als unvermutet nützlich. Qi mit Energie gleichzusetzen, ist etwa so sinnvoll, wie den chinesischen Begriff *gui* 鬼, „Dämon", mit Virus zu übersetzen. Wenn man in einem chinesischen dämonologischen Text „Dämon" durchgehend mit „Virus" oder „pathogenem Keim" übersetzt, ergibt sich ein überraschend zeitgemäßer Textinhalt. Dennoch war die Denkwelt der ursprünglichen Autoren eine ganz andere, als es eine solche modernisierende Übersetzung vermuten ließe. Ganz ähnlich verhält es sich mit der Deutung von Qi als Energie. Auch hier wird antikes chinesisches Gedankengut durch die Übersetzung mit einem modernen Begriff in eine moderne Denkwelt übertragen. Das Ergebnis ist zwar ein vollkommener Anachronismus, aber gleichzeitig eine der Vorbedingungen für die Attraktion der entsprechenden chinesischen Vorstellungen nun in neuem westlichem Gewand.

Möglicherweise hat die Neudefinition von Qi als Energie die chinesische Medizin aus dem Grunde so attraktiv werden lassen, weil durch diese Umdeutung eine Heilkunde verfügbar ist, die die Lösung der energetischen Probleme zumindest für den menschlichen Organismus verspricht. Die Propagierung der Akupunktur als ein Heilverfahren, das Kranksein als Folge „energetischer Störungen" deutet und diese Störungen zu beseitigen verspricht, schafft eine Zuversicht, die sich mit Sicherheit nicht aus der historischen Realität chinesischer Vorstellungen, vermutlich aber aus einer begrifflichen Anpassung an westliche Ängste ergibt.

Diese Anpassung ist in mehreren Bereichen zu sehen, so auch in der bereits oben einmal angesprochenen Auslassung des militärischen Vokabulars in den für westliche Leser verfassten Darstellungen der chinesischen Medizin. Die westliche Medizin ist in den Augen mancher ihrer Kritiker die schneidende, zerstörende und tötende. Die chinesische Medizin muß als Alternative die Harmonie fördern. Da würde in dieser künstlichen Gegenposition die Übernahme des kriegerischen Vokabulars der chinesischen Originaltexte die deutliche Trennlinie nur verwischen. Folglich finden sich die entsprechenden Sprachformeln in westlichen Erläuterungen nicht.

Die Anpassung der TCM an westliche Erwartungen findet freilich nicht nur auf der theoretischen und sprachlichen Ebene statt. Als westliche Hersteller begannen, die Akupunkturnadeln mit Silikon zu überziehen, damit sie besser gleiten und weniger Schmerz verursachen, begaben sie sich auf eine schiefe Ebene, die die Akupunktur schnell in die Nähe derjenigen Technik brachte, die zumindest einige der frühen Befürworter der Nadeltherapie zu fliehen suchten. Als dann ein anderer Hersteller damit zu werben begann, dass eine Beschichtung mit Parylen im Gegensatz zu Silikon abriebfest und biokompatibel sei, war die Nadel nicht nur symbolisch dort angekommen, wo sie selbst nun wieder Ängste erzeugt. Wieder andere Hersteller werben daher mit der Laser-Nadel, die nur einen gebündelten Energiestrahl in das Gewebe sendet. Schaut man sich einige Weiterentwicklungen dieser Technik an, dann fragt man sich, wo hier noch eine Alternative zu der hoch technisierten Schulmedizin liegt.

10.13. Das Fazit

Manche Anhänger der TCM (wir schließen in diesen Bergriff die Akupunktur mit ein) deuten solche Hinweise auf den Verlust der historischen Identität dieser Heilkunde und die Adaptation an westliche Erwartungen als Abwertung, Kritik, oder gar feindselige Einstellung. Es ist diesen Menschen offenbar nicht bewusst, dass sie auf diese Weise ihrer Medizin das nehmen möchten, was den Wert einer jeden Heilkunde ausmacht: das Eingehen auf die existentiellen Ängste der Patienten, oder potentiellen Patienten. Wer Hinweise auf diese ewigen Adaptationen in der Geschichte der Medizin leugnet oder als Feindseligkeit verwirft, leugnet den Charakter von Heilkunde insgesamt und spricht der Heilkunde, und in diesem Fall der TCM oder chinesischen Medizin, eine Funktion zu, die sie gar nicht haben sollte: Nämlich unabhängig von den Emotionen der Menschen als Reparaturanleitung für gesunde und kranke Zustände zu dienen. Heilkunde insgesamt und Medizin als Teil jeder Heilkunde ist ein höchst vielschichtiges Phänomen, das freilich nur von wenigen in seinen Ausmaßen verstanden wird. Die Verkürzungen, die man den meisten Darstellungen der chinesischen Medizin in westlichen Sprachen vorhalten kann, und der mechanistische Modulansatz, der für Westler wie für Chinesen gelten soll, hier ist es, wo die Kritik ansetzen sollte. Die Tatsache, dass etwa Harriet Beinfield mit ihrem von vielen „Experten" belächelten Buch *Between Heaven and Earth* einen solchen Erfolg hat, beruht doch darauf, dass hier eine Heilerin die Sorgen ihrer Klientel verinnerlicht und im Gewand einer angeblich chinesischen Medizin niedergeschrieben hat. Weil viele Menschen in diesem Buch ihre Sorgen und Ängste angesprochen fühlen, lesen sie es gerne und vertrauen entsprechenden Therapien. Ob diese Therapien einer historisch exakten Wiedergabe chinesischer traditioneller Medizin entsprechen, ist im klinischen Wirken völlig unerheblich.

Nüchtern betrachtet sind weder die chinesische Medizin noch ihr moderner Ableger, die TCM, mit der westlichen Medizin vergleichbar. Fachbereiche, wie die Chirurgie und die Anatomie, das Öffentliche Gesundheitswesen und die Psychiatrie, und andere mehr hat es in China nie gegeben. Im klinischen Detail könnte man darauf hinweisen, dass unzählige Probleme etwa in der Frauenheilkunde, in der Tropenmedizin etc. etc. in der TCM oder historischen chinesischen Medizin weder eine nützliche Erklärung noch eine hilfreiche Behandlung erfahren konnten.

Die chinesische Medizin und ihre moderne Kurzfassung, die TCM, sind faszinierende historische Phänomene. Als zentrale Äußerung in der Reaktion der chinesischen Kultur auf die Bedrohung durch Kranksein und die Gefahr frühen Todes treffen sich hier Philosophie und Wissenschaft, soziologische und ökonomische Faktoren, Politik, Religion und Beobachtungsfähigkeit, Semantik und viele Facetten mehr. All dies bietet reiches Forschungsmaterial, um eine so vielschichtige Kultur wie die chinesische der vergangenen zwei Jahrtausende zu untersuchen und auf anthropologische Grundbedingungen hin abzufragen. Im Vergleich mit der westlichen Medizin deckt die heutige TCM nur einen kleinen Teilbereich zumeist internistischer Gesundheitsprobleme ab. Daß viele Anwender, seien es Ärzte und Heilpraktiker auf der einen Seite oder Patienten auf der anderen, durch die Anwendung der TCM in diesem Teilbereich Heilung oder zumindest Linderung bewirken, bzw. erfahren, ist ein sehr erfreuliches Ergebnis ihrer Übertragung in den Westen. Niemand kann voraussagen, ob nicht gerade aus der Verbindung von neuem und altem Wissen, von moderner Wissenschaft und traditionellen Praktiken und Vorstellungen eine Heilkunde erwächst, die den bisherigen getrennt verlaufenen Traditionen in mancher Hinsicht überlegen ist. Die aus der Aufnahme von Elementen der historischen chinesischen Medizin, aus der Fortdauer getrennter Sichtweisen und der Verschmelzung von Alt und Neu resultierenden gesundheitspolitischen Herausforderungen werden mit mannigfachen Argumenten von Seiten der beteiligten Interessengruppen angegangen. Die historische Sichtweise auf die Fakten mag wesentlich dazu beitragen, die Diskussion zu versachlichen und Lösungen zu finden, die im Interesse der Patienten stehen.

Diagramme

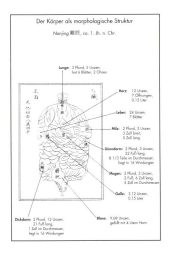
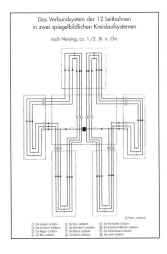
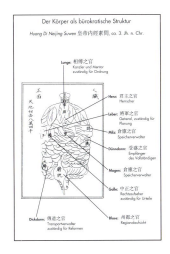
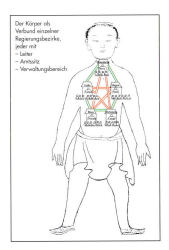
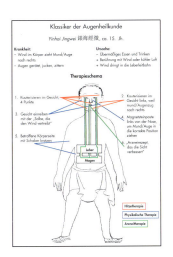
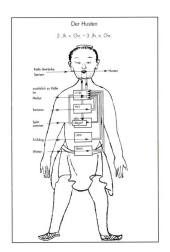

Der Körper als morphologische Struktur

Nanjing 難經, ca. 1. Jh. n. Chr.

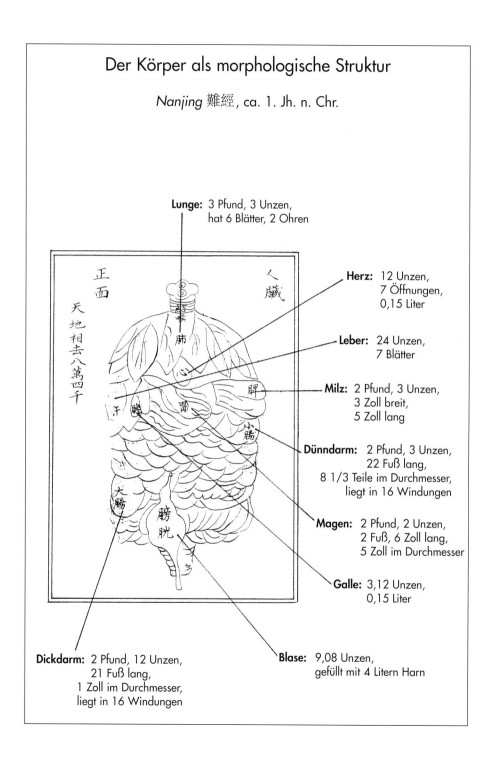

Lunge: 3 Pfund, 3 Unzen, hat 6 Blätter, 2 Ohren

Herz: 12 Unzen, 7 Öffnungen, 0,15 Liter

Leber: 24 Unzen, 7 Blätter

Milz: 2 Pfund, 3 Unzen, 3 Zoll breit, 5 Zoll lang

Dünndarm: 2 Pfund, 3 Unzen, 22 Fuß lang, 8 1/3 Teile im Durchmesser, liegt in 16 Windungen

Magen: 2 Pfund, 2 Unzen, 2 Fuß, 6 Zoll lang, 5 Zoll im Durchmesser

Galle: 3,12 Unzen, 0,15 Liter

Blase: 9,08 Unzen, gefüllt mit 4 Litern Harn

Dickdarm: 2 Pfund, 12 Unzen, 21 Fuß lang, 1 Zoll im Durchmesser, liegt in 16 Windungen

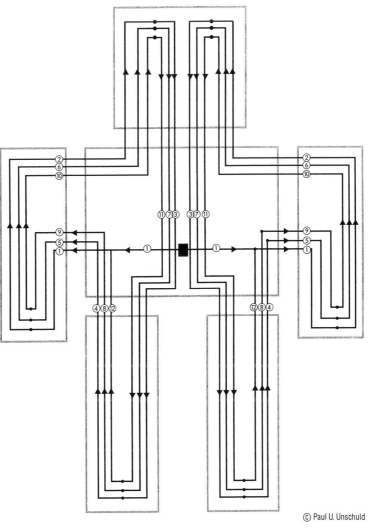

Der Körper als bürokratische Struktur

Huang Di Neijing Suwen 皇帝內經素問, ca. 3. Jh. n. Chr.

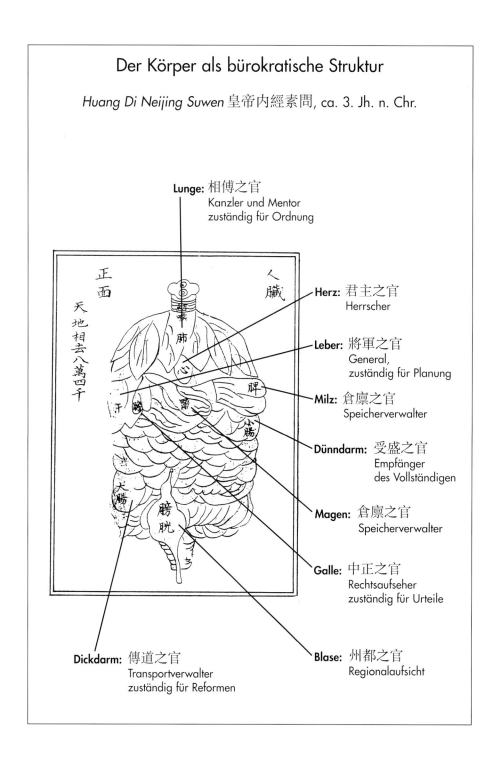

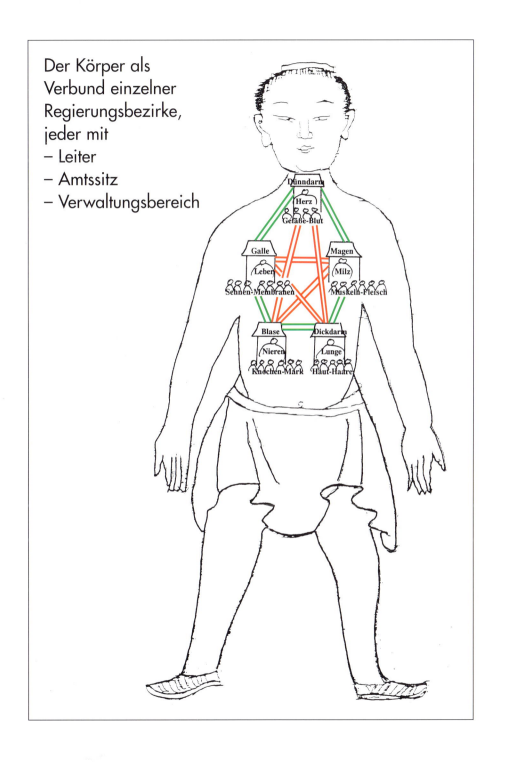

Der Körper als Verbund einzelner Regierungsbezirke, jeder mit
– Leiter
– Amtssitz
– Verwaltungsbereich

Klassiker der Augenheilkunde

Yinhai Jingwei 銀海經微, ca. 15. Jh.

Krankheit:
- Wind im Körper zieht Mund/Auge nach rechts
- Augen gerötet, jucken, zittern

Ursache:
- Übermäßiges Essen und Trinken
+ Berührung mit Wind oder kühler Luft
+ Wind dringt in die Leberleitbahn

Therapieschema

1. Kauterisieren im Gesicht; 4 Punkte
2. Kauterisieren im Gesicht links, weil Mund/Augenzug nach rechts
3. Gesicht einreiben mit der „Salbe, die den Wind vertreibt"
4. Magnetsteinpaste links von der Nase, um Mund/Auge in die korrekte Position ziehen
5. Betroffene Körperseite mit Schaber kratzen
6. „Arzneirezept, das die Sicht verbessert"

Leber
Magen

Hitzetherapie
Physikalische Therapie
Arzneitherapie

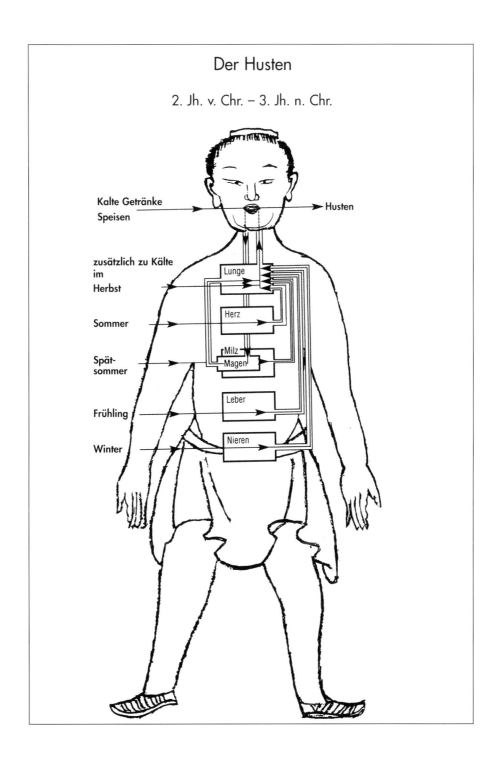

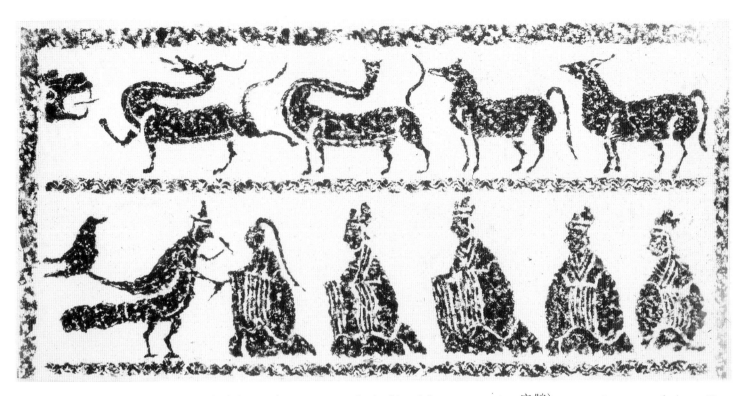

1. Grabrelief aus der Han-Zeit. Untere Reihe links: Vogelwesen mit Menschenkopf (möglicherweise Bian Que 扁鹊) vor einer Person mit aufgelöstem Haar, vielleicht einem Kranken.

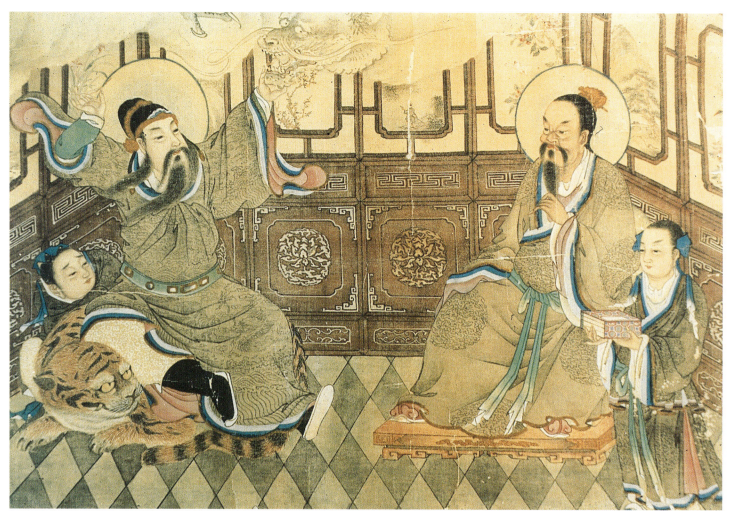

2. Sun Simiao 孙思邈 (links) mit Tiger und Drache. Zeichnung. 19. Jahrhundert. Original Akademie für Chinesische Medizin, Peking.

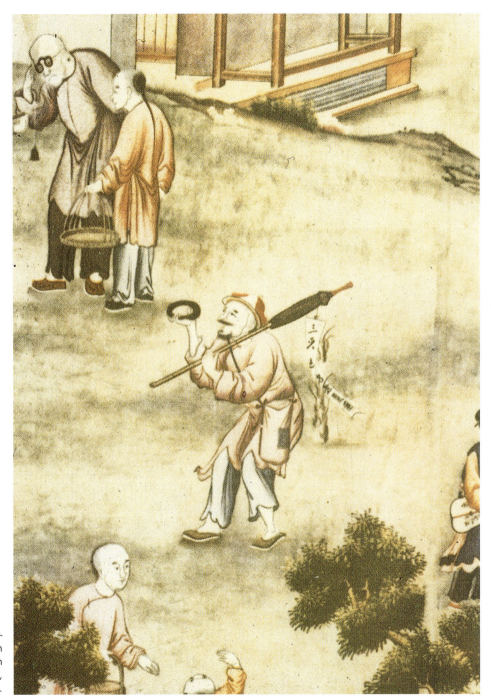

3. Straßenszene auf einer chinesischen Exporttapete aus dem 18. Jahrhundert mit einem Wanderarzt, der mit einer Arztrassel auf sich aufmerksam macht. Aus Guang Shih Gao, Chinesisches Tapetenbüchlein, o.O., 1957, S. 26.

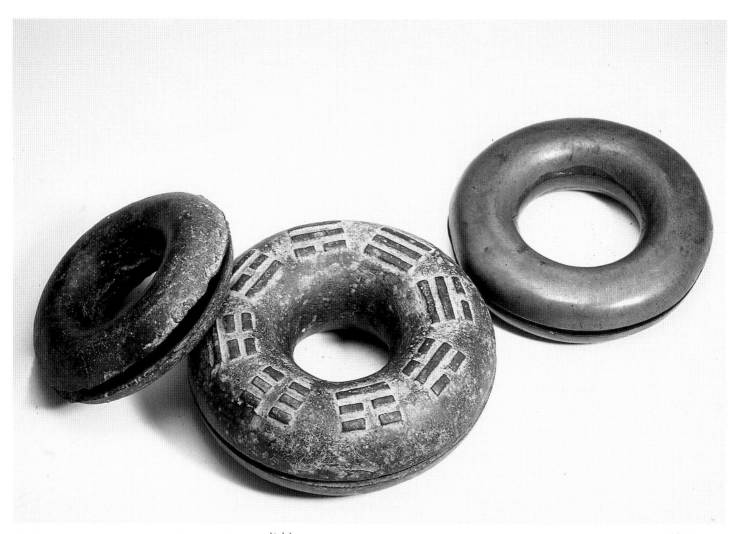

4. Drei Arztrasseln, so genannte „Tigerstachel", hu ci 虎刺, davon eine verziert mit den Acht Trigrammen des Buchs der Wandlungen, Yi jing 易经. Eisen (links und Mitte), Messing.

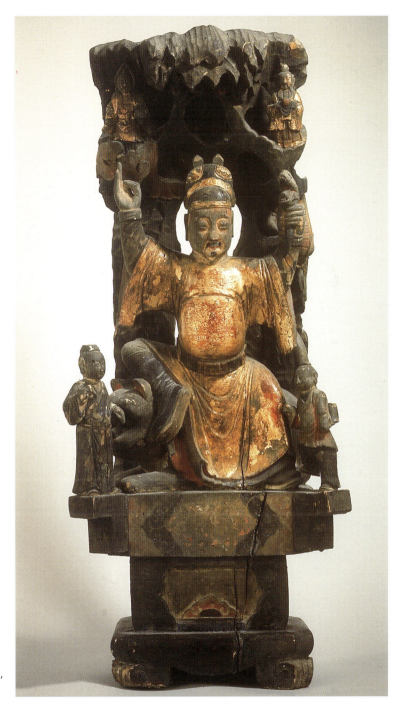

5. Sun Simiao 孙思邈 mit Tiger und Drache. Holzfigur aus Hunan, China. 19. Jahrhundert. Höhe 89 cm.

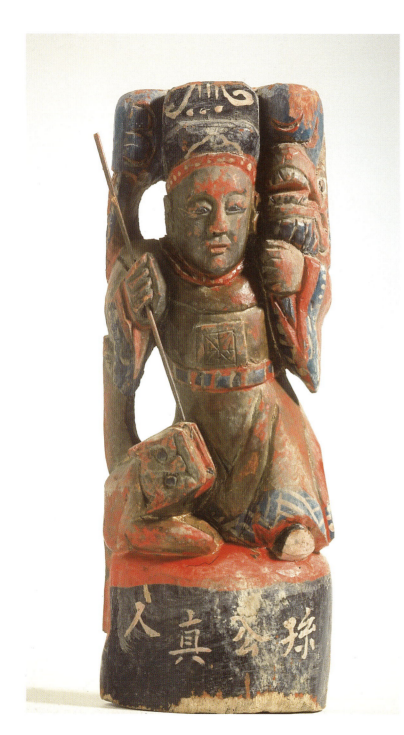

6. Sun Simiao 孫思邈 mit Tiger und Drache. Sockelschrift: *Sun gong zhen ren* 孫公真人, „Fürst Sun; wahrhaftiger Mensch". Holzfigur. China 19. Jahrhundert. Höhe: 29 cm.

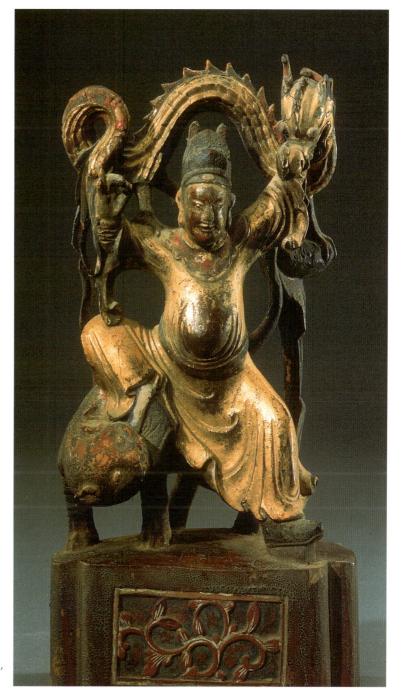

7. Sun Simiao 孫思邈 mit Tiger und Drache. Holzfigur aus Hunan, China, 19. Jahrhundert. Höhe 24 cm.

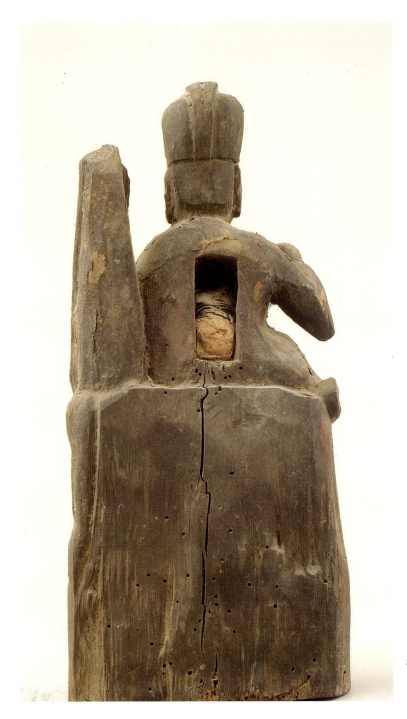

8. Rückseite einer Holzfigur des Sun Simiao 孙思邈. Rückenöffnung mit verschiedenen Arzneidrogen in einem Stoffbeutel. Hunan, China, 19. Jahrhundert.

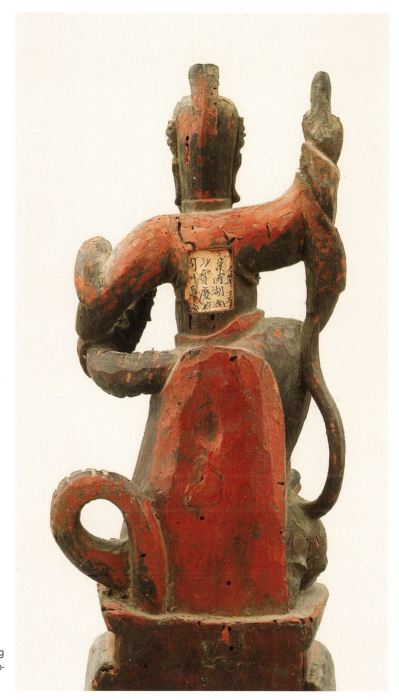

9. Rückseite einer Holzfigur des Sun Simiao 孙思邈. Rückenöffnung mit eingelegtem Spenderzettel. Hunan, China, 18./19. Jahrhundert.

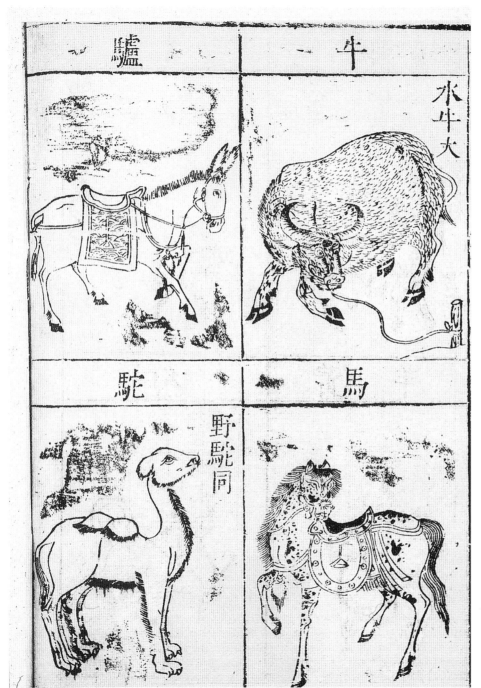

10. Von rechts nach links: Rind, Esel, Pferd, Kamel. Abbildungen zu dem Kapitel über tierische Arzneidrogen aus dem *Ben cao gang mu* 本草纲目 des Li Shizhen 李时珍 von 1596. Undatierte Ausgabe des Verlags Benlitang 本立堂 aus der Qing-Zeit (1648-1912).

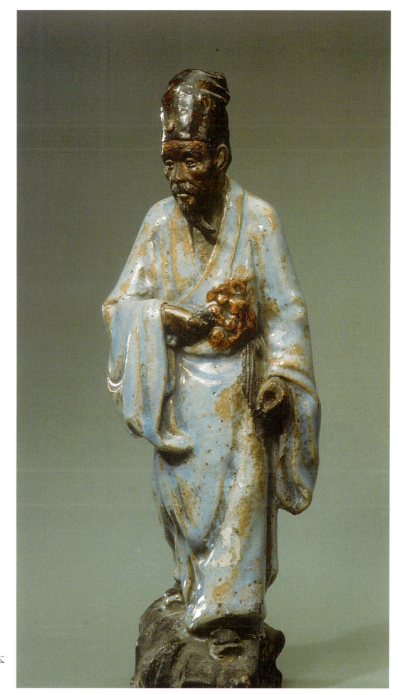

11. Li Shizhen 李时珍 (1518-1593), Autor des *Ben cao gang mu* 本草纲目. Keramikfigur. China. Ca. 1970. Höhe 29,5 cm.

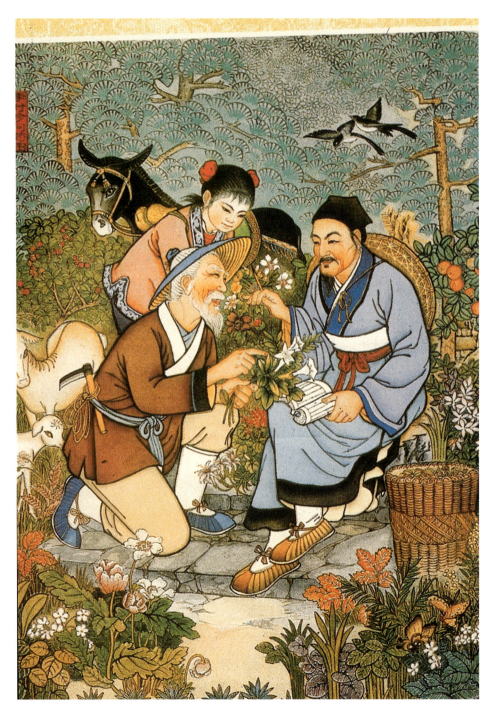

12. „Li Shizhen 李时珍, berühmter Pharmazeut und Arzt der Ming-Zeit, sammelt Informationen über medizinische Pflanzen bei den einfachen Leuten". Idealisierende Darstellung des Autors der natur- und arzneikundlichen Enzyklopädie *Ben cao gang mu* 本草纲目 von 1597 auf einer Postkarte, Tianjin 1988.

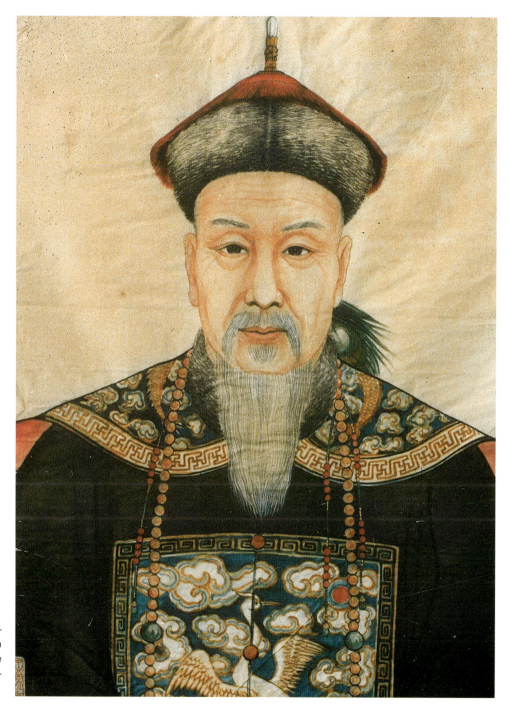

13. Xu Dachun 徐大椿 (1693-1771), Gelehrter, Arzt und Autor. Zeichnung nach einem Original im Besitz der Familie Xu. College für Chinesische Medizin, Guangzhou, China.

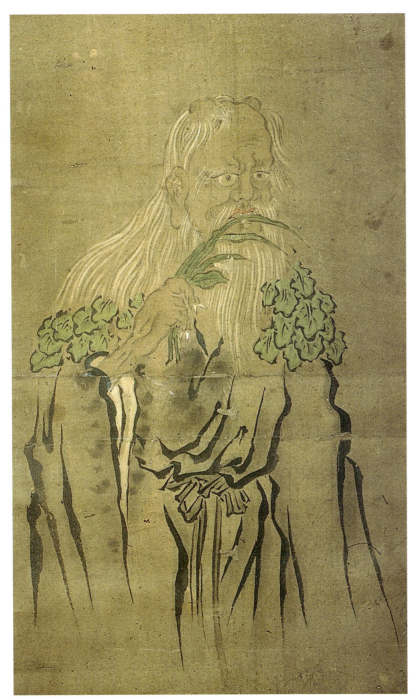

14. Shen nong 神农, mythischer Ahnherr der chinesischen Arzneikunde. Die früheste schriftliche Quelle der Shen nong-Legende ist das *Huai nan zi* 淮南子, ein Text des 2. Jahrhundert v. Chr. Dort heißt es, Shen nong habe Mitleid mit den Menschen gefühlt, die oftmals erkrankten: „Er probierte alle Kräuter. An einem Tag fand er siebzig mit Gift." Farbzeichnung auf Papier. Japan, 19. oder frühes 20. Jahrhundert.

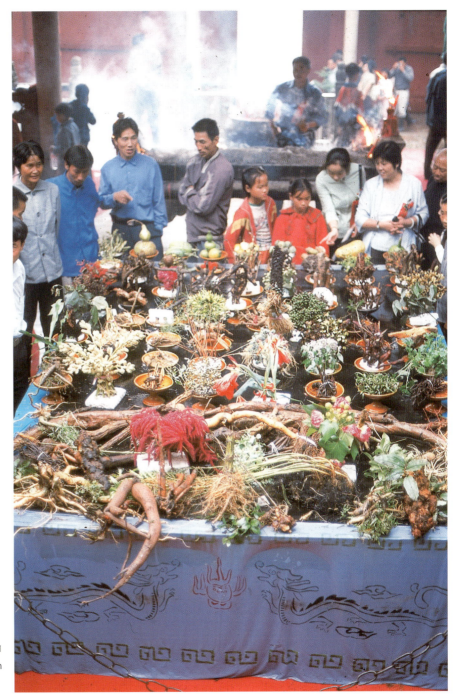

15. Früchte des Bodens als Opfergabe für Shen nong 神农 aus Anlaß der Feiern zu seinem Geburtstag in Yanling 炎陵, Hunan, China, 5. Oktober 2000.

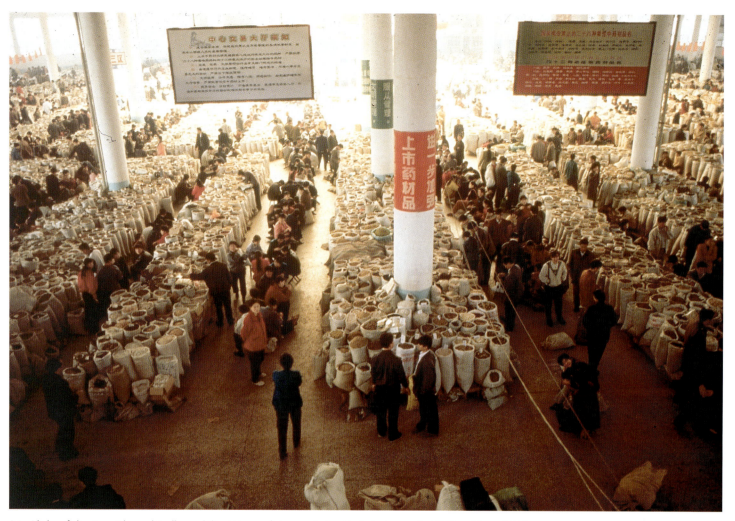

16. Blick auf die Arzneidrogenhändler und ihre Ware auf dem zentralen Markt in Anguo, bei Peking. Photo 2002.

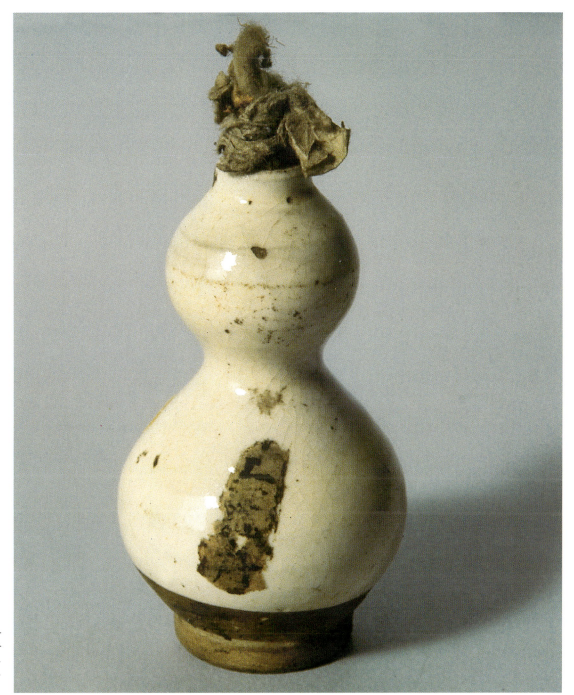

17. Arzneiabgabefäß in Kalebassenform, mit Papierverschluß und Etikettrest. 19./frühes 20. Jahrhundert. Porzellan. Höhe 7,1 cm.

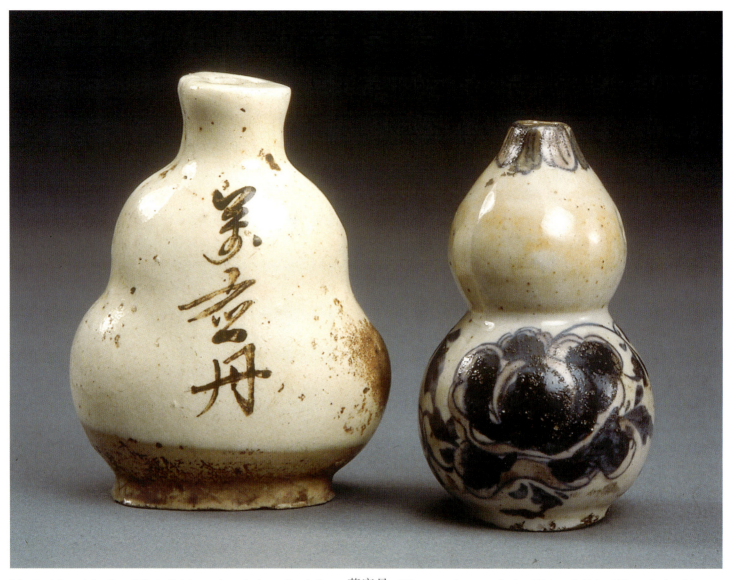

18. Zwei Arzneiabgabegefäße in Kalebassenform. Links mit Beschriftung: 萬應丹, „Pillen mit zehntausendfacher Wirkung". Höhe 7,8 cm. Rechts: Blüte mit Ranke. Porzellan. Höhe 7,2 cm. 19./frühes 20. Jahrhundert.

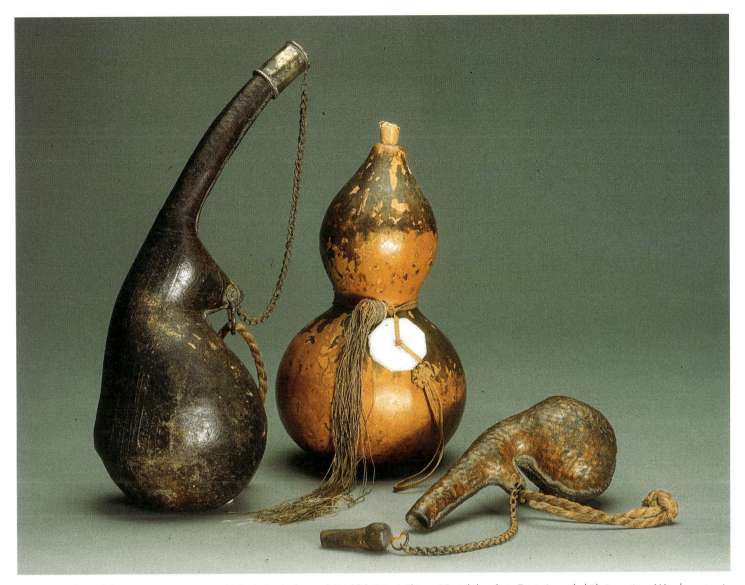

19. Natürliche Kalebasse mit Fassung, Verschluß, Jadescheibe und Troddel (Mitte). China, 19. Jahrhundert. Zwei Arzneibehältnisse eines Wanderarztes in Kalebassenform mit Messingverschluß (links) und Holzstopfen (rechts). Japan 19./frühes 20. Jahrhundert.

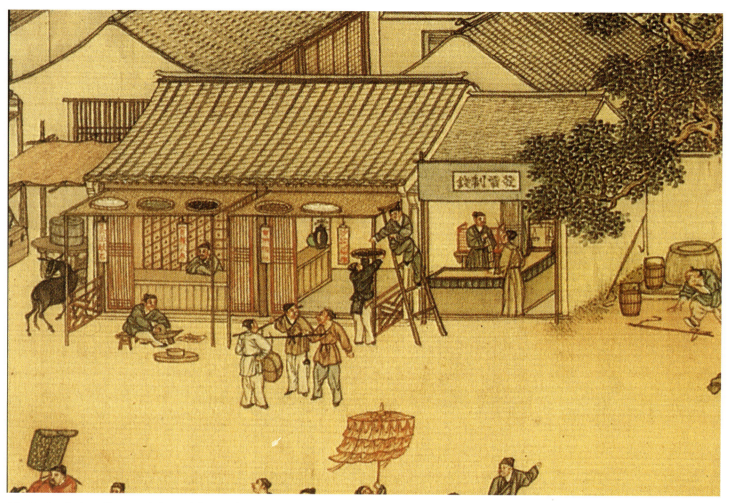

20. Zur Straße hin offene Apotheke. Auf dem Vordach Trocknung von pflanzlichen Arzneidrogen in flachen Korbschalen. Vor dem Handverkaufstisch bedient ein Gehilfe das „Eisenschiff" zur Zerkleinerung von Arzneidrogen. Auf den zwei Schildern links ist Reklame erkennbar für Ginseng und „Herbststein", das sind Ablagerungen auf dem Boden von Urinsammelgefäßen. Ausschnitt aus der Zeichnung Qing ming shang he tu 清明上河图, „Den Fluß aufwärts [zur Hauptstadt] nach dem Frühlingsfest", von 1248.

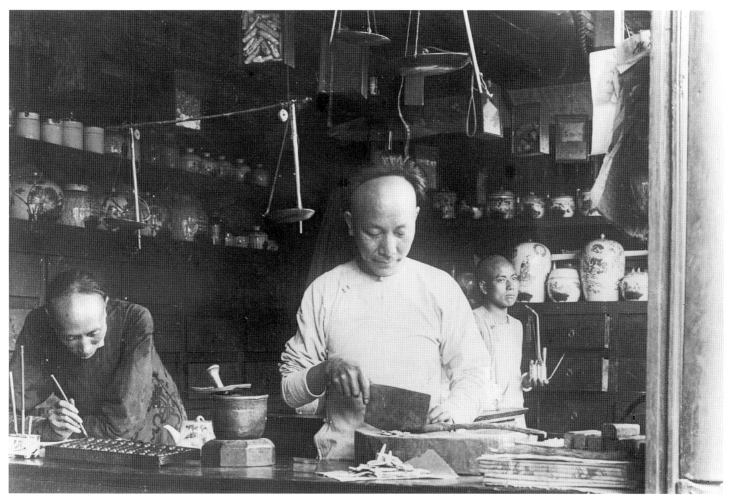
21. Apotheker in einer Apotheke in Yunnan, China. Aufnahme von 1923.

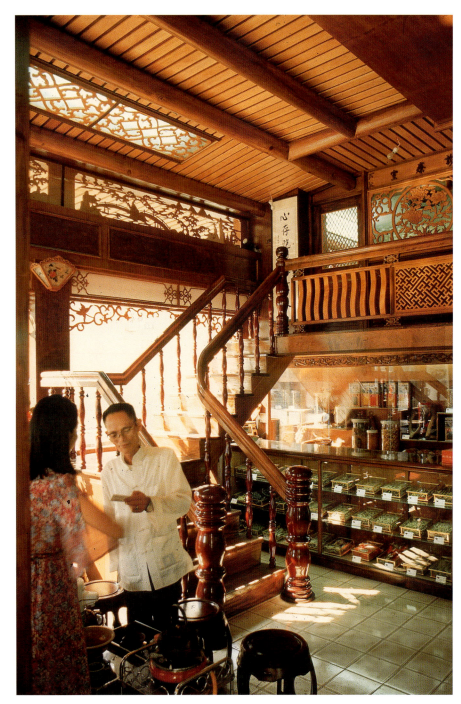

22. Apotheker im Gespräch mit einer Kundin in einer Apotheke für traditionelle chinesische Pharmazie in Taipei. Photo 1980er Jahre.

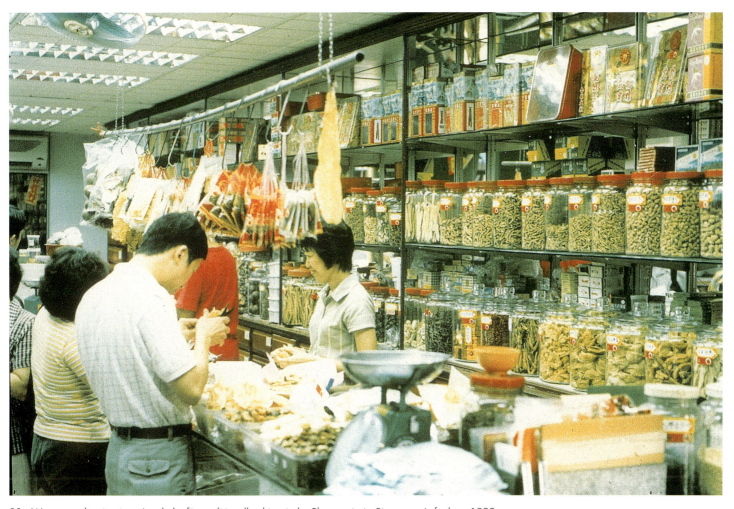
23. Warenangebot in einer Apotheke für traditionelle chinesische Pharmazie in Singapur. Aufnahme 1999.

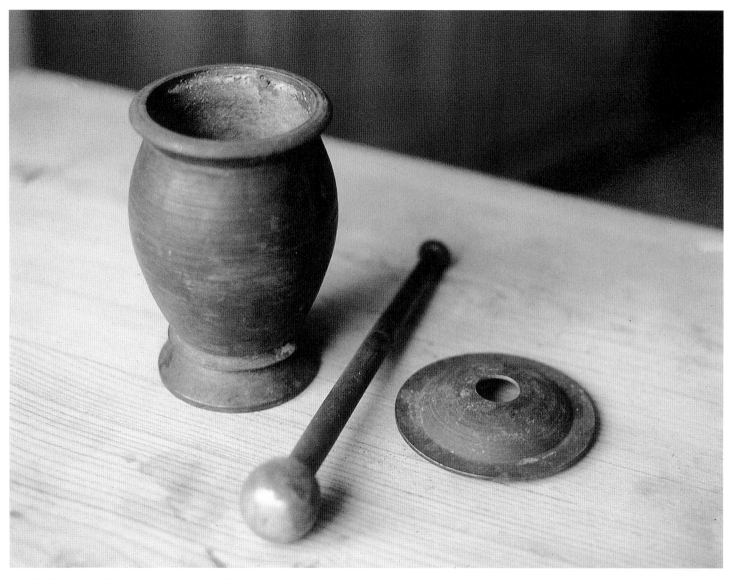

24. Herkömmlicher Metallmörser der traditionellen chinesischen Pharmazie mit Deckel und Pistill. Frühes 20. Jahrhundert. Höhe 17 cm.

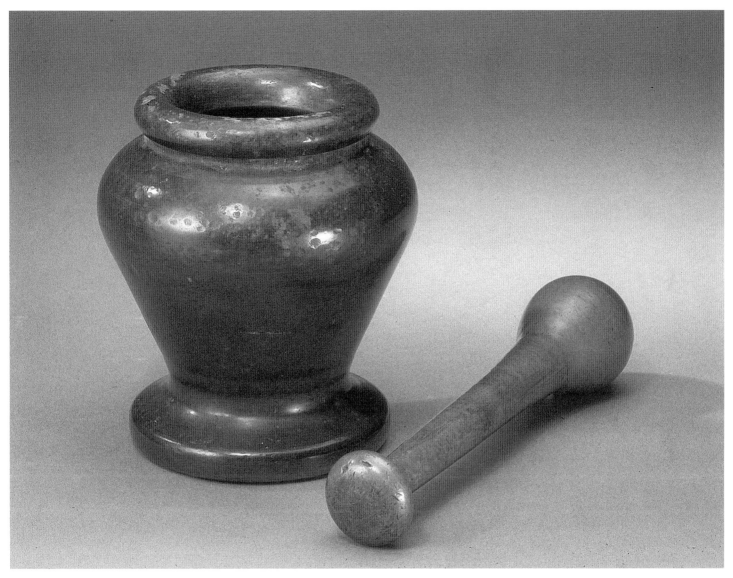

25. Herkömmlicher Messingmörser der traditionellen chinesischen Pharmazie mit Pistill. 19. Jahrhundert oder früher. Höhe 13 cm.

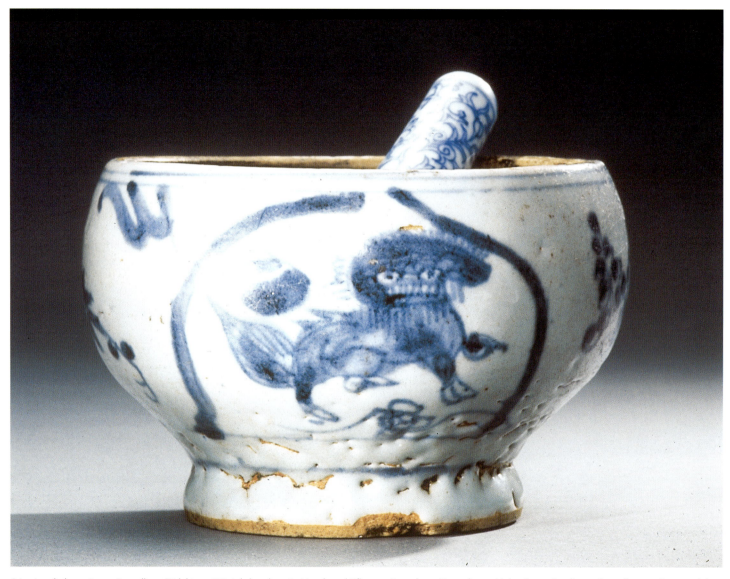

26. Apothekenmörser. Porzellan. Südchina. 17. Jahrhundert. Fo-Hund- und Pflanzen-Bemalung Unterglasur. Höhe 9 cm. Pistill aus Porzellan mit Päoniendekor.

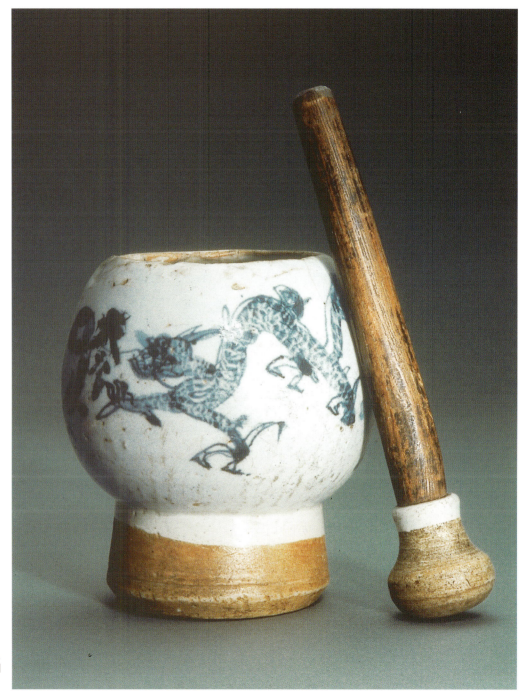

27. Apothekenmörser. Porzellan. Südchina. 17. Jahrhundert. Drachenmotiv. Pistill aus Holz mit Keramikkappe.

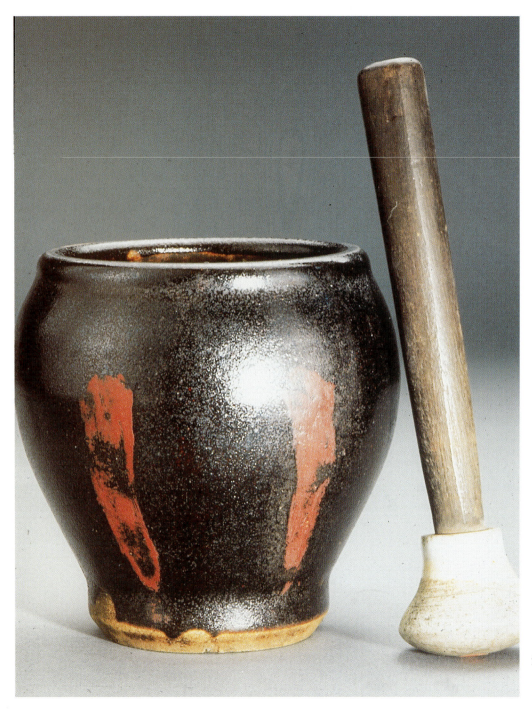

28. Apothekenmörser. Porzellan. Fujian-Ware. 19. Jahrhundert. Rote Streifen auf schwarz-braunem Grund. Porzellan.

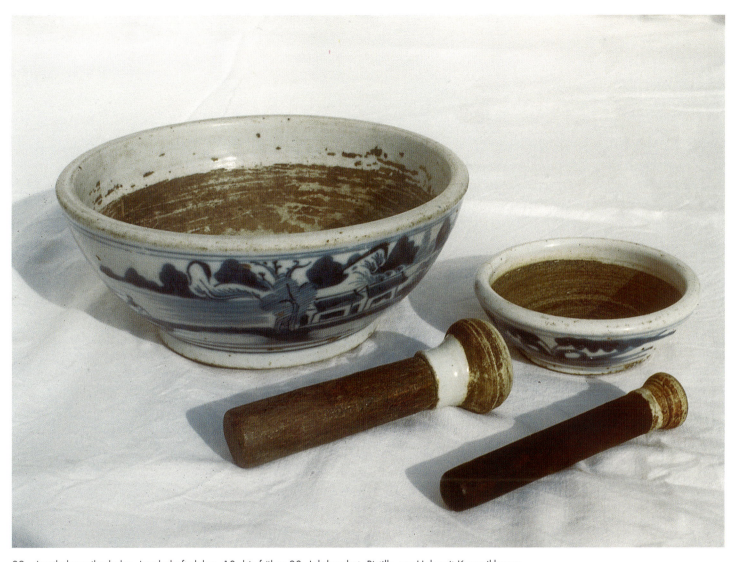

29. Apothekenreibschalen. Landschaftsdekor. 18. bis frühes 20. Jahrhundert. Pistille aus Holz mit Keramikkappe.

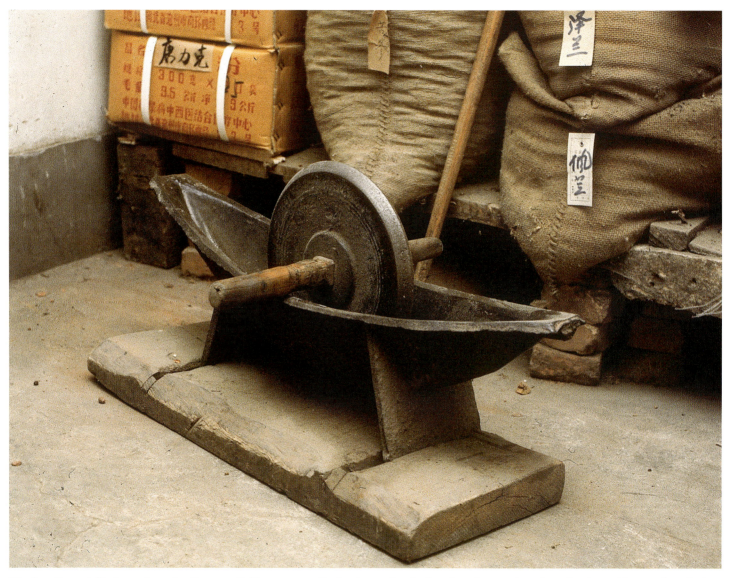

30. Das „Eisenschiff". Ein traditionelles Gerät zur Zerkleinerung von Trockendrogen. Das Rad wird mit den Händen oder Füßen hin und her gerollt. Aufnahme in einer Apotheke in Henan, VR China. 1992.

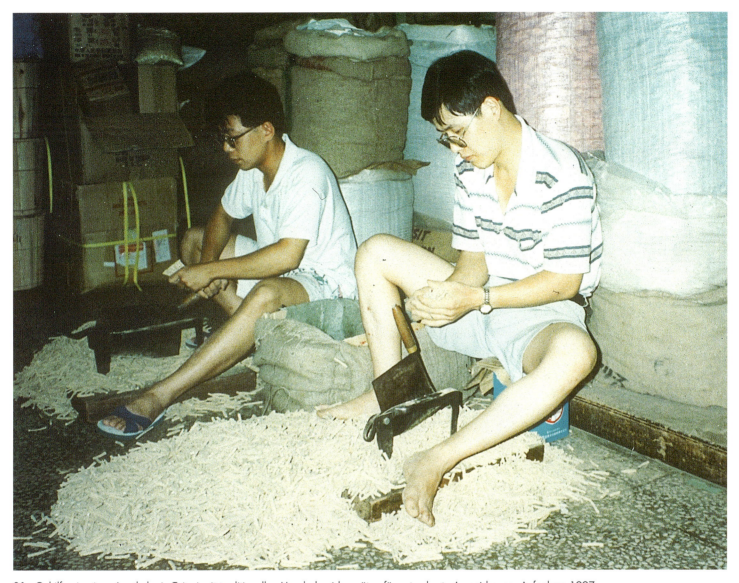
31. Gehilfen in einer Apotheke in Taipei mit traditionellen Handschneidegeräten für getrocknete Arzneidrogen. Aufnahme 1997.

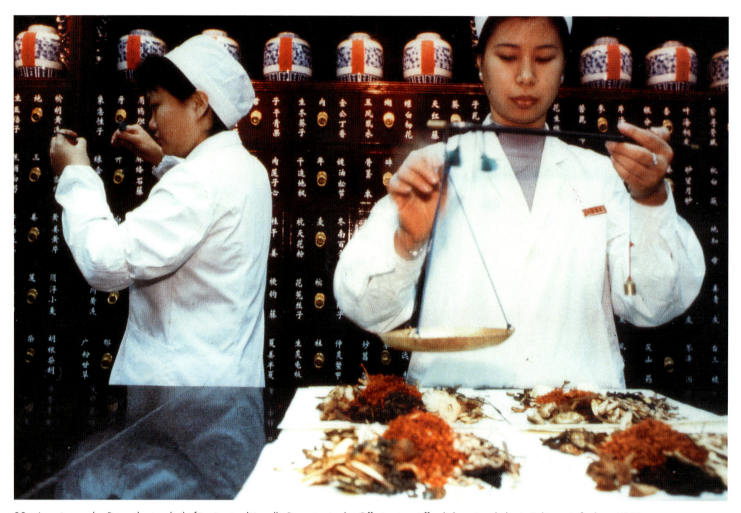

32. Auswiegen der Rezeptbestandteile für eine traditionelle Rezeptur in der Offizin einer öffentlichen Apotheke in Peking. Aufnahme 2002.

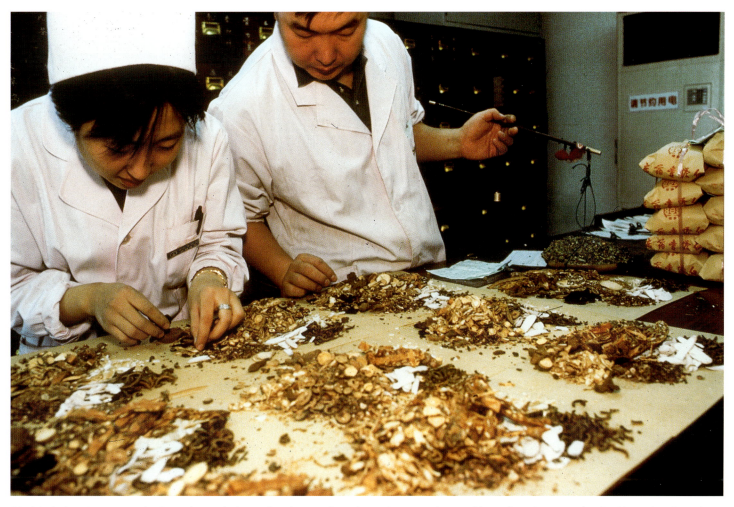

33. Nach dem Auswiegen der Rezeptbestandteile werden die einzelnen Arzneidrogen noch einmal kontrolliert, bevor sie für den Versand in Tagesdosen verpackt werden. Szene aus einer größeren Apotheke in Peking. Aufnahme 1998.

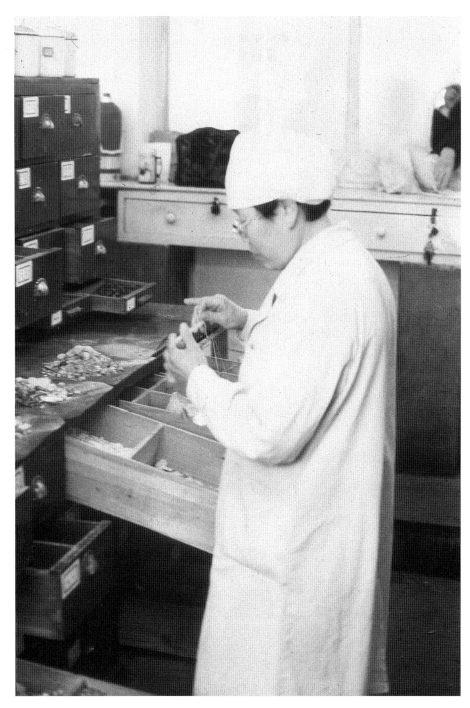

34. Auswiegen der Rezeptbestandteile für eine traditionelle Rezeptur in einer Krankenhausapotheke in Peking. Aufnahme 1998.

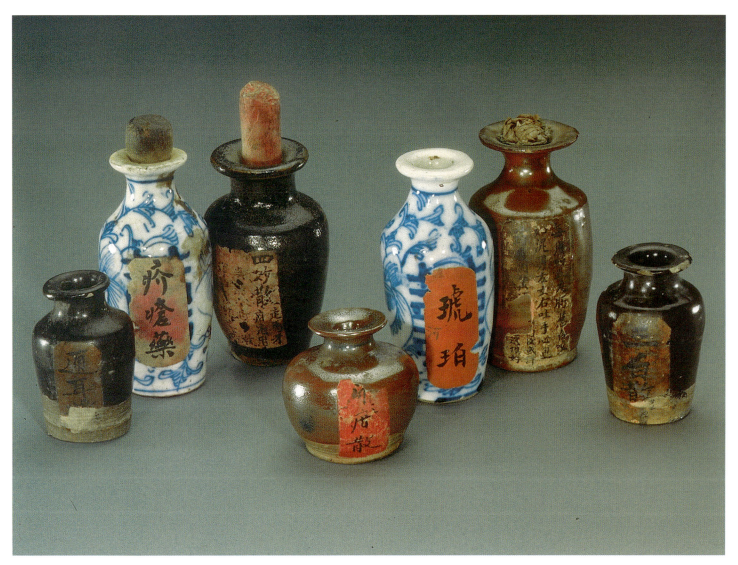

35. Apothekenabgabegefäße zur späteren Weiterverwendung als Blumenvase. Porzellan z.T. Unterglasurblau Päoniendekor; z. T. schwarzbraun. Rote Etiketten mit Namen der Rezeptur und Angaben zur Verwendung. Nach Leerung des arzneilichen Inhalts abwaschbar. Höhen zwischen 9,9 und 5,1 cm.

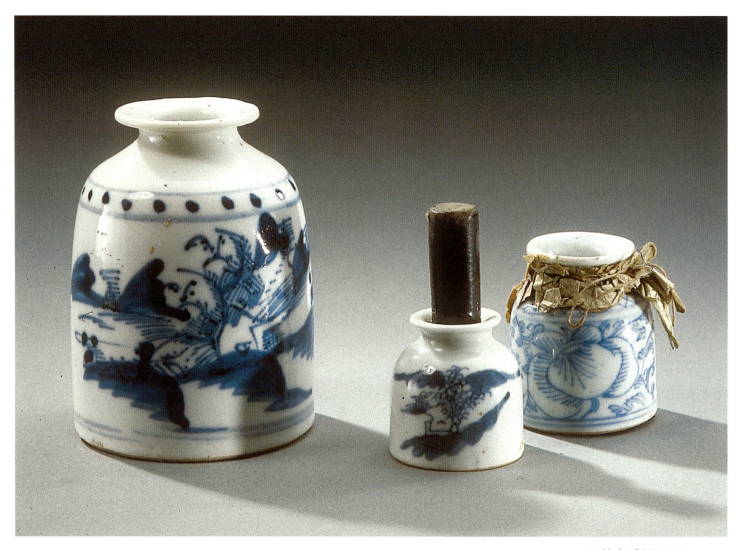

36. Drei Apothekenabgabefäße: Enghalskruken. Links: Landschaft, Höhe 10,5 cm. Mitte: Landschaft und Schrift (Rückseite): 吳榮泰香粉選製, „Ausgewählte Zubereitung der Apotheke Duftendes Puder des [Herrn] Wu Rongtai". Stopfen aus gelackter Papierrolle. Höhe 4,4 cm. Rechts: Päonienmuster, Tekturreste. Höhe 6 cm.

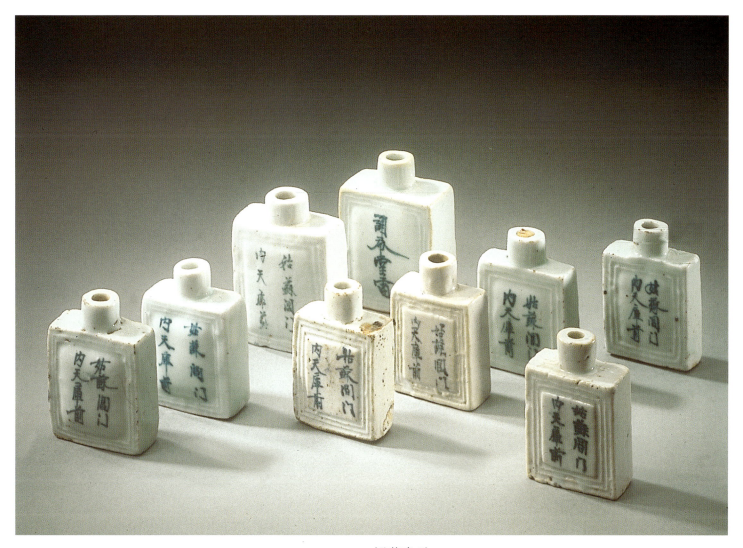

37. Neun Apothekenabgabegefäße. Kleine Teedosenform. Schrift Vorderseite: 誦芬堂雷, „Apotheke Rezitation und Wohlgeruch des [Herrn] Lei". Rückseite: 姑蘇閶門內天庫前, „Gusu (= Suzhou=, innerhalb des Palasttores, vor dem Himmelsspeicher." Porzellan. Höhe 6,2 bis 7,3 cm.

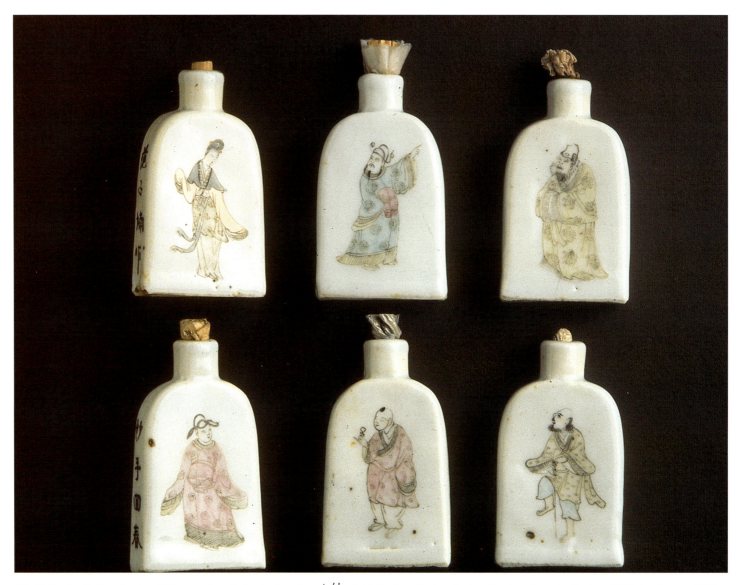

38. Sechs Apothekenabgabegefäße aus einer Serie der *ba xian* 八仙, Acht Genien. Vorderseite jeweils eine der acht Genien. Rückseite das zugehörige Symbol. Porzellan. Unterglasur mehrfarbig auf weißem Grund. Höhe 7 cm.

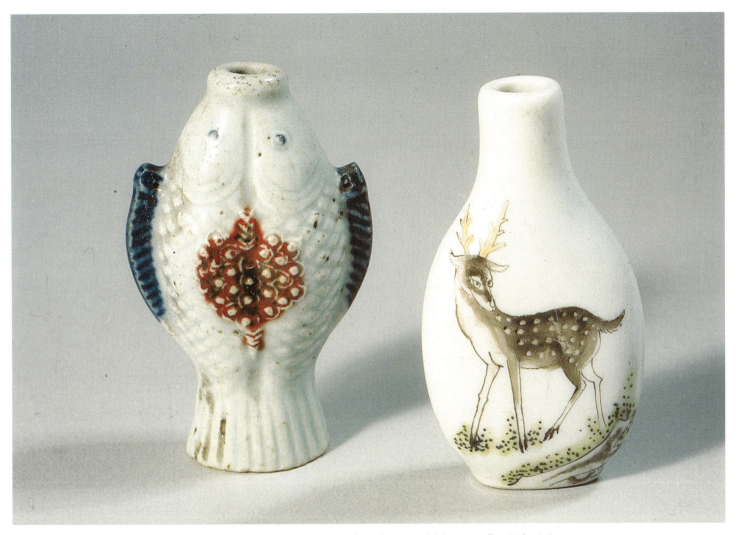

39. Apothekenabgabegefäße. Doppelfischform (Symbol für doppeltes Glück) und mit Hirschdekor. Porzellan. Höhe 6,9 cm.

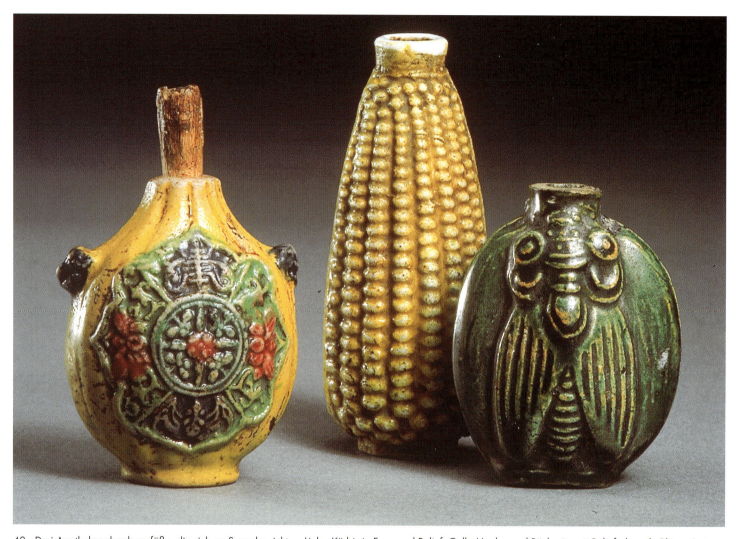

40. Drei Apothekenabgabegefäße, die sich an Sammler richten: Links: Kürbis in Form und Relief. Gelb. Vorder- und Rückseite mit Reliefschmuck. Blüten, Langes-Leben-Schriftzeichen, Fledermäuse. Mitte: Maiskolben in Form und Relief. Gelb. Rechts: Zikade in Form und Relief. Alle Porzellan. Höhe 4,7 bis 6,7 cm.

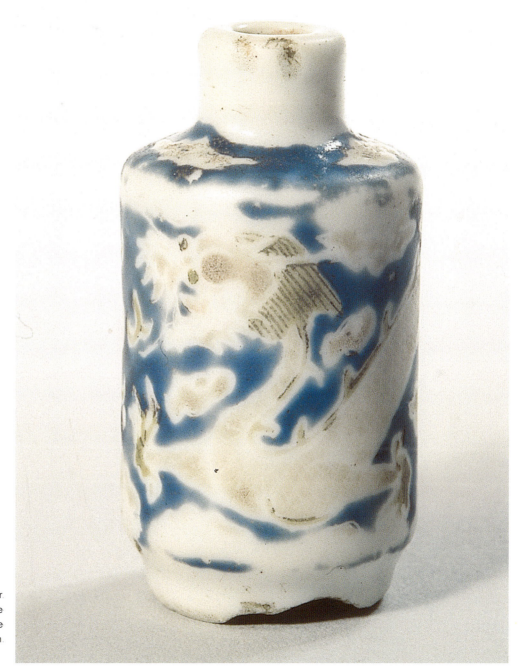

41. Apothekenabgabegefäß. Drachendekor. Bodenaufschrift: 成化年製, „Hergestellt in den Jahren der *chenghua*-Regierungsperiode (1465-1487). Porzellan. Höhe 5 cm.

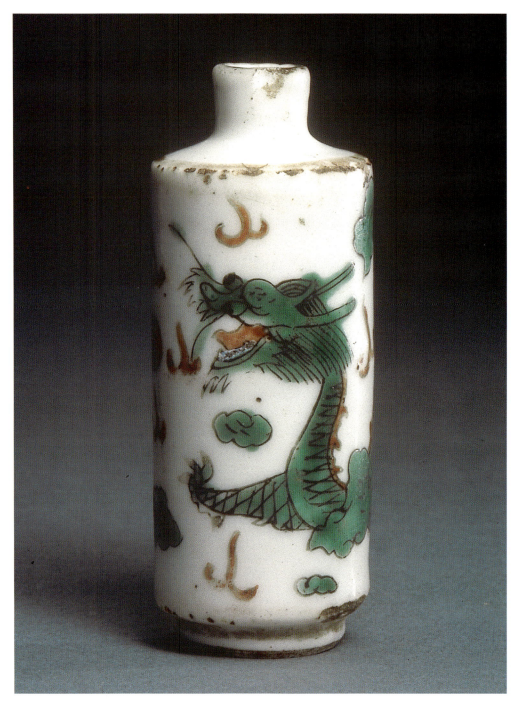

42. Apothekenabgabegefäß. Drachendekor. Überglasur mehrfarbig auf weißem Grund. Porzellan. Höhe 6,3 cm.

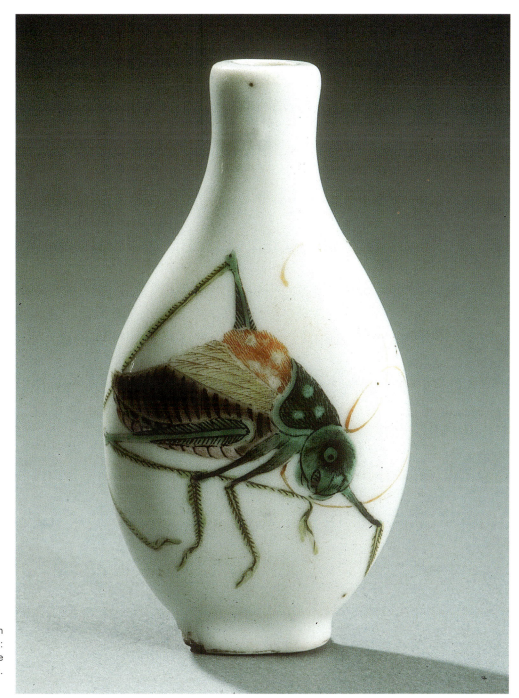

43. Apothekenabgabegefäß, das sich an Sammler richtet. Vorder- und Rückseite: Heuschrecke. Unterglasur mehrfarbige Zeichnung auf weißem Grund. Porzellan. Höhe 6,5 cm.

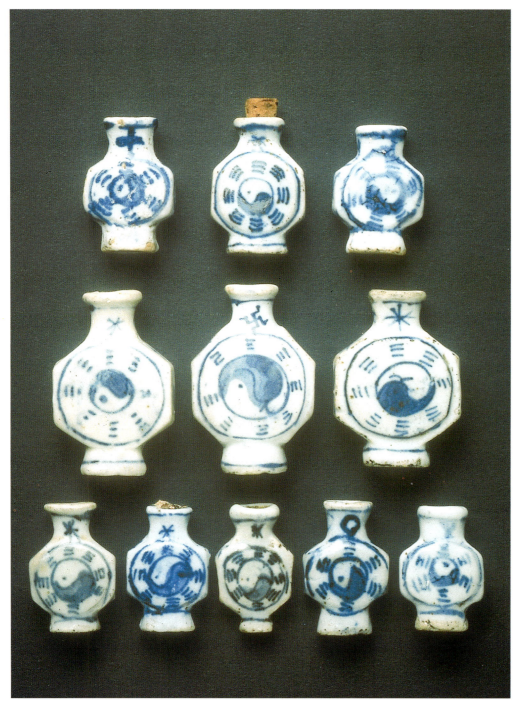

44. Elf Apothekenabgabegefäße. Vorder- und Rückseite: Yin-Yang-Symbol, umrahmt von den Trigrammen des Buchs der Wandlungen, *Yi jing* 易经, z. T. mit Papierstopfen, Korkstopfen. Porzellan. Unterglasurblau auf weißem Grund. Höhe 3,6 bis 5,3 cm.

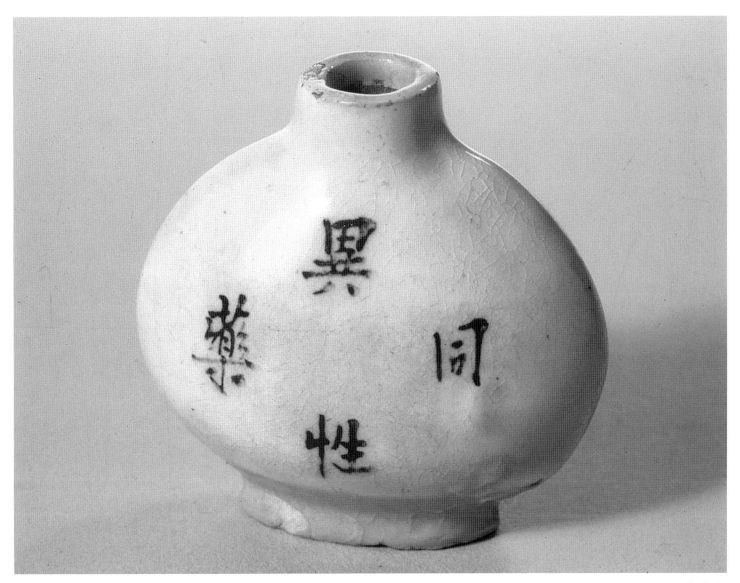

45. Apothekenabgabegefäß mit Aufschrift: Vorderseite:藥性異同, „Die Eigenschaften der Arzneien sind unterschiedlich oder gleich". Rückseite: 藥室生輝, „Apotheke, die den Glanz erstrahlen lässt." Porzellan. Höhe 5 cm.

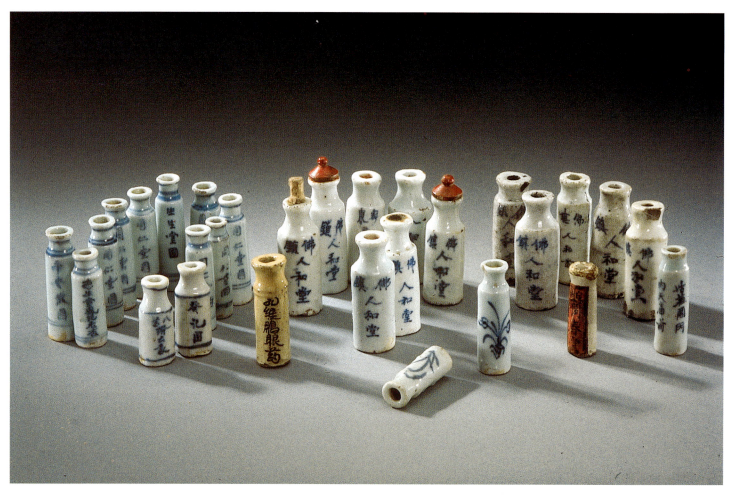

46. Apothekenabgabegefäße in Zylinderform. Vorder- und Rückseite: Apothekenname, Orts- und Inhaltsangabe. Porzellan und Steingut. Unterglasurblau auf weißem Grund, z. T. Holzstopfen mit Dosierlöffel. Porzellan. Höhen 4,4 bis 6,4 cm.

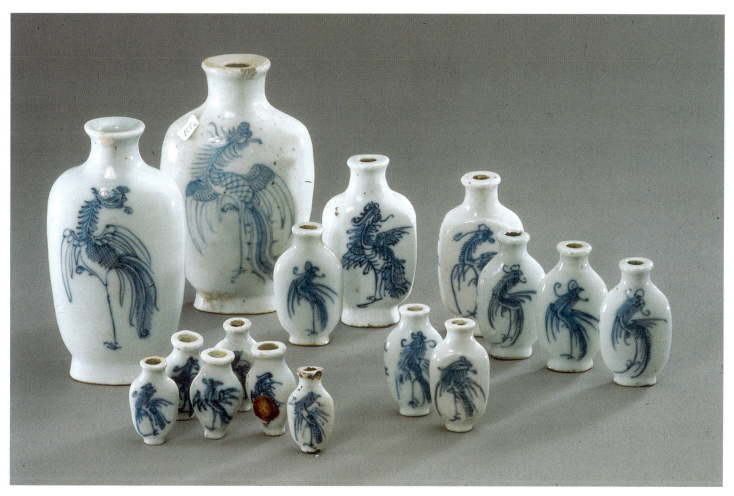

47. 16 Apothekenabgabegefäße in Amphorenform der ursprünglichen Desheng-Apotheke westlich der Neuen Brücke in dem Marktflecken Chang'an, nahe Hangzhou in Zhejiang. Alle mit einer Unterglasurblau-Zeichnung eines Phönix. Frühe Verwendung eines Warenzeichens. Porzellan. 18. bis frühes 20. Jahrhundert. Höhen 3,7 bis 12,2 cm.

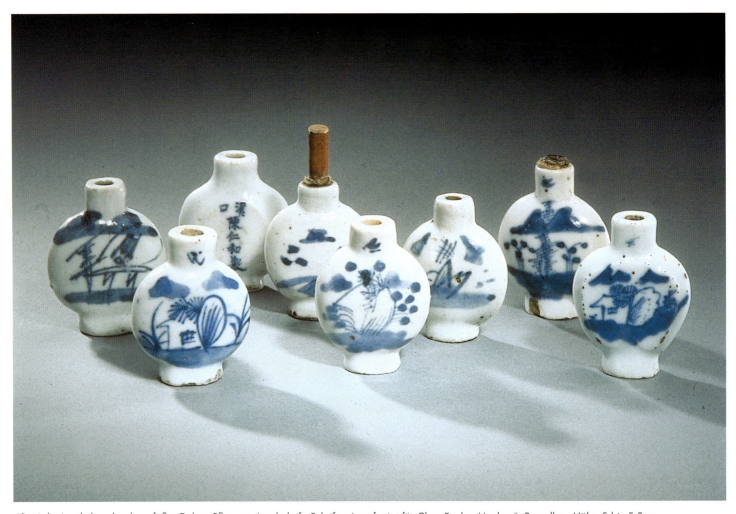

48. Acht Apothekenabgabegefäße. Dekor: Pflanzen, Landschrift. Schrift: „Angefertigt für Chen Renhe. Hankou". Porzellan, Höhe 5 bis 5,3 cm.

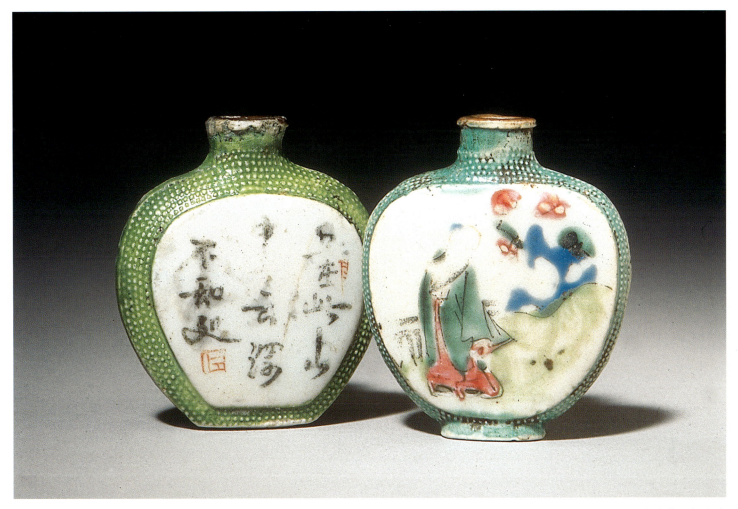

49. Zwei Apothekenabgabegefäße mit jeweils einer Hälfte eines tang-zeitlichen Vierzeilers. Herzförmig. Vorder- und Rückseite: Person in Landschaft und Schrift. Rechts (Rückseite): 松下問童子言師授藥去, „Unter der Kiefer fragte ich den Knaben, [wo sein Meister sei. Er] sagte: Der Meister ist gegangen, Arzneien zu sammeln." Links: 只在此山中雲深不知處, „[Ich weiß] nur, dass er in diesen Bergen ist. Die Wolken hängen tief. Den genauen Aufenthaltsort kenne ich nicht." Porzellan. Überglasur mehrfarbige Zeichnung auf glattem, weißem Grund in Gänsehaut-Rahmen. Höhe 5,4 cm.

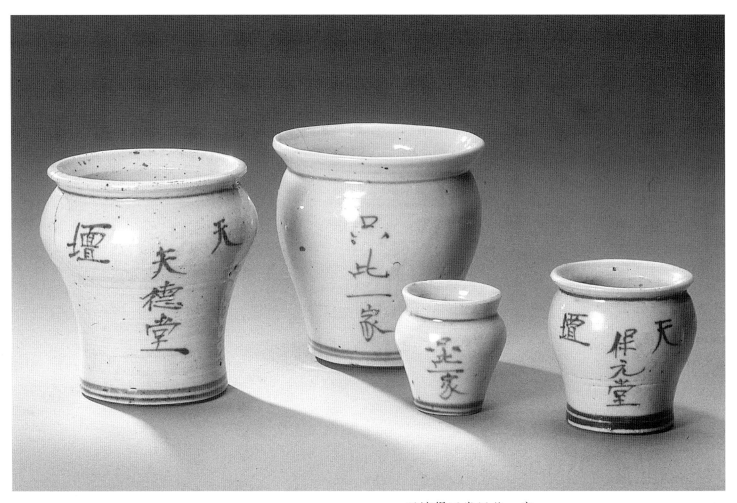

50. Vier Weithalskruken zweier Pekinger Apotheken. 19./frühes 20. Jahrhundert. (a) 天壇保元堂只此一家, „Himmelsaltar Apotheke Bewahrung des Ursprungs. Nur diese eine Niederlassung." (b) 天壇天德堂只此一家, „Himmelsaltar Apotheke Himmlische Tugen. Nur diese eine Niederlassung." Porzellan. Höhe 6,3 bis 12 cm.

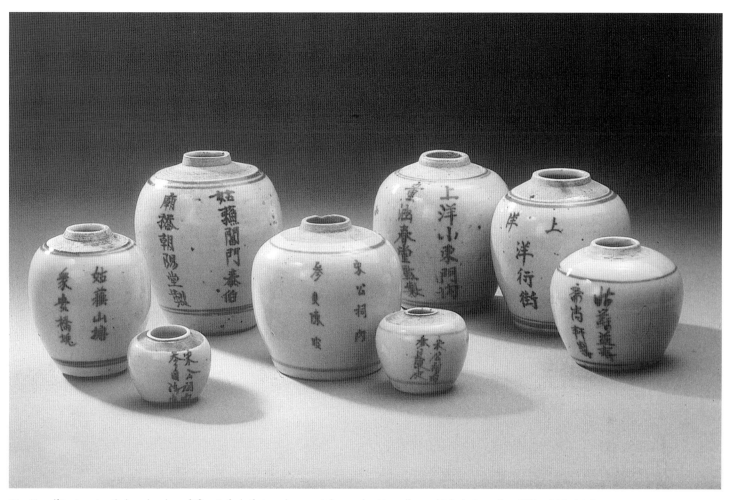

51. Kugelförmige Apothekenabgabegefäße. Aufschrift Angaben zu Adresse der Hersteller und Inhalt. Porzellan. Höhe 5 bis 14,3 cm.

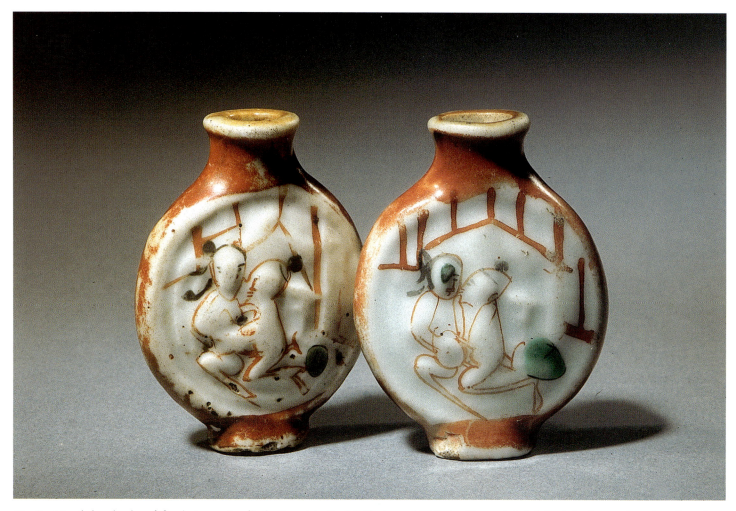

52. Zwei Apothekenabgabegefäße als Accessoires für den Besuch im Bordell. Vorder- und Rückseite: Figuren in Relief. Erotische Szenen. Porzellan. Unterglasur mehrfarbige Zeichnungen in weißem Rund in rotem Rahmen. Höhe 5 cm.

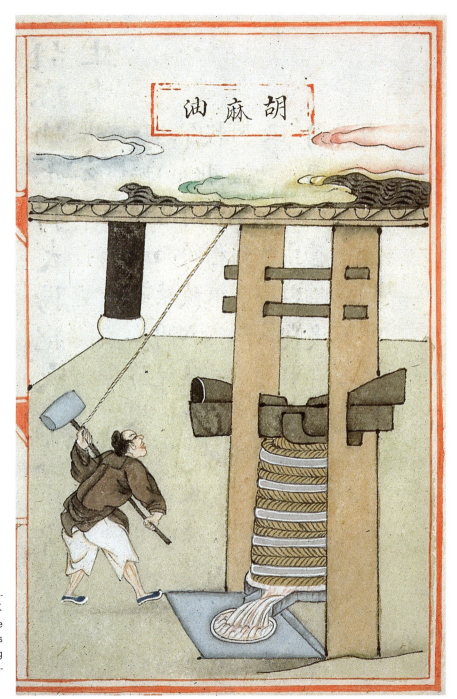

53. Die Bedienung einer Presse zur Herstellung von Sesam-Öl. Aus *Yu zhi ben cao pin hui jing yao* 御制本草汇精要, „Auf Kaiserlichen Befehl verfasste Drogenkunde, die in klassifizierter Anordnung das Wesentliche und Wichtige enthält", 1505. Zeichnung aus einer Ausgabe aus dem 19. Jahrhundert oder früher. Staatsbibliothek Berlin.

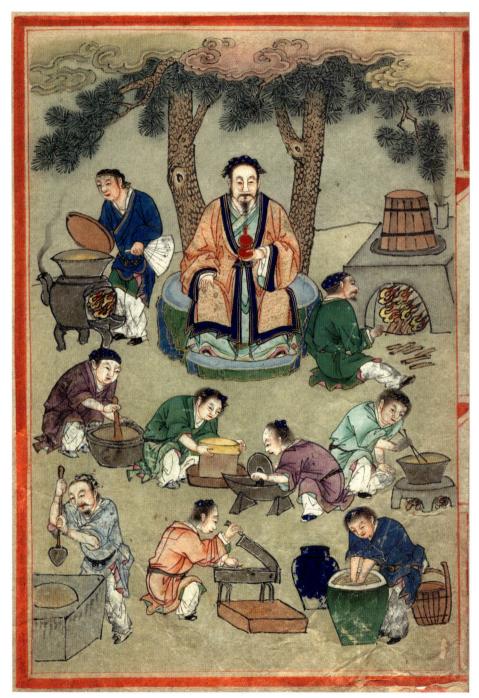

54. Übersicht über die Verfahrensweisen zur pharmazeutischen Aufbereitung von Arzneidrogen. Farbige Zeichnung. *Bu yi Lei gong pao zhi bian lan* 补遗雷公炮制便览, „Die Pharmazeutischen Aufbereitungsverfahren des Lei gong mit Ergänzungen, zur bequemen Übersicht," aus dem Jahre 1591.

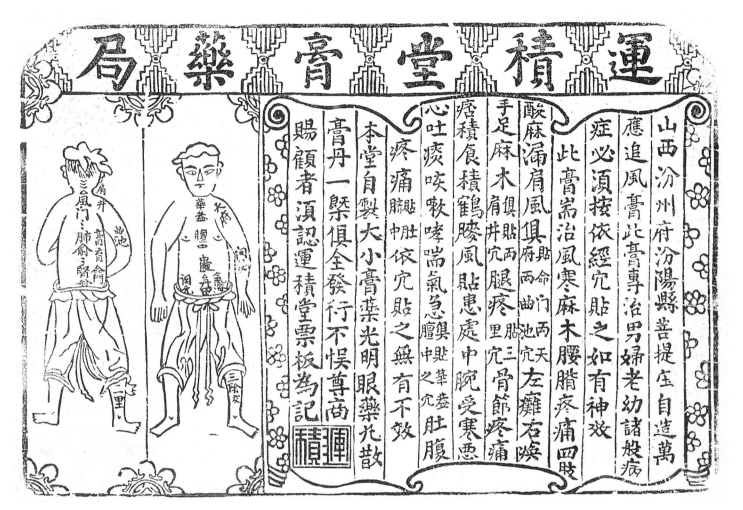

55. Text und Illustration auf einem Werbezettel für Punktsalben der Yunjitang-Salben-Apotheke. Abzug von einem Holzdruckstock des frühen 20. Jahrhunderts. Angaben zu den Heilanzeigen der „Salbe, die zehntausendfach erfolgreich den Wind vertreibt, als Spezialpräparat für die Behandlung aller Krankheitserscheinungen am Rumpf. Sie muß auf [bestimmten] Leitbahnöffnungen aufgetragen werden und entfaltet Wirkungen wie von Geister[hand]." Der Text führt sodann zahlreiche Leiden auf, die mit der punktuell aufgetragenen Salbe behandelt werden können.

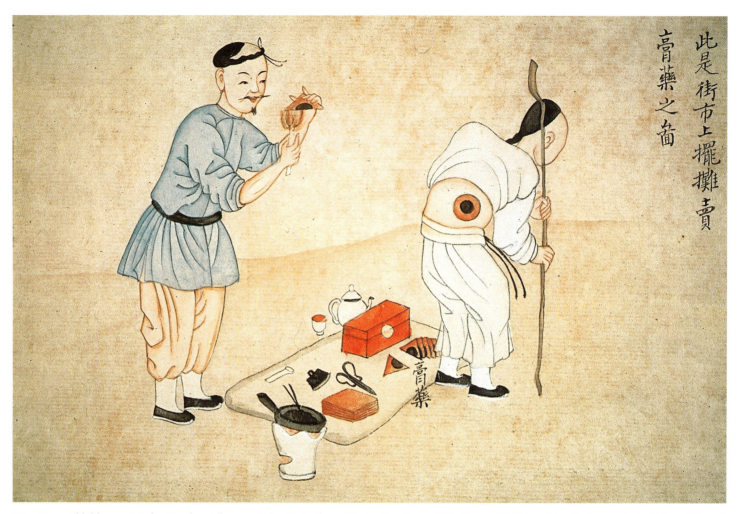

56. „Diese Abbildung zeigt die Zurschaustellung und den Verkauf von Pflaster-Arzneien auf Straßen und Märkten." Im Vordergrund ein kleiner Ofen mit Pfanne zum Erhitzen der Pflastermasse, die anschließend auf ein quadratisches Stück Papier aufgetragen wird. Gouache, 2. Hälfte 19. Jahrhundert. Ethnologisches Museum Berlin Dahlem.

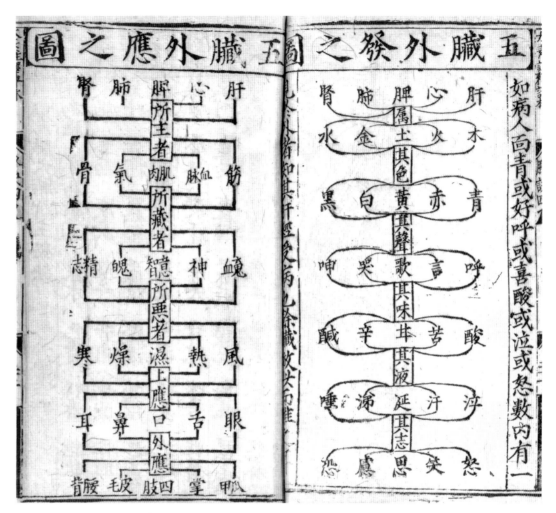

57. Diagramm zu den theoretischen Aussagen der Medizin der systematischen Entsprechungen, mit „äußeren Auswirkungen", *wai fa* 外發, (rechts) und „äußeren Entsprechungen", *wai ying* 外應, (links) der „fünf Speicher-Organe", *wu zang* 五臟. Die „äußeren Auswirkungen" (jeweils von rechts nach links): „Leber, Herz, Milz, Lunge, Niere, zählen zu: Holz, Feuer, Erde, Metall, Wasser. Ihre Farbe: grünlich, rot, gelb, weiß, schwarz. Ihre Tonlage: rufend, redend, singend, weinend, stöhnend. Ihr Geschmacksrichtungen: sauer, bitter, süß, scharf, salzig. Ihre Flüssigkeiten: Tränen, Schweiß, Speichel, Nasenschleim, Spucke. Ihre Affekte: Ärger, Lachen, Denken, Überlegen, Fürchten." Die „äußeren Entsprechungen": „Leber, Herz, Milz, Lunge, Niere: Was sie regeln: Sehnen, Gefäße/Blut, Fleisch/Muskeln, Qi, Knochen. Was sie speichern: Reise-Seele, Geist, Intellekt, Körperseele, Sorgfalt/Wille. Was sie verabscheuen: Wind, Hitze, Feuchtigkeit, Trockenheit, Kälte. Was ihnen oben entspricht: Augen, Zunge, Mund, Nase, Ohren. Was ihnen außen entspricht: Nägel, Handfläche, vier Gliedmaßen, Haut/Haare, Rückgrat/unterer Rücken." Holzdruck.

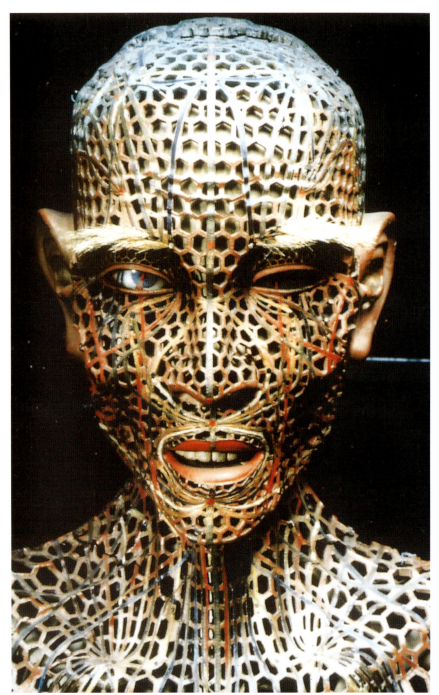

58. Kopfteil einer Lehrfigur zur Veranschaulichung des Verlaufs der Leitbahnen im Körper. Kupfergitter, bemalt. Japan. 18. Jahrhundert. Völkerkundemuseum Hamburg.

59. a-d Lehrtafeln für die Akupunktur. Vorder-, Rücken-, Seiten- und Innensicht des Körpers. Darstellung der Leitbahnen und Einstichpunkte, teilweise transparent im Verhältnis zur Skelettstruktur. Texte zum Verlauf der Leitbahnen und zu Lage und Anzahl der Einstichpunkte. Chinesischer Text mit japanischen Lesezeichen. Mehrfarbige Handzeichnungen. 175 x 78 cm und 140 x 50 cm. 19. Jahrhundert oder früher.

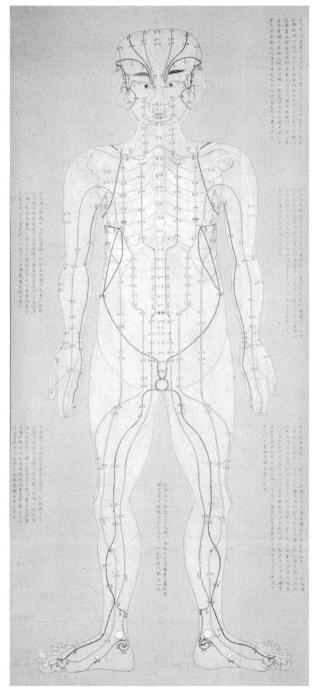

59.a.

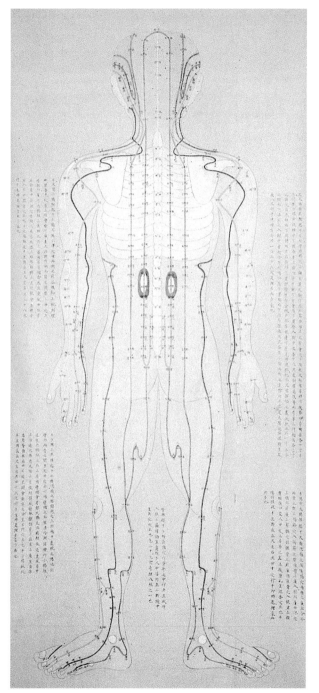

59.b.

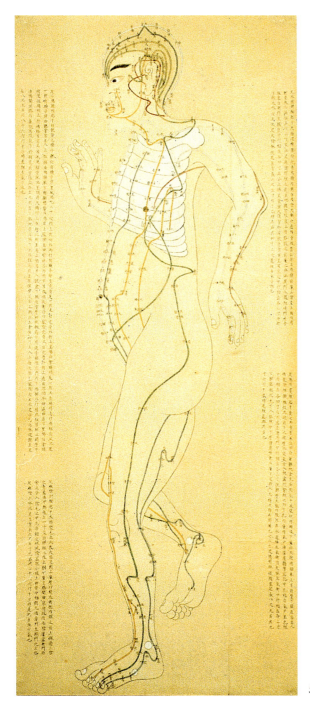

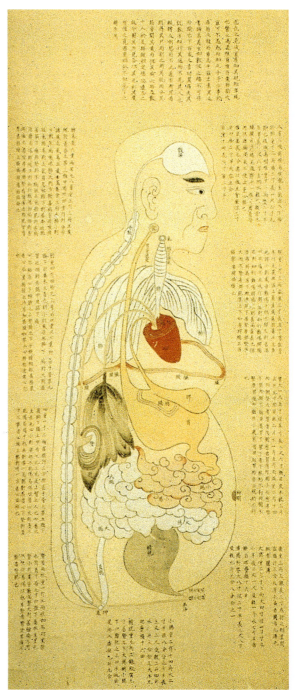

59.c.

59.d.

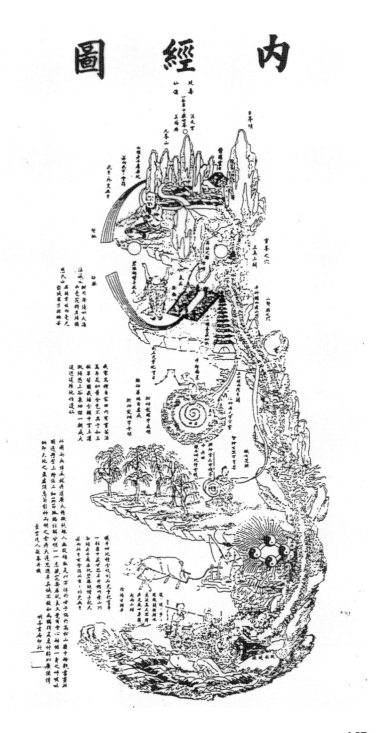

60. Daoistisch inspirierte allegorische Darstellung der Physiologie des menschlichen Körpers als dörfliche Idylle. Gegenentwurf zu der Deutung des Körpers als integriertes politisches Gebilde mit Bürokratie in der Akupunkturmedizin. Seit etwa 15. Jahrhundert.

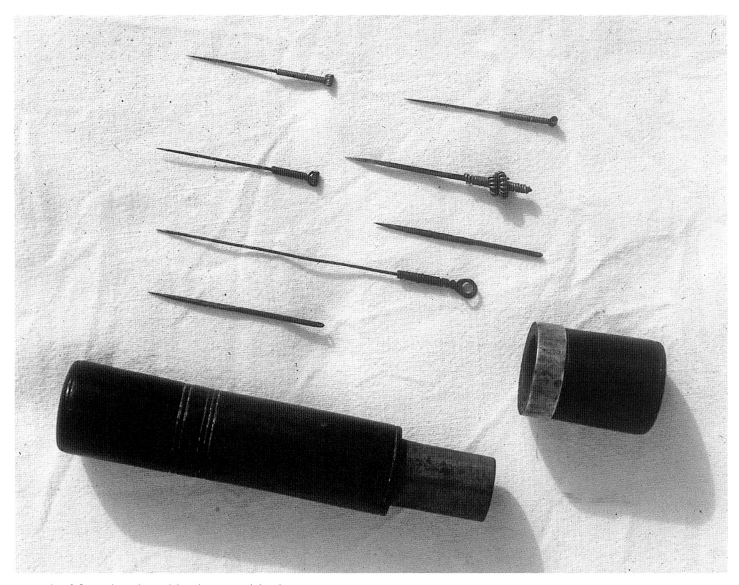

61. Holzgefäß mit Akupunkturnadeln. China 19. Jahrhundert.

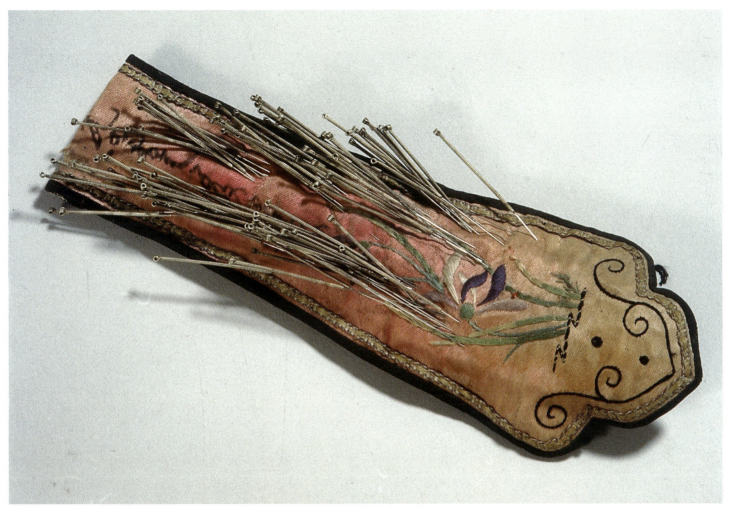

62. Nadelkissen. Akupunktur. Mit mandschurischer Beschriftung. China. 19. Jahrhundert.

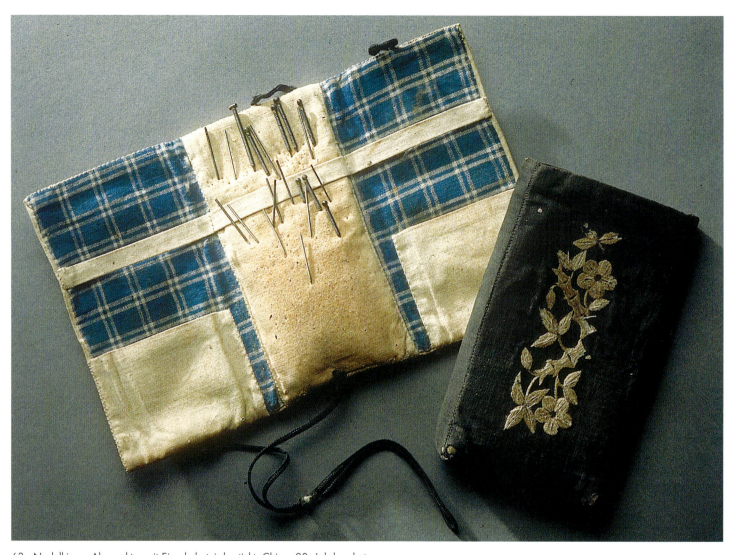

63. Nadelkissen Akupunktur mit Einschubetui, bestickt. China. 20. Jahrhundert.

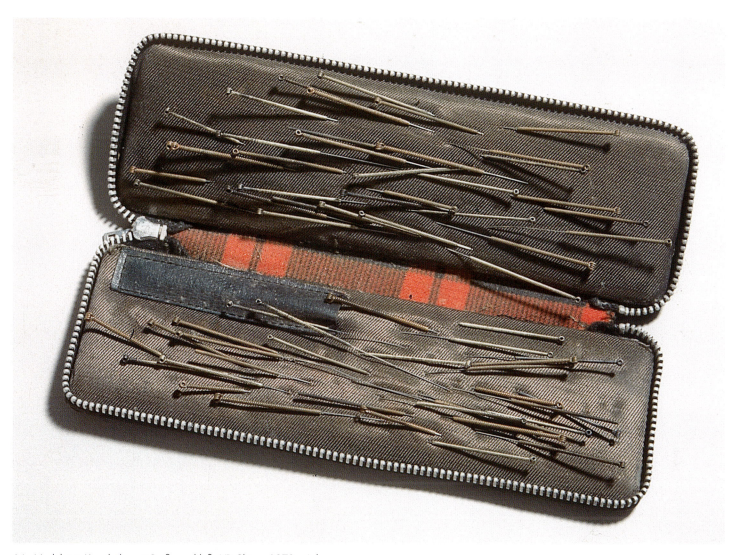

64. Nadeletui. Kunstleder mit Reißverschluß. VR China. 1970er Jahre.

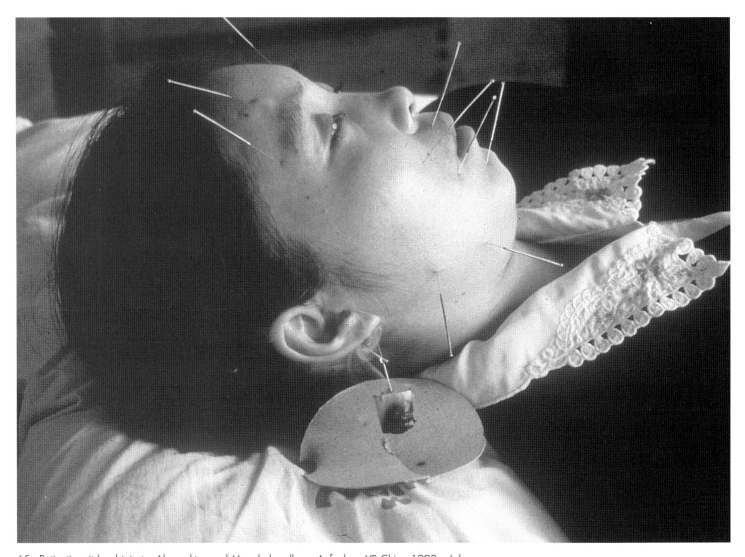

65. Patientin mit kombinierter Akupunktur- und Moxabehandlung. Aufnahme VR China 1990er Jahre.

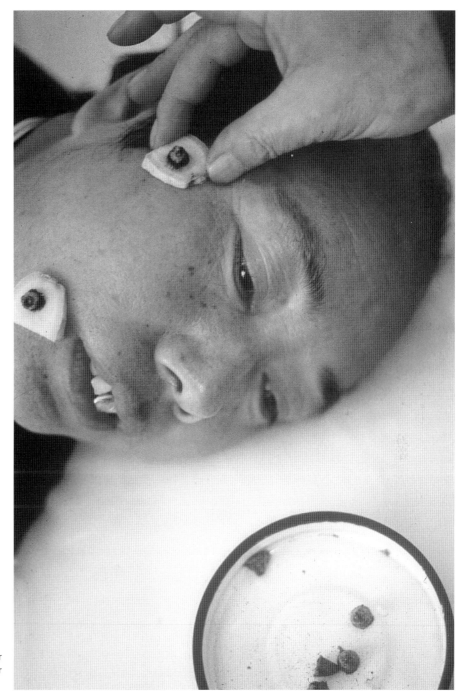

66. Patient in Moxabehandlung. Ingwerscheibchen zur Milderung der Hitze. Aufnahme VR China 1990er Jahre.

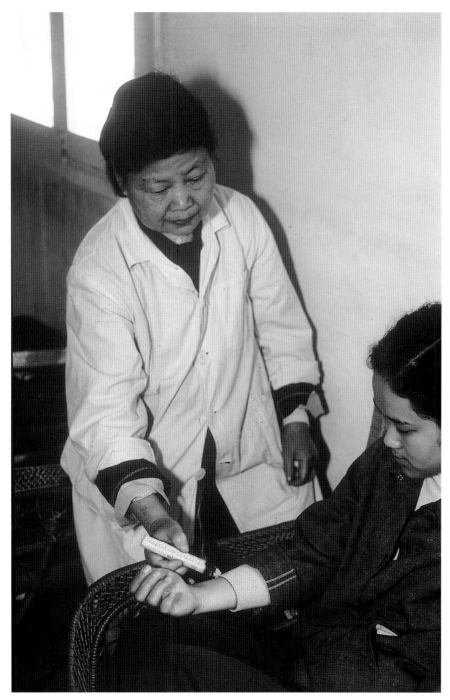

67. Behandlung mit einem Moxastab. Aufnahme Peking 1981.

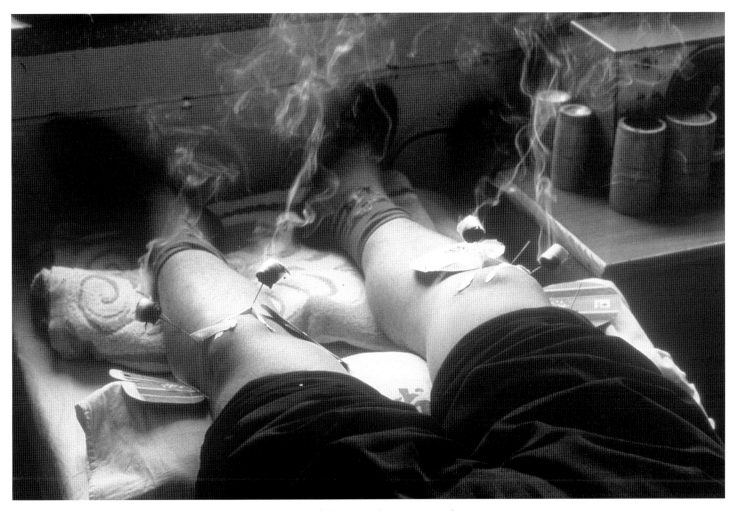
68. Patient mit kombinierter Akupunktur- und Moxabehandlung. Aufnahme VR China. 1990er Jahre.

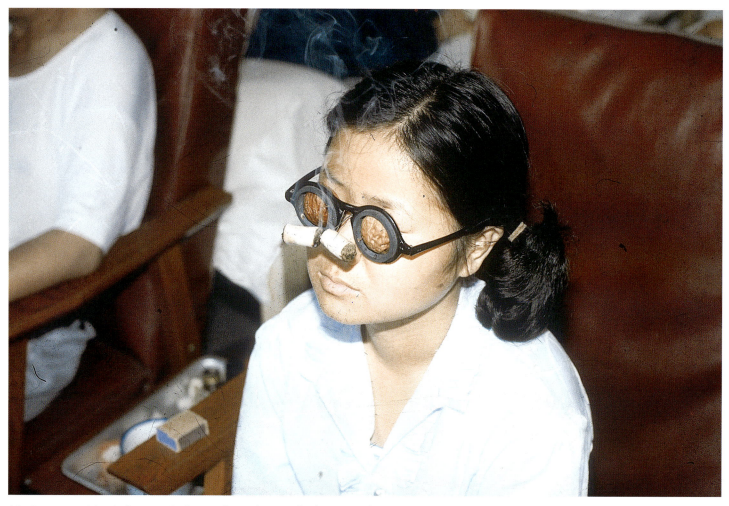

69. Patientin mit Moxabrille. „Das Qi der mit Chrysanthemenaufkochung getränkten Moxastücke wird während des Brennvorgangs durch die Walnussschalen geleitet, nimmt deren Qi auf und dringt über die Augen in den Kopf der Patientin." Therapievorschlag eines Arztes der TCM. Aufnahme Peking 1981.

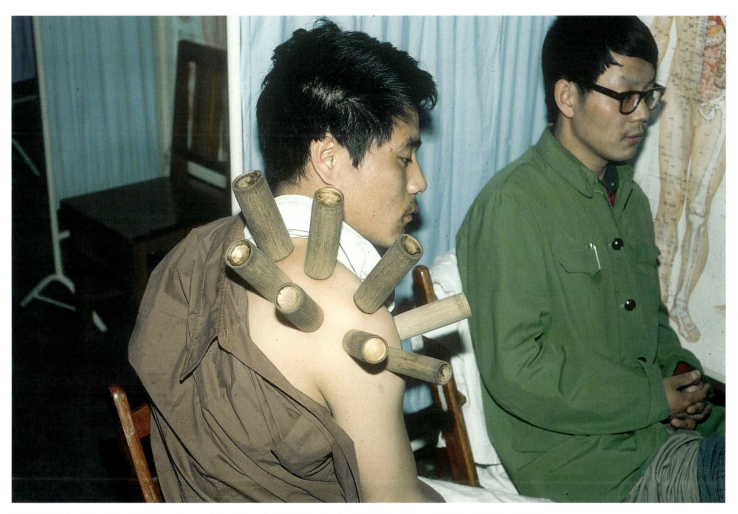

70. Schröpfkur. Traditionelle Behandlung mit Bambusschröpfköpfen in einer Klinik in China. Aufnahme Peking 1981.

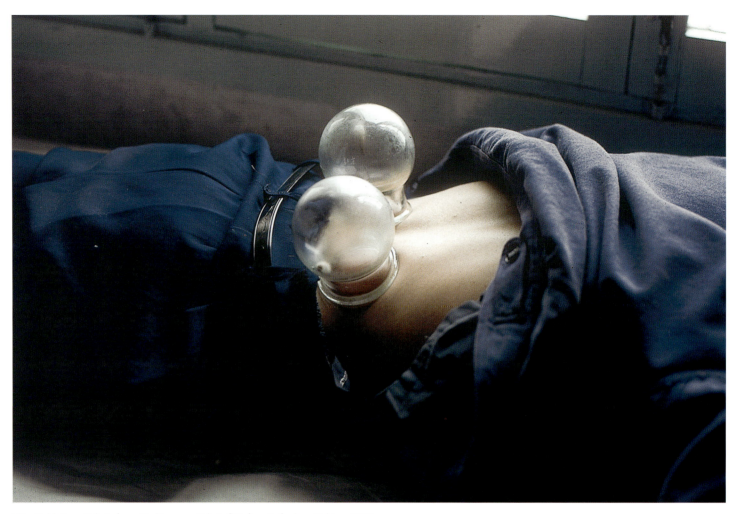
71. Unblutiges Schröpfen mit gläsernen Schröpfköpfen. Aufnahme Peking 1981.

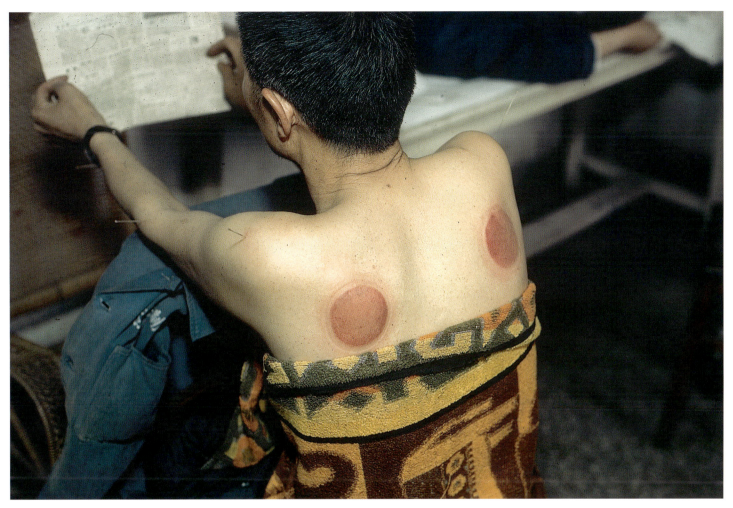
72. Unblutiges Schröpfen kombiniert mit Akupunktur. Zustand nach Abnahme der Schröpfköpfe. Aufnahme Peking 1981.

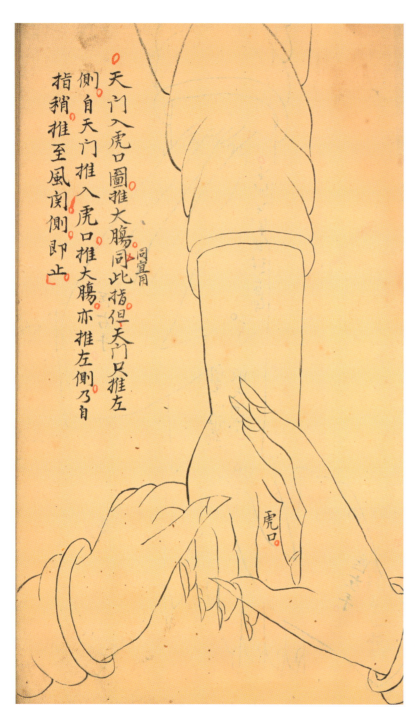

73. Die Schub- und Zugmassage, *tui na* 推拿. Text- und Bilddarstellung der Griffe „Himmlisches Tor dringt in das Tigermaul", 天門入虎口. Handschrift, 19. Jahrhundert. Staatsbibliothek Preussischer Kulturbesitz Berlin.

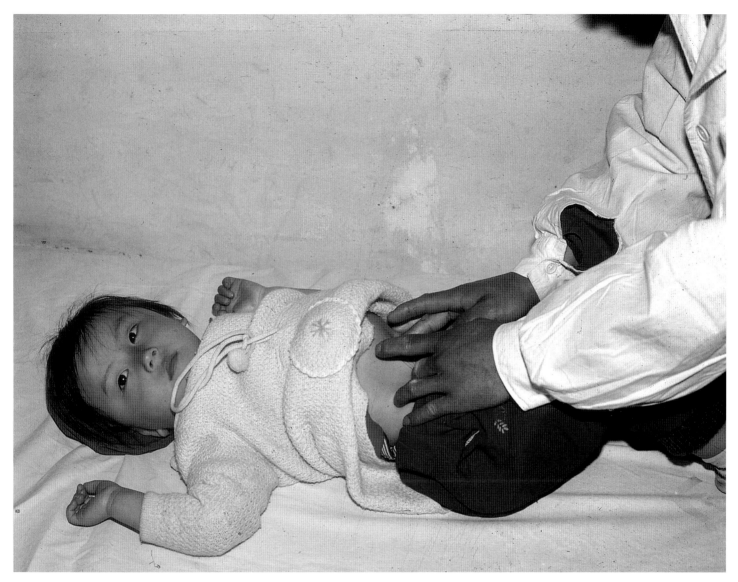

74. Die Schub- und Zugmassage, *tui na* 推拿, an einem Kind in einem Krankenhaus. VR China. Aufnahme 1980er Jahre.

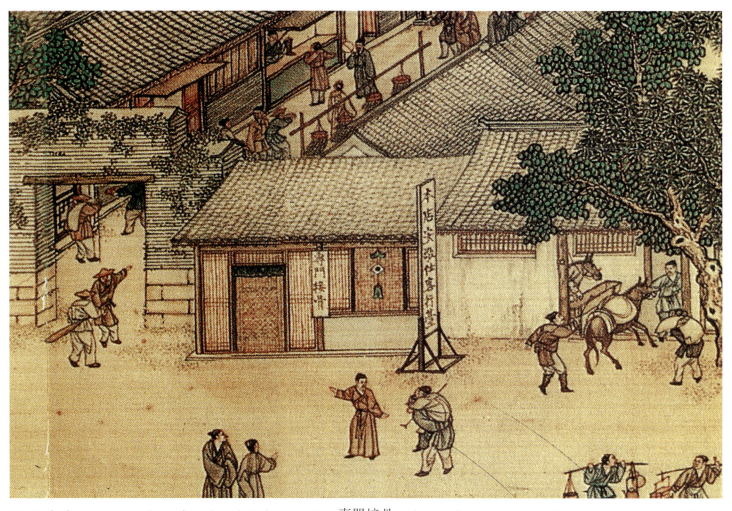

75. Straßenfront einer „Spezialpraxis für Orthopädie", *zhuan men jie gu* 專門接骨. Auf der Straße weist jemand einer Person, die einen Kranken mit Krücke trägt, den Weg. Ausschnitt aus *Qing ming shang he tu* 清明上河图, „Den Fluß aufwärts [zur Hauptstadt] nach dem Frühlingsfest", von 1248.

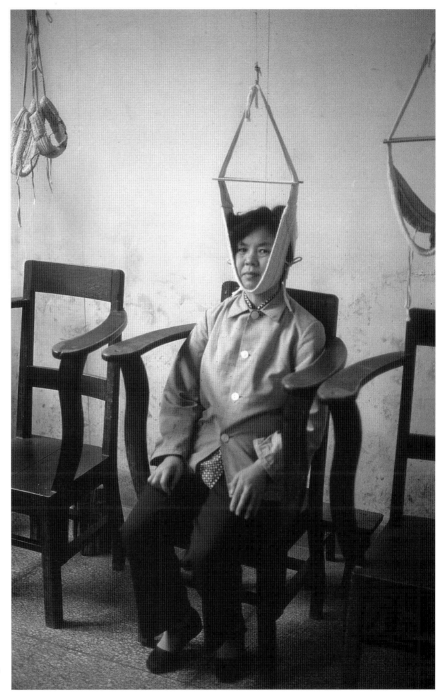

76. Patientin in traditioneller chinesischer Orthopädie-Behandlung. Aufnahme VR China, 1980er Jahre.

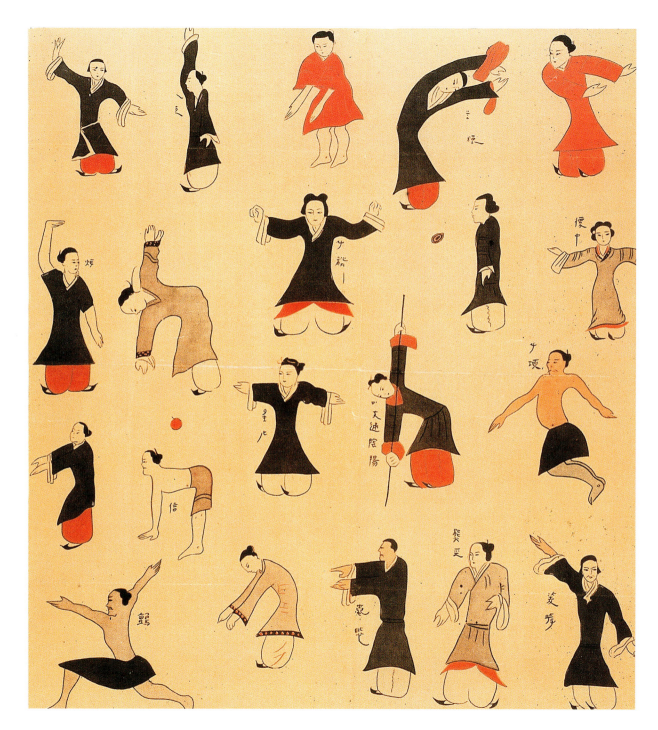

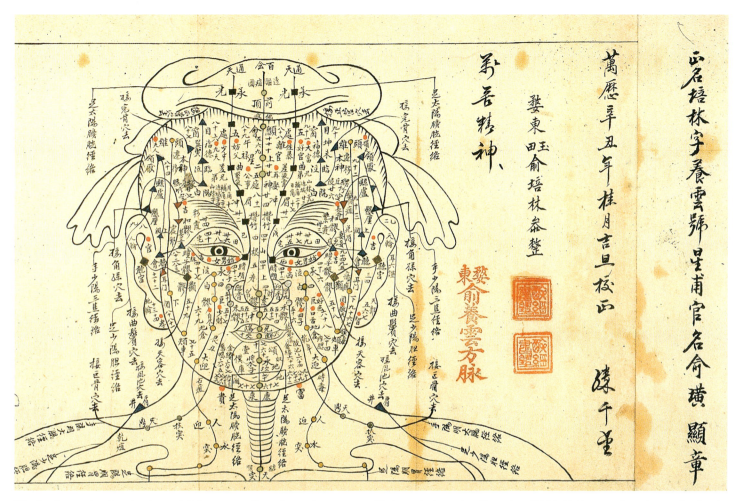

78. Zeichnung des Gesichts datiert 1601 mit Darstellung dreier Ideensysteme. (1) die Leitbahnen der Akupunktur. (2) Mit Zahlen versehene Hautstellen für die Prognose von Krankheiten. Die Zahlen verweisen auf das Alter eines Patienten. Hat ein Patient, der 49 Jahre alt ist, an der mit 49 bezeichneten Stelle im Gesicht eine Hautunreinheit, dann wird seine Krankheit einen unguten Verlauf nehmen. (3) Bezeichnung von Hautstellen mit Charaktereigenschaften. Hat ein Patient an einer bestimmten Hautstelle im Gesicht ein Mal, dann ist ihm die dort verzeichnete Charakterart zueigen.

77. Ausschnitt aus der Mawangdui-Handschrift II. Rekonstruktion der Zeichnungen von Personen bei der Ausübung körperlicher Übungen.
(Seite 174)

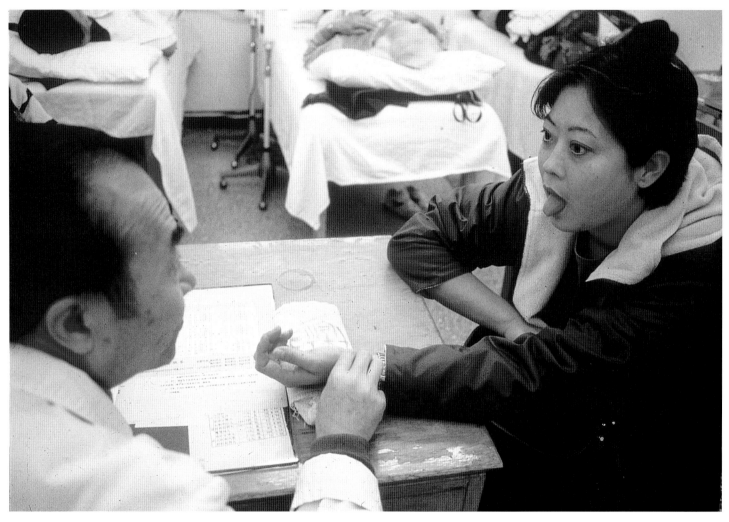

79. Pulsdiagnose und Zungeninspektion durch einen Arzt in einer Klinik in der VR China. Aufnahme 1983.

80. Text- und kolorierte Bildbeschreibung verschiedener Zungenansichten zur Diagnose von Krankheiten. Handschrift. 19./frühes 20. Jahrhundert. Staatsbibliothek Preussischer Kulturbesitz Berlin. (Seite 177).

二十六舌　二十七舌　二十八舌　二十九舌　三十舌　三十一舌　三十二舌　三十三舌

舌見黃而有小黑點者邪徧六腑將入五臟也急服調胃承氣湯下之次進和解散

舌見黃而尖火白者表火裏多火宜凉膈散二服合進之脉滋者宜防風通聖散　防風通聖散　防風　川芎　麻黃　黃芩　卜荷　連召　白朮　吉更　合介　甘艹

舌見黃而泄有膈辨熱已入胃邪毒深矣心火煩渴急以大承氣湯下之

舌見發黃者用茵陳湯下之血者用抵當湯水在脇内者用十枣湯結胸甚大陷胸湯痞大黃細辛湯主之 茵陳湯 茵陳 卜子 大黃 大陷胸湯 大黃 芒硝 葶藶 杏仁 消石 十枣湯 芫花 大戟 甘遂 痞 半夏

舌見黃中央灰黑色者坊中央夾下而數用大承氣湯下之熱退可愈必三四五次下之而不退者不治

舌見四邊微紅中央灰黑色者坊中央夾下而數用大承氣湯下之熱退可愈必

舌見黃而澀有隔辨熱已入胃邪毒深矣心火煩渴急以大承氣湯下之

舌見黃而黑點亂生者其症必渴譫語脉實生脉濇者死矣衣摸床者不治

舌見黃而中黑至尖者熱已深矣兩感見之十當九死惡寒甚者亦死不惡寒而下利者可治宜用調胃承氣湯主之

舌見外淡紅心淡黑者如惡風表未罷用雙解散加解毒湯相半微汗之汗罷即下之如結胸煩燥目直視者不治非結胸者可治

舌見灰色尖黃不惡風寒脉浮者可下之疑誤若惡風惡寒者用雙解散加解毒湯主之三四下之見黑糞者不治

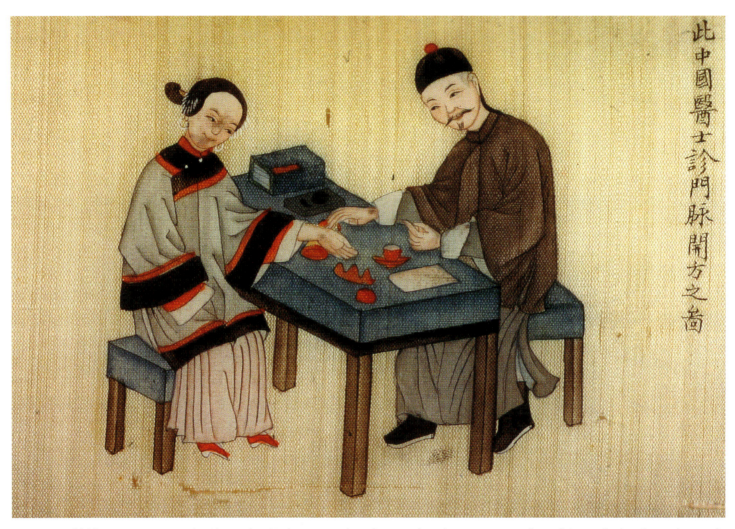

81. „Diese Abbildung zeigt einen Arzt der Chinesischen Medizin, wie er den Puls untersucht und ein Rezept ausstellt". Auf dem Tisch erkennbar sind ein Buch, ein Tuschestein, eine Tasse Tee, eine Pinselablage und Papier für das Rezept. Das Handgelenk der Patientin ruht auf einem Pulskissen. Es ist bemerkenswert, dass alle derartigen Zeichnungen einen männlichen Arzt mit einem weiblichen Patienten darstellen. Gouache, 2. Hälfte 19. Jahrhundert. Ethnologisches Museum Berlin-Dahlem.

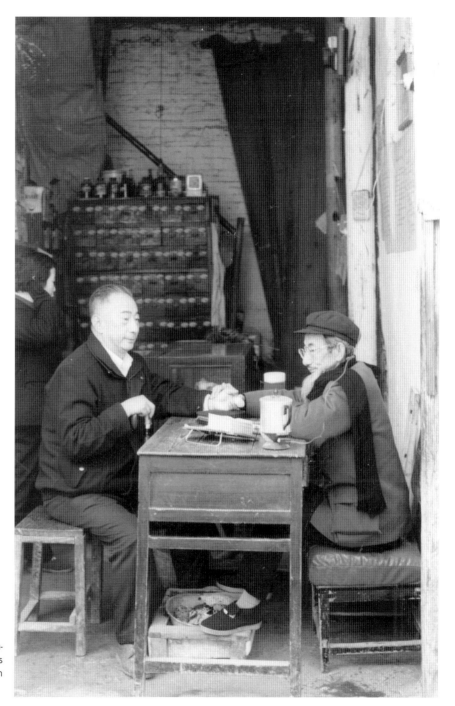

82. Ein Arzt in einer zur Straße hin offenen Apotheke für traditionelle chinesische Pharmazie fühlt den Puls eines Patienten. Das Handgelenk des Patienten ruht auf einem Pulskissen. Aufnahme in Jiangxi 1993.

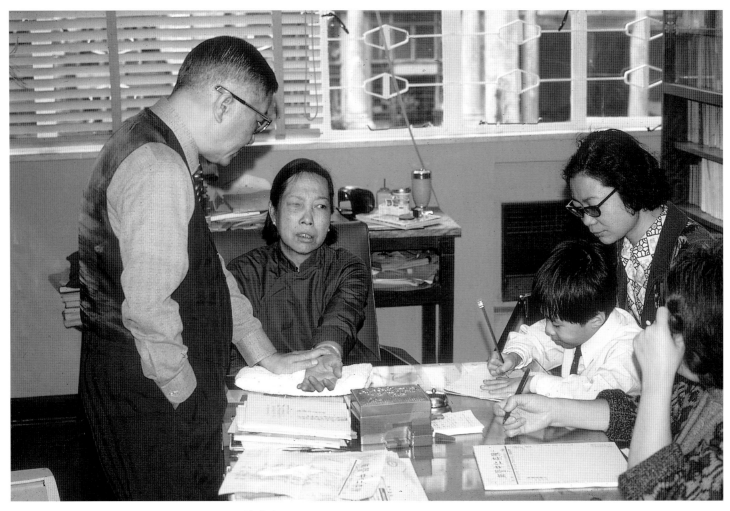

83. Der berühmte Hongkonger Arzt Chen Cunren 陈存仁 (C. Y. Chen) in seiner Praxis in der Nathan Road fühlt einer Patientin den Puls. Aufnahme 1970er Jahre.

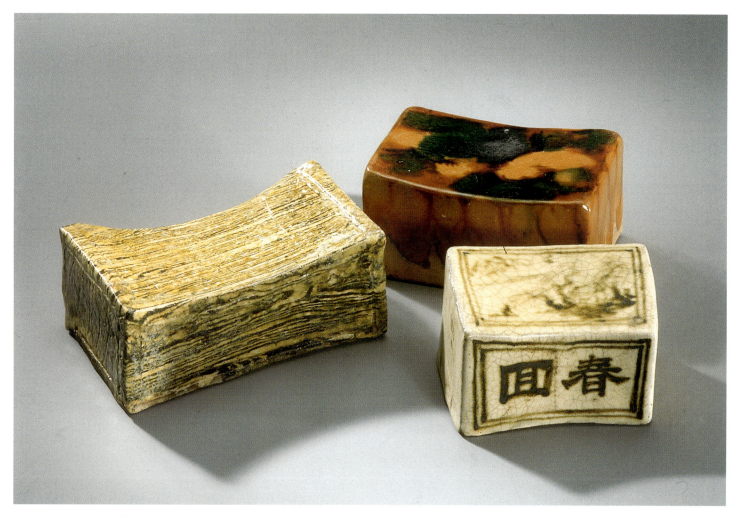

84. Handgelenkstützen für die Pulsdiagnose. Links: Nord-China Provinz Henan. 13./14. Jahrhundert. Steingut. Grüne Glasur auf weiß-rotem Scherben. Höhe 5,8 cm. Mitte: 10./11. Jahrhundert. Steingut. Dreifarbenglasur. Höhe 5,3 cm. Rechts: 15./17. Jahrhundert. Linienrahmen und Schrift: *hui chun* 回春, „Rückkehr in den Frühling", Unterglasur dunkelbraun auf gebrochenem Weiß, Krakelé. Höhe 5,4 cm.

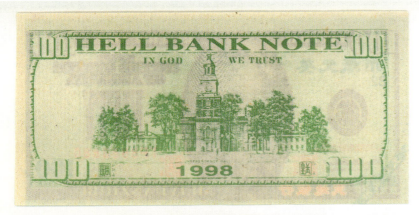

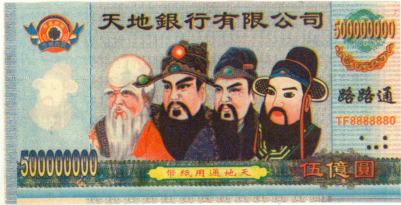

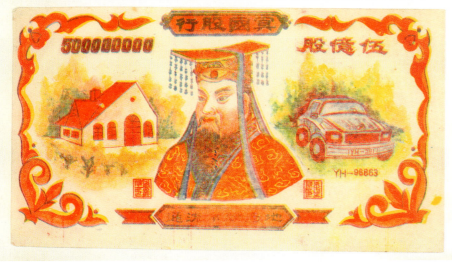

85. Höllengeld für die verstorbenen Ahnen. Oben: 100 Dollar Banknote nach Vorbild der US-Währung. Mitte: 500 Millionen Dollar Anweisung mit Hinweis auf Auto- und Eigenheimbesitz. Unten: „Im Himmel und auf Erden gleichermaßen verwendbare Banknote" der „Himmels- und Erde-Bank, GmbH" über 500 Millionen Dollar. VR China, 1998-2000.

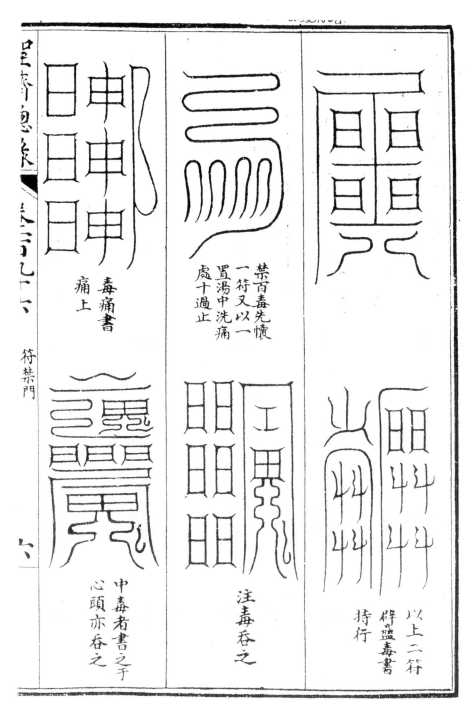

86. Ausschnitt aus dem Rezeptwerk *Sheng ji zong lu* 圣济总录 aus der Regierungsperiode *zheng he* 政和 (1111-1117). Bannschriftzeichen mit Vorschriften zur Einnahme.

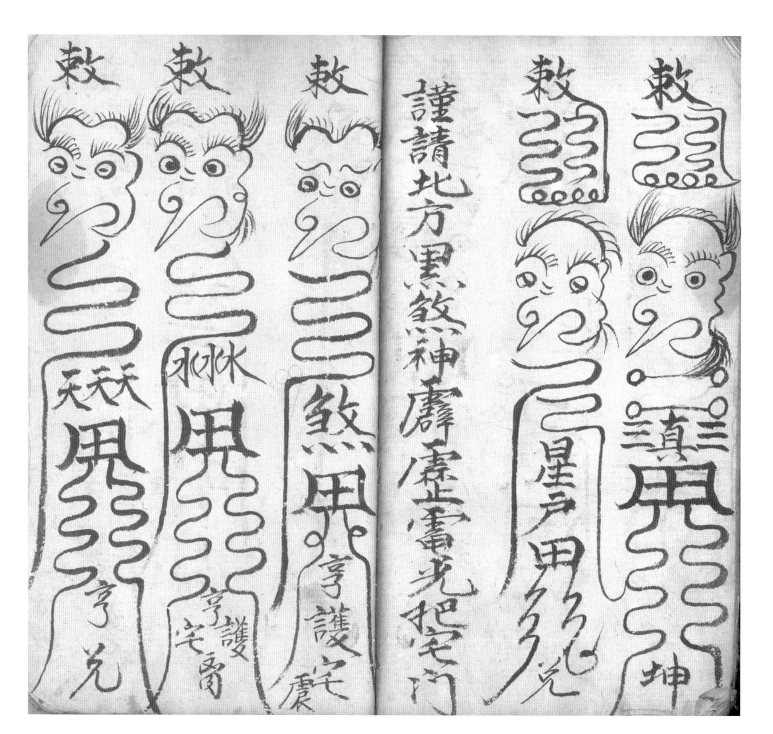

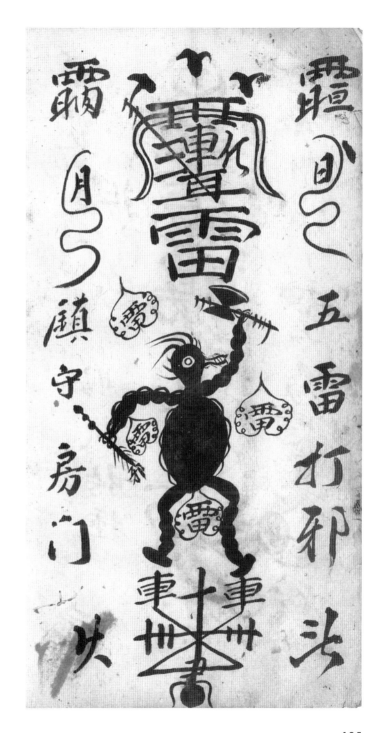

87. Bannschriftzeichen zur Therapie von Leiden, die durch Dämonen verursacht sind. Handschrift, 19. Jahrhundert. (Seite 184).

88. Bannschriftzeichen zur Therapie von Leiden, die durch Dämonen verursacht sind. Handschrift. 19. Jahrhundert.

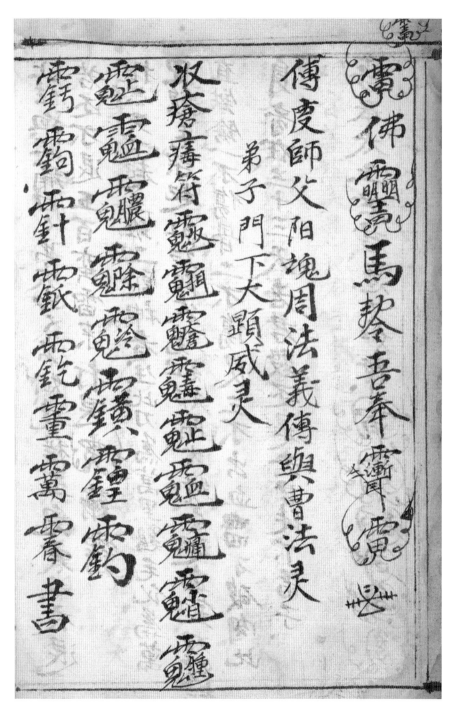

89. Bannschriftzeichen zur Therapie von Leiden, die durch Dämonen verursacht sind. Handschrift. 19./frühes 20. Jahrhundert.

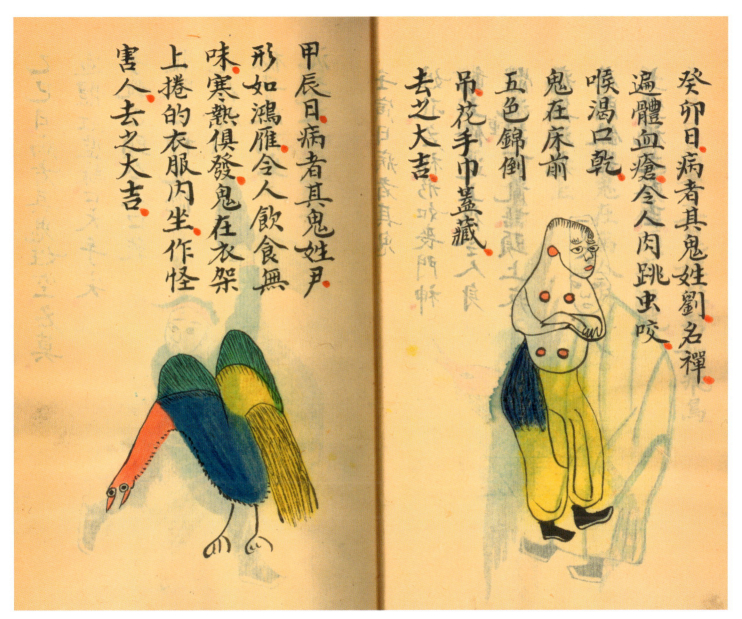

癸卯日病者其鬼姓劉名襌
遍體血瘡令人肉跳虫咬
喉渴口乾
鬼在床前
五色錦倒
吊花手巾蓋藏
去之大吉

甲辰日病者其鬼姓尸
形如鴻雁令人飲食無
味寒熱俱發鬼在衣架
上捲的衣服內坐作怪
害人去之大吉

90. Bildliche Darstellung und namentliche Identifizierung von Dämonen, die an bestimmten Tagen Krankheiten verursachen, sowie Hinweise zu deren Beseitigung. Handschrift 19. Jahrhundert.

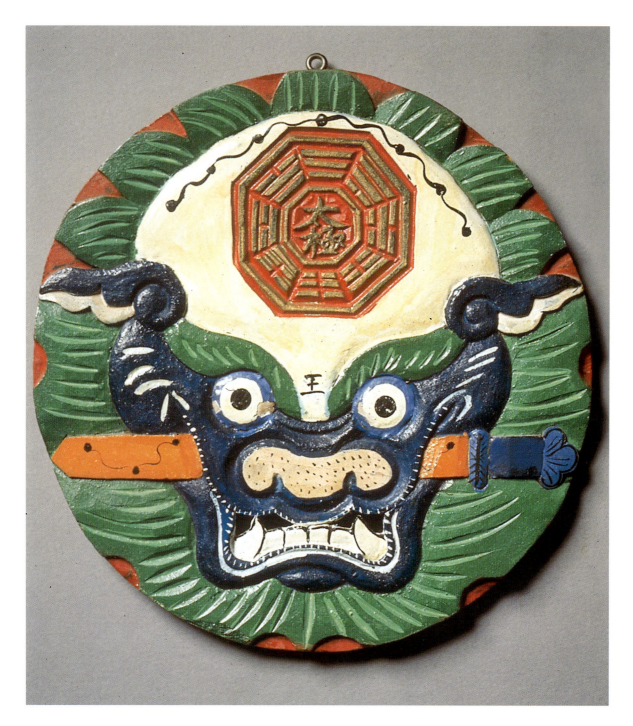

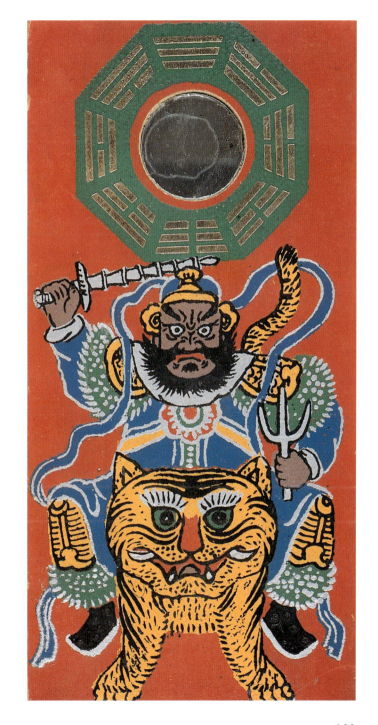

91. Holzbrett mit machtvollen Symbolen zur Abwehr von Dämonen. Taipei 1970. (Seite 188).

92. Holzbrett mit machtvollen Symbolen und Spiegel zur Abwehr von Dämonen. Hongkong 1981.

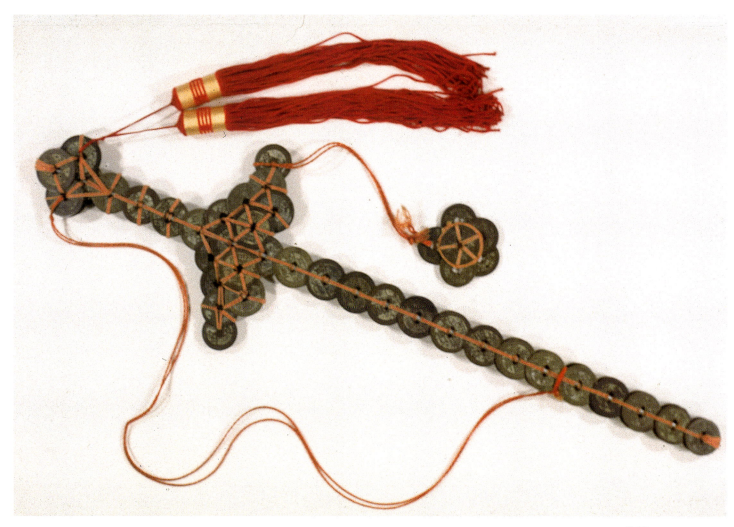

93. Symbolisches Schwert zur Abwehr von Dämonen. Geknüpft aus Münzen aus der Zeit des mächtigen Qing-Herrschers Qian long 乾隆 (Regierungszeit: 1736-1795).

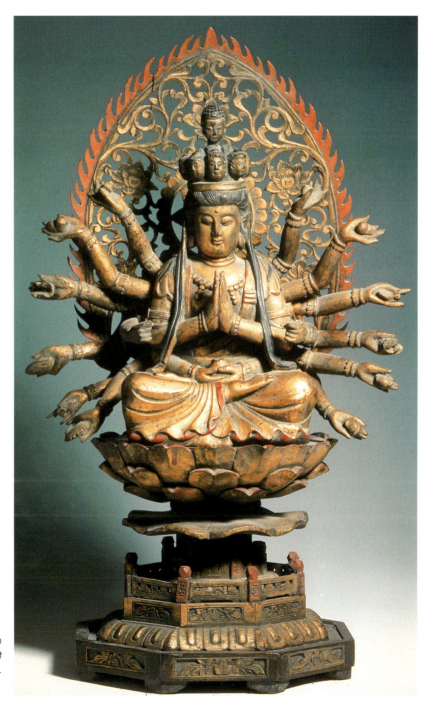

94. Guanyin 观音, die „Göttin der Gnade". „Mit ihren vielen Augen sucht sie die Leidenden. Mit ihren vielen Händen hilft sie denen in Not." Holzfigur mit zehn Armen auf Lotosblüte. Höhe 49 cm.

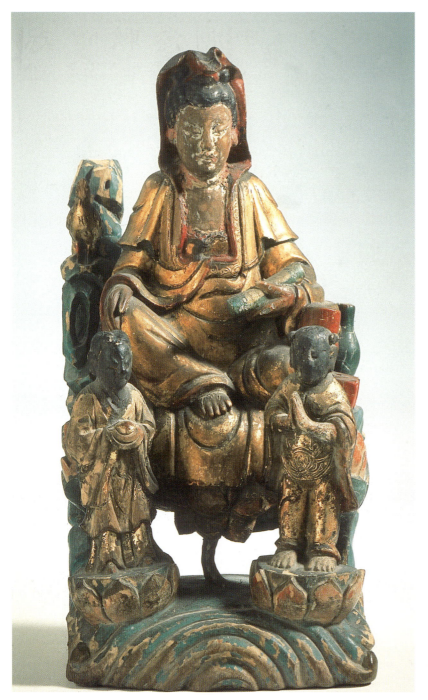

95. „Guanyin schenkt Söhne" 观音送子. Holzfigur. Höhe 35 cm.

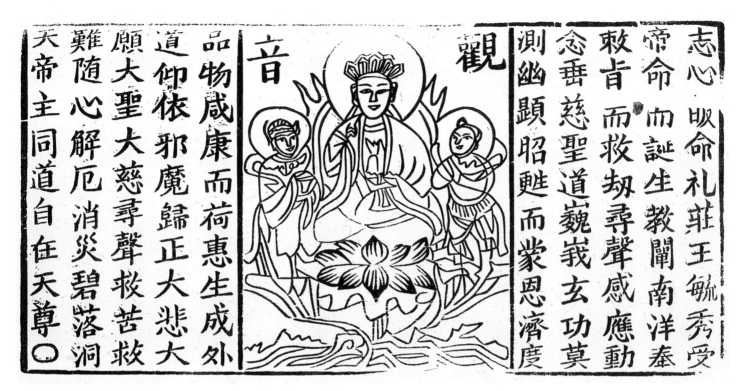

96. Bittzettel um Hilfeleistung durch Guan yin 观音, die „Göttin der Gnade". Textausschnitt: „Das Schlechte und die Teufel kehren zum Rechten zurück. Großer Kummer, große Wünsche [begegnen] großem Erbarmen des großen Heiligen. [Du] suchst die [bittenden] Stimmen und rettest aus dem Leid, [Du] rettest aus dem Unheil und folgst dem Herzen. [Du] löst die Bedrohungen auf und lässt die Katastrophen verschwinden." (Übersetzung H. Tessenow)

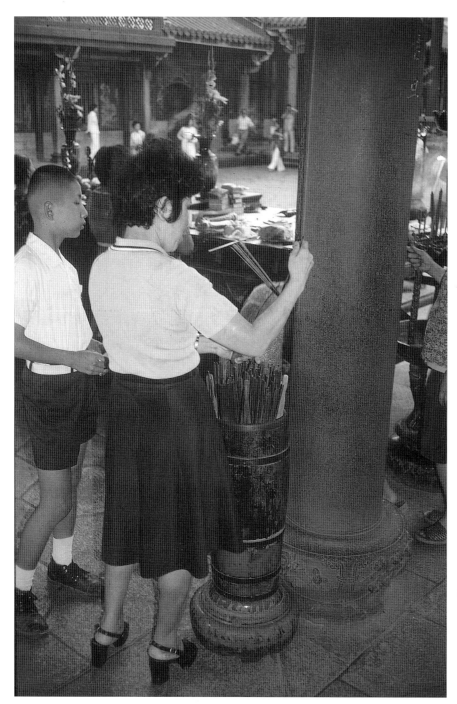

97. Gläubige in einem buddhistischen Tempel wählen blindlings einen Stab aus einem Gefäß. Die am unteren Ende verzeichnete Zahl weist den Weg zu einem Arzneirezept, das die Götter für die Krankheit des Gläubigen ausgewählt haben und das in dem Tempel ausgegeben wird, damit es in einer Apotheke zubereitet werden kann. Aufnahme Taipei 1970er Jahre. Diese Praxis ist mittlerweile nicht mehr erlaubt.

Literatur

Anon. Bei Steißlage Moxibustion? Mit einem Kommentar von E. Ernst. Münchener Medizinische Wochenschrift. 29-30, 2005, S. 25.

Beinfield, Harriet, and Efrem Korngold. Between Heaven and Earth. A Guide To Chinese Medicine. Ballantine Wellspring, New York 1992.

Birch, Stephen J., and Robert L. Felt: Understanding Acupuncture. Churchill Livingstone, Edinburgh, London, New York 1999.

Buell, Paul D, Eugene N. Anderson, Charles Perry: A Soup for the Qan. Kegan Paul, London 2000.

Croizier, R.: Traditional Medicine in Modern China. Science, Nationalism, and the Tensions of Cultural Change. Harvard University Press, Cambridge Mass. 1968.

Cullen, Christopher: Patients and Healers in Late Imperial China: Evidence from the Jinpingmei. History of Science XXXI, 1993, S. 120. 137.

Engelhardt, Ute, und Carl-Hermann Hempen: Chinesische Diätetik. Urban & Fischer, München 2002.

Epler, D.C.: Bloodletting in Early Chinese Medicine and Its Relation to the Origin of Acupuncture. Bulletin of the History of Medicine 54, 1980, S. 337-367.

Goldschmidt, Asaf: The Song Discontinuity: Rapid Innovation in Northern Song Dynasty Medicine. Asian Medicine. Tradition and Modernity. 1.1. 2005, S. 53-90.

Hammes, Michael, und Tom Ots: 33 Fallbeispiele zur Akupunktur aus der VR China. Ein klinisches Kompendium. Hippokrates, Stuttgart 1996.

Harper, Donald: Early Chinese Medical Manuscripts: A Translation and Study of the Mawangdui Medical Manuscripts. The Sir Henry Wellcome Asian Series. Kegan Paul International, London and New York 1998.

Hymes, Robert P.: Not quite gentlemen? Doctors in Song and Yuan. Chinese Science VIII, 1987, S. 9-76.

Kovacs, Jürgen, and Paul U. Unschuld: Essential Subtleties On The Silver Sea. An annotated translation of the Yin-hai jing-wei. University of California Press, Berkeley, Los Angeles, London 1998.

Kubny, M.: Qi. Lebenskraftkonzepte in China. Definitionen, Theorien und Grundlagen. Haug Verlag, Heidelberg 1995.

Kuriyama, Shigehisa: The Expressiveness of the Body and the Divergence of Greek and Chinese Medicine. Zone Books, New York 1999.

Ledderose, Lothar: Ten Thousand Things. Module and Mass Production in Chinese Art. Princeton University Press, Princeton 2000.

Lo, Vivienne, and Christopher Cullen (eds.): Medieval Chinese Medicine. The Dunhuang medical manuscripts. RoutledigeCurzon, London and New York 2005.

Lu Gwei-djen and Joseph Needham: Celestial Lancets. A History and Rationale of Acupuncture and Moxibustion. Cambridge University Press, Cambridge 1980.

Needham, Joseph: China and the Origin of Qualifying Examinations in Medicine, in ders., Clerks and Craftsmen. China and the West, Cambridge University Press, Cambridge 1970. S. 380 ff.

Ots, T.: Medizin und Heilung in China. Dietrich Reimers Verlag, Berlin, Hamburg 1998.

Riegel, Mercedes-Andrea: Theorie und Praxis der TCM im heutigen Taiwan. ChinaMed 2, 1993, S. 25-30.

Scheid, V.: Meister, Lehrlinge, Lehrer und Studenten: Zur Wissensvermittlung in der chinesischen Medizin. ChinaMed 5, 1995, S. 38-44.

Scheid, V.: Beobachtung zur Verbindung von Chinesischer Medizin und Biomedizin in der Volksrepublik China. ChinaMed 4, 1994, S. 16-22.

Sivin, Nathan: Chinese Alchemy: Preliminary Studies. Harvard University Press, Cambridge, Mass. 1968.

Soulié de Morant, G.: Chinese Acupuncture. Englische Ausgabe, hrsg. von Paul Zmiewski. Paradigm Publications, Brookline 1994.

Stöger, Erich A., und Fritz Friedl: Arzneibuch der Chinesischen Medizin. Deutscher Apothekerverlag, Stuttgart 1997, Ergänzungslieferungen bis 2005.

Strickmann, Michel: Chinese Magical Medicine (ed. by Bernard Faure). Stanford University Press, Stanford 2002.

Stux, G., N. Stiller, R. Pothmann und A. Jayasuriya: Akupunktur. Lehrbuch und Atlas. Springer Verlag, Berlin, Heidelberg, New York 1999.

Taylor, Kim: Chinese Medicine in Early Communist China, 1945 - 63. A medicine of revolution. RoutledgeCurzon, London and New York 2005.

Unschuld, Paul U.: Was ist Medizin? Westliche und östliche Wege der Heilkunst. C. H. Beck Verlag, München 2003.

Unschuld, Paul U.: Huichun, Chinesische Heilkunde in historischen Objekten und Bildern. Prestel Verlag, München 1995.

Unschuld, Paul U.: Medicine in China. A History of Pharmaceutics. University of California Press, Berkeley, Los Angeles, London 1986.

Unschuld, Paul U.: Nan-ching. The Classic of Difficult Issues. Berkeley, University of California Press, Berkeley, Los Angeles, London 1986.

Unschuld, Paul U.: Huang Di Nei Jing Su wen. Nature, Knowledge, Imagery in an Ancient Chinese Medical Text. University of California Press, Berkeley, Los Angeles, London, 2003.

Unschuld, Paul U.: Der chinesische Wanderarzt und seine Klientel im 19. Jh. Rekonstruktion eines Dialogs. Helwig Schmidt-Glintzer (Hrsg.) Das andere China. Festschrift für Wolfgang Bauer zum 65. Geburtstag. Wolfenbütteler Forschungen. Band 62. Harrassowitz Verlag, Wiesbaden 1995. S.129-157.

Wang Ping: Zur Entstehung des chinesischen Schriftzeichens wu 誣 („verleumden") aus dem Zeichen wu 巫 („Schamane"). Orientierungen 1, 2005, S. 104-108.

Xu Dachun: Yixue yuanliulun. Übersetzt und kommentiert von Paul U. Unschuld. Forgotten Traditions of Ancient Chinese Medicine, Paradigm Publications, Brookline, Massachusetts 1989.

Zeittafel

Xia-Dynastie	21. – 16. Jh. v. Chr.
Shang-Dynastie	16. – 11. Jh. v. Chr.
Westliche Zhou-Dynastie	11. Jh. – 771 v. Chr.
Östliche Zhou-Dynastie	770 – 256 v. Chr.
Periode der Frühlings- und Herbstannalen	722 – 481 v. Chr.
Periode der Kämpfenden Reiche	481 – 222 v. Chr.
Qin-Dynastie	221 – 206 v. Chr.
Westliche Han-Dynastie	206 v. Chr. – 9. n. Chr.
Xin-Dynastie (Wang-Mang-Interregnum)	9 – 24
Östliche Han-Dynastie	25 – 220
Drei Reiche	220 – 265
Wei-Dynastie	220 – 226
Shu-Dynastie	221 – 263
Wu-Dynastie	222 – 280
Südliche Dynastien (Sechs Dynastien)	221 – 589
Westliche Jin-Dynastie	266 – 313
Östliche Jin-Dynastie	317 – 420
Liu Song-Dynastie	420 – 479
Südliche Qi-Dynastie	479 – 505
Liang-Dynastie	502 – 557
Chen-Dynastie	557 – 589
Sechzehn Nord-Staaten	304 – 439
Wei-Dynastie	385 – 557
Nördliche Qi-Dynastie	550 – 577
Nördliche Zhou-Dynastie	557 – 581
Sui-Dynastie	581 – 618

Tang-Dynastie	618 – 906
Fünf-Dynastien	907 – 960
Liao-Dynastie	907 – 1125
Song-Dynastie	
Nördliche Song-Dynastie	960 – 1127
Südliche Song-Dynastie	1127 – 1279
Jin-Dynastie	1115 – 1234
Yuan-Dynastie	1279 – 1368
Ming-Dynastie	1368 – 1644
Qing-Dynastie	1644 – 1912
Republik/Volksrepublik	seit 1911 / 1949

Kurzbiographie

Prof. Dr. Paul U. Unschuld, M.P.H.

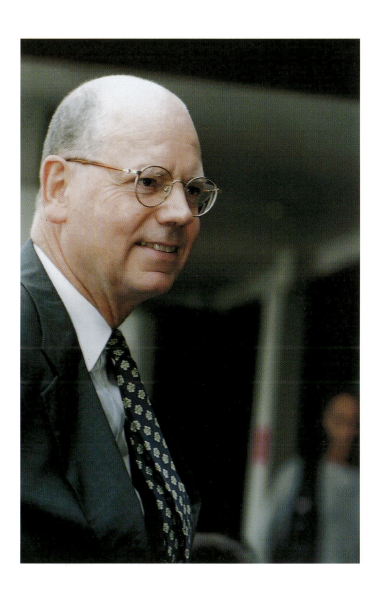

Prof. Dr. Paul U. Unschuld, M.P.H., studierte Pharmazie, Sinologie und Politische Wissenschaften in München, sowie Public Health in Baltimore/USA. Er begann seine Universitätslaufbahn 1977 im Department of Behavioral Sciences an der Johns Hopkins University und ist seit 1986 Professor und Vorstand des Instituts für Geschichte der Medizin der Ludwig-Maximilians-Universität in München. Im Mittelpunkt seines wissenschaftlichen Wirkens liegt der Vergleich der Geschichte, Theorie und Ethik der Medizin in Europa und China. Zu seinen jüngsten Buch-Veröffentlichungen zählt *Was ist Medizin? Westliche und östliche Wege der Heilkunst*. München, C. H. Beck-Verlag, 2003.